针刀医学临床100问

主编　张天民

中国医药科技出版社

内 容 提 要

本书共分三大部分。第一部分针刀医学基础理论部分对针刀医学基本概念、核心理论、诊疗原理、治疗适应证，针刀术前准备、刀具选择、手术操作过程、术后康复等方面问题做了解答。第二部分针刀医学临床治疗部分对软组织损伤疾病，骨关节疾病，周围神经疾病，五官、美容与整形外科疾病，皮肤科疾病及慢性内脏疾病的应用解剖、病因病理、临床表现及诊断、针刀治疗及术后康复等相关问题做以解答。第三部分针刀医学临床经典病案分析精选了10个最具有代表性的案例，从病情分析、诊断、治疗经过及术后康复情况等方面进行认真分析。

全书内容丰富翔实，图文并茂，实用性强，可供广大从事针刀临床的医师及全国高等院校针刀、针灸、推拿、骨伤等专业学生阅读参考。

图书在版编目（CIP）数据

针刀医学临床100问／张天民主编. —北京：中国医药科技出版社，2015.6

ISBN 978-7-5067-7396-6

Ⅰ.①针… Ⅱ.①张… Ⅲ.①针刀疗法-问题解答 Ⅳ.①R245.31-44

中国版本图书馆CIP数据核字（2015）第082846号

美术编辑 陈君杞
版式设计 郭小平

出版 中国医药科技出版社
地址 北京市海淀区文慧园北路甲22号
邮编 100082
电话 发行：010-62227427 邮购：010-62236938
网址 www.cmstp.com
规格 880×1230mm 1/32
印张 10⅝ 插页1
字数 212千字
版次 2015年5月第1版
印次 2017年12月第2次印刷
印刷 三河市航远印刷有限公司
经销 全国各地新华书店
书号 ISBN 978-7-5067-7396-6
定价 35.00元

本书编委会

序

20世纪80年代末，北京要搞一项简、便、廉、灵的中医项目，我因此结识了朱汉章教授，从此与朱教授及针刀结缘，并推荐他到中国协和医科大学博士论坛做了关于针刀医学的讲座，深受广大师生的欢迎。1996年，我介绍朱教授在霍普金斯大学和马里兰大学做针刀医学学术报告，使美国高校第一次了解了针刀医学。30多年来，我一直关注着针刀医学的发展，针刀的神奇效果已被成千上万名患者所证实。然而，目前从事针刀治疗的临床医师水平参差不齐，多数临床医师对针刀诊疗疾病的理解仍停留在“以痛为输”的病变点治疗层面上，针刀的疗效也因此大打折扣。因此，一本浅显易懂地介绍针刀基本原理及具体疾病诊疗的工具书成为从事针刀临床医师的迫切需要。

我多次听朱汉章教授谈到有一位重庆的西医骨科主任放下“大刀”搞小针刀了。后来，经朱教授介绍，我认识了这位西医骨科医师——张天民教授。张天民教授是一位年富力强、虚心好学的学者，他有扎实的西医学理论及临床实践基础，深得朱汉章教授的真传。

我有幸第一时间看到由朱汉章教授亲传弟子张天民教授组织全国经验丰富的针刀临床医师编写的《针刀医学临床100问》，受益匪浅。本书以全国中医药行业高等教育“十二五”规划教材《针刀医学基础理论》为基础，以慢性软组织损伤病理构架的网眼理论及网眼理论的物质基础——弓弦力学解剖系统为主线，贯穿于对每一种疾病的发生、发展及针刀诊疗分析的全过程，充分体现了针刀医学理论与针刀临床实践的统一。

本书有诸多亮点：首先，本书语言表达通俗易懂，图表表达清晰明了、直观形象；其次，本书每一问后面均附上“按”，论述了本书编著者对每个问题的心得体会及感悟，让读者可以从中切实体会到编著者的所感及所悟；再次，本书中的最后一部分，针刀医学临床经典病案分析所选的10个案例，从病情分析、诊断、治疗过程及术后康复情况等方面进行认真分析，让读者对每个经典案例的诊断及治疗过程中可能遇到的问题有一个全面的了解。

我认为本书不仅为从事针刀医学的临床医师提供了治疗疾病的思路，更为广大非针刀专业的医师及患者了解针刀提供了可靠途径，相信本书必将在针刀医学的推广及普及中发挥重要作用。值此书付梓之际，作为针刀人的我，非常高兴地向社会各界推介，希望更多人从中受益，是为序。

北京协和医学院基础部教授，
北京东方生命文化研究所所长　陆莉娜

2015年4月

前言

针刀治疗以疗效好、费用低而深受患者的欢迎。针刀是针灸的针与手术刀的刀有机结合的产物，是中西医结合的典范。针刀治疗不仅在慢性软组织损伤和骨质增生类疾病方面取得了可喜的成绩，现已经扩大到内、外、妇、儿、五官、美容与整形等多科疾病。

虽然针刀医学在全国得到迅猛发展，针刀医学理论与临床不断地走上规范化的道路，但是针刀医学的推广和普及仍然面临着诸多问题。虽然我们开设了大量的培训班，但很多临床医生对针刀医学的具体细节仍不甚清楚；虽然针刀医学已经进入了大学本科教育和研究生教育，但很多其他专业的医学生及非针刀专业的临床医生对针刀医学仍不甚了解，甚至存在误解；虽然针刀医学已逐步走上了规范化的发展道路，但很多专业性的概念让广大患者和刚刚接触针刀医学的人感到晦涩难懂……发展中的问题需要在发展中解决，以上诸多问题都可能成为针刀医学发展和推广的绊脚石。为了更好地推广和普及针刀医学，我们组织编写了这本《针刀医学临床100问》手册。

我们一直致力于针刀的临床、教学及科研工作，平时细心收集学生、学员及患者所提的关于针刀医学的问题，在给大家解答的同时，亦潜心钻研、整理、总结这些大家切实关心的问题，数年的日积月累，至今累计已有数百问。在广大学生、学员及患者的一再要求下，经过近两年的准备，通过遴选本人所收集的问题及本书副主编及编委在临床中所遇到的问题，终于决定结集成册并出版。

本书阅读对象为针刀临床医生、非针刀专业的各科医生、医学生及广大患者，我们希望编写出一本通俗易懂的针刀读物，为广大临床医生、医学生及患者了解针刀医学提供帮助。因此本书本着“四化”原则进行编著，即回答问题通俗化、写作形式图表化、病案讨论经典化、服务对象大众化。回答问题通俗化即在对本书所收集的问题进行回答时尽量采用非专业性的语言进行描述，让本书整篇行文通俗易懂；写作形式图表化即针对每个问题的回答，我们尽量以图表的形式进行写作，使读者可以更快、更形象、更直接地接受到相关信息；病案讨论经典化即认真筛选出针刀临床治疗的 10 个经典疾病，从病情分析、诊断、治疗经过及术后康复情况等方面进行全面的分析，以期让读者对疾病的针刀诊疗有更加全面的了解；服务对象大众化，即本书的编写照顾到针刀临床医生、非针刀专业的各科医生及广大患者的接受程度，为针刀临床医生提供针刀诊疗疾病的思路，为广大患者认识疾病及了解针刀治疗的原理提供参考。相信本书的出版将更好地推广和普及针刀医学，让针刀医学更好地造福广大患者。

尽管我们尽了最大努力，力求本书全面、新颖、实用，但是由于我们的认识和实践水平有限，疏漏之处在所难免，希望广大中西医同仁及针刀界有识之士多提宝贵意见，以便再版时修正提高。

张天民

2015 年 4 月

目录

第一章 针刀医学基础理论部分

第一节 基本概念与核心理论 …… 1

一、什么是针刀，什么是针刀疗法，什么是针刀医学 …… 1

二、何为人体弓弦力学解剖系统，其与西医解剖学有何区别 …… 3

三、人体弓弦力学解剖系统如何分类 …… 6

四、什么是“网眼理论” …… 14

五、如何理解疾病病理构架——“网眼理论” …… 16

六、针刀是针还是刀，针刀的作用机制是什么 …… 21

七、什么是针刀非直视性手术，它与西医的微创手术有什么区别与联系 …… 24

八、什么是针刀整体松解术，它与传统针刀松解有何不同 …… 25

九、将压痛点作为针刀的治疗点对吗 …… 28

十、什么是“四步进针刀规程”，常用针刀刀法有哪些 …… 30

十一、针刀的治疗原则是什么 …… 33

十二、针刀治疗的适应证及禁忌证各有哪些 …… 34

十三、什么是针刀三维立体诊断法 …… 35

第二节 诊疗原理 …… 39

一、针刀医学如何认识慢性软组织损伤疾病 …… 39

二、针刀医学如何认识骨质增生性疾病 …… 43

三、针刀医学如何认识慢性内脏疾病 …… 47
四、人体弓弦力学解剖系统与经筋有联系吗 …… 52
五、针刀手术安全吗，如何避免针刀手术操作过程中损伤重要神经、血管 …… 53
六、针刀治疗本身引起新的粘连瘢痕会导致疾病的复发吗 …… 57
七、实施针刀治疗时，针刀是否一定要达到骨面再进行针刀操作；如果在骨面操作时，会损伤骨膜吗 …… 59
八、针刀的刃是锋利的好，还是钝一点的好，为什么？针刀治疗疾病时，是否能像针灸“飞针”刺法一样快速进针刀 …… 60
九、针刀手术术前准备有哪些，做针刀治疗前患者需要签术前同意书等医疗文书吗 …… 61
十、如何防治晕针刀 …… 63
十一、针刀手术如何进行体表定位 …… 64
十二、针刀是针灸吗，可以按针灸学经络理论的穴位进行定点吗 …… 65
十三、针刀手术需要麻醉吗，怎样选择麻醉方式 …… 67
十四、针刀的疗程是如何规定的，间隔几天做一次针刀，同一个治疗点能反复做针刀吗 …… 68
十五、什么是针刀心诀 …… 70
十六、针刀术后康复的目的及手段有哪些，针刀术后手法的目的是什么 …… 72
十七、针刀术后手法和传统手法有什么区别 …… 73
十八、为什么针刀治疗的远期疗效比近期疗效好 …… 74
十九、针刀术前要不要拍 X 线片，能用 CT 及 MRI 代替 X 线片吗 …… 76

第二章 针刀医学临床治疗部分

第一节 软组织损伤疾病 …………………………………… 79

一、头痛伴紧箍感是什么病，针刀疗效好吗 ……………… 79

二、什么是肩周炎，有哪些临床表现，“C”形针刀整体松解术怎么选择针刀治疗点 …………………………………… 84

三、肱骨外上髁炎针刀如何治疗，顽固性肱骨外上髁炎患者的原因是什么，针刀如何治疗………………………………… 87

四、为什么用Ⅰ型四号针刀治疗弹响指复发率高，如何解决 ……………………………………………………… 93

五、哪些人容易患桡骨茎突狭窄性腱鞘炎，其主要临床表现是什么，针刀如何治疗 ……………………………… 97

六、长期顽固性背痛最常见的原因是什么，针刀能治疗吗 … 100

七、“岔气”是什么病，针刀如何治疗…………………… 103

八、慢性腰肌劳损为什么久治不愈，针刀治疗为什么疗效明显 ……………………………………………………… 106

九、第三腰椎横突综合征临床表现是什么，针刀如何治疗 … 111

十、如何通过腰椎棘突的体表投影确定腰椎横突的位置 …… 114

十一、梨状肌综合征是临床常见病吗，有何临床表现，针刀怎么治疗…………………………………………… 115

十二、臀肌挛缩综合征是什么原因引起的，有哪些临床表现，针刀如何治疗 ………………………………………… 119

十三、跟痛症的原因是什么，针刀如何治疗……………… 122

十四、腕背侧腱鞘囊肿有哪些临床表现，针刀如何治疗，针刀治疗后会复发吗 …………………………………… 126

十五、膝关节内侧下方疼痛是什么病，针刀可以治疗吗，
如何治疗 …………………………………………… 128
十六、肩胛提肌损伤有哪些临床表现，针刀如何治疗 ……… 130
十七、冈上肌损伤有哪些临床表现，针刀如何治疗 ………… 133
第二节　骨关节疾病 ……………………………………… 136
一、针刀医学与西医学对颈椎病的认识有何不同 ………… 136
二、颈椎生理曲度变直甚至反弓是如何形成的，针刀治疗后
生理曲度能恢复正常吗 ………………………………… 140
三、针刀治疗颈椎病的原理是什么 ……………………… 144
四、"T" 形针刀整体松解术治疗颈椎病的具体操作步骤
是什么 ………………………………………………… 148
五、颈腰综合征针刀"颈腰同治"的原理是什么………… 150
六、针刀医学如何认识腰椎间盘突出症 ………………… 153
七、腰椎间盘突出症有哪些临床表现，需与哪些疾病相
鉴别 …………………………………………………… 158
八、"以痛为输"针刀治疗腰椎间盘突出症疗效有限，
原因何在 ……………………………………………… 161
九、"回"字形针刀整体松解术的术式设计原理是什么，
为什么针刀术后要绝对卧床 7 天 ……………………… 163
十、与西医外科手术治疗肘关节强直相比，针刀治疗
有哪些优势 …………………………………………… 168
十一、针刀医学对膝关节骨性关节炎的病因及发病机理
有哪些新认识………………………………………… 172
十二、针刀治疗股骨头坏死的机理是什么，针刀治疗后
坏死的骨质会重新长出来吗 ………………………… 176
十三、针刀治疗强直性脊柱炎的原理是什么，强脊炎晚期
脊柱骨性融合，针刀还能松解吗 …………………… 178

第三节 周围神经疾病…………………………………… 182
一、针刀医学与西医学对神经卡压综合征的分类有何不同，原因何在 ……………………………………………… 182
二、偏头痛的原因是什么，针刀治疗效果如何 ……………… 185
三、大腿前外侧麻木、感觉异常是什么病，针刀如何治疗 ……………………………………………………… 190
四、肘关节外伤后，前臂及小指麻木、感觉过敏，是什么病，针刀如何治疗 …………………………………………… 194
五、腕管综合征的临床表现有哪些，针刀能治愈吗 ………… 197
六、臀上皮神经卡压综合征如何进行临床诊断及针刀治疗 ……………………………………………………… 201
七、梨状肌综合征与腰椎间盘突出症如何相鉴别，针刀治疗安全吗……………………………………………… 205
八、针刀如何治疗腓总神经卡压综合征 ……………………… 210
九、肩胛背神经卡压综合征临床表现有哪些，针刀如何治疗 ……………………………………………………… 214
十、带状疱疹后遗症有哪些临床表现，针刀如何治疗 ……… 217
第四节 五官、美容与整形外科疾病……………………… 220
一、针刀能治疗手术引起的瘢痕吗 ………………………… 220
二、针刀治疗颞下颌关节紊乱疗效如何，与其他疗法相比其优势在哪儿 ………………………………………… 225
三、针刀治疗足拇外翻需要截骨吗 ………………………… 229
四、针刀能治疗特发性脊柱侧弯吗，其治疗原理是什么……… 233
五、先天性肌性斜颈是怎么回事，针刀治疗与西医手术治疗有何不同………………………………………………… 236
六、成人“O”型腿的病理机制是什么，针刀治疗与西医治疗有何不同………………………………………………… 242

第五节　皮肤科疾病 …………………………………… 245
一、针刀可以治疗青春痘吗，其治疗原理是什么 ………… 245
二、对于腋臭的治疗，针刀治疗和其他治疗方法相比
有何优势 ……………………………………………… 249
三、针刀能治疗鸡眼吗，需要做几次针刀治疗 ………… 252
四、针刀可以治疗寻常疣吗，如何治疗 ………………… 254
五、针刀能治疗胼胝吗，需要做几次针刀治疗 ………… 256
第六节　内、外、妇、儿科疾病 ……………………… 259
一、针刀治疗慢性支气管炎的原理是什么，针刀要扎到肺和
支气管吗 ……………………………………………… 259
二、针刀治疗阵发性室上性心动过速的原理是什么，
如何进行针刀定位 …………………………………… 264
三、进食后即呕吐，同时感觉背部痉挛性疼痛是什么病，
针刀能治疗吗 ………………………………………… 269
四、为什么针刀能治疗慢性盆腔炎，是将针刀扎到子宫吗 …… 274
五、慢性胃炎多由幽门螺旋杆菌及自身免疫病所引起，
针刀如何治疗 ………………………………………… 280
六、针刀可以治疗外痔吗，如何治疗 …………………… 283
七、针刀能治疗慢性结肠炎吗 …………………………… 287

第三章　针刀医学临床经典病案分析

一、椎动脉型颈椎病 ……………………………………… 292
二、网球肘 ………………………………………………… 294
三、肩周炎 ………………………………………………… 296
四、桡骨茎突狭窄性腱鞘炎 ……………………………… 299

五、跟痛症 …………………………………………………………… 302
六、腰肌劳损 ………………………………………………………… 305
七、腰椎间盘突出症 ………………………………………………… 308
八、膝关节骨性关节 ………………………………………………… 312
九、强直性脊柱炎 …………………………………………………… 316
十、慢性支气管炎 …………………………………………………… 320

第一章
针刀医学基础理论部分

第一节 基本概念与核心理论

一、什么是针刀，什么是针刀疗法，什么是针刀医学

1. 针刀 凡是以针刺的方式刺入人体，在人体内发挥刀的切割、分离治疗作用的医疗器械称为针刀。针刀是朱汉章教授于 1976 年设计发明的一种新的医疗器械。它将针灸针和手术刀的优势有机结合起来，针刀刀体形状与针灸针针体类似，直径 1~5mm，以刺入的方式进入人体，较手术刀创面小；针刀前端为刀刃，宽 0.8~3mm，较针灸针刺激点来说，针刀可以在人体内发挥刀的切割、分离治疗作用（图 1-1）。

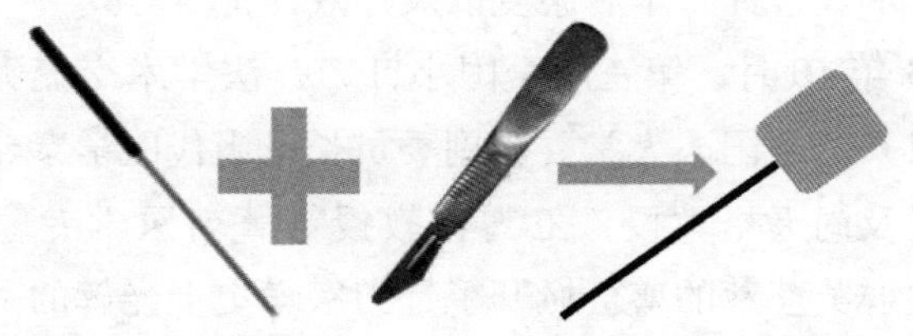

图 1-1 针刀是针灸针和手术刀有机结合的产物

2. 针刀疗法 在针刀医学基础理论指导下，运用针刀来治疗疾病的方法，称为针刀疗法。1976 年，朱汉章教授接诊了一位手掌外伤的患者，患者手掌部肌肉、筋膜广泛粘连致使

手指不能自由屈伸，四处求医，仍无法根治。朱汉章教授用注射器针头切开其手掌部肌肉、筋膜的粘连，患者手指立刻可以伸直。其后朱汉章教授经过思考发明了小针刀这种器械以及针刀疗法，至此针刀疗法诞生。1984 年，江苏省卫生厅组织数家省级大型医院在对针刀疗法进行严格的临床论证的基础上通过了专家鉴定，标志着针刀疗法正式步入全面推广和实施阶段。同年，在江苏省卫生厅、省科协和省科技厅的支持下，在南京的玄武湖畔创立了以针刀疗法为特色的金陵中医骨伤科医院。1990 年 5 月，“中国小针刀疗法研究会”成立，并在深圳召开了首届全国小针刀疗法学术交流会，这标志着小针刀学术思想体系开始形成。

3. 针刀医学 将中医学的基础理论和西医学的基本理论融为一体，再创造而产生的一门新的医学理论体系。针刀医学的研究内容可分为两个方面：一是基础研究，包括探索软组织改变的形成机制、致病作用、作用机制和作用规律以及针刀干预的作用效应、作用机制和作用规律；二是临床应用研究，包括制定相关适应证标准、诊断标准，设计、改进和规范手术入路、治疗术式，针刀术后康复以及疗效评价等。

1993 年 10 月，第三届全国小针刀疗法学术交流大会在北京隆重召开。全国人大常委会副委员长、当代医学泰斗吴阶平教授，以及尚天裕教授、王雪苔教授等著名医学专家莅临指导，这次群英荟萃的盛会掀开了针刀医学史上光辉的一页，树起了针刀医学的里程碑。在这次大会上，正式提出了创立针刀医学新学科的理论构想和初步框架，并得到有关权威专家热情地支持和鼓励。他们殷切希望针刀医学工作者们，继续努力，在不断扩大针刀治疗范围的同时，逐步完善其诊断和治疗常规，并进行深入的理论探索。会后，经上级有关部门批准，正式成立了中国中医药学会针刀医学分会。在广大针刀医务工作者的共同努力下，随着学术交流的日益频繁，针刀医学的理论与实践迅速得到极大地发展与提高。

2003年9月，由国家中医药管理局组织的《针刀疗法的临床研究》大型成果听证、鉴定会，将“针刀疗法”正式命名为“针刀医学”。与会专家一致认为针刀医学作为一门新兴学科已基本成熟，建议进入大学的正规教育。2006年9月湖北中医药大学率先招收了53名针灸推拿学针刀医学方向的五年制大学本科生，开启了针刀医学本科学历教育之先河。

二、何为人体弓弦力学解剖系统，其与西医解剖学有何区别

湖北中医药大学张天民教授在30多年的西医骨科及针刀医学科学研究和临床实践的基础上，发现人体的解剖结构、受力方式、力学传导模式与弓箭类似，并在此基础上运用物理力学原理提出了将人体解剖结构联系成一个整体的解剖系统——人体弓弦力学解剖系统。人体弓弦力学解剖系统是指根据弓箭的组成结构和受力模式、力学传导方式，去认识人体解剖结构，将人体骨骼定义为弓，连接骨骼的软组织（关节囊、韧带、筋膜、肌肉）定义为弦，在副骨、籽骨、滑囊、脂肪、皮下、皮肤、神经、血管等组织结构辅助下，通过人体力学传导，完成人体运动功能的有机生命整体的力学解剖系统。

人体弓弦力学解剖系统是全国中医药行业高等教育“十二五”规划教材《针刀医学基础理论》的核心理论之一。它以全新的视角去重新定义人体解剖结构，与西医解剖学有着本质的不同。西医学解剖以纵向分析思维去研究人体的解剖结构，分为系统解剖学和局部解剖学。系统解剖从系统将人体的

结构分为九大系统。但个系统之间是相互孤立，缺乏必要的联系；局部解剖虽立足于某一局部解剖形态及与周围组织的毗邻关系，但它仍是以九大系统为基础，描述各系统内部在局部的解剖结构及系统内部结构在局部的毗邻关系，各系统仍是孤立的（图 1-2）。

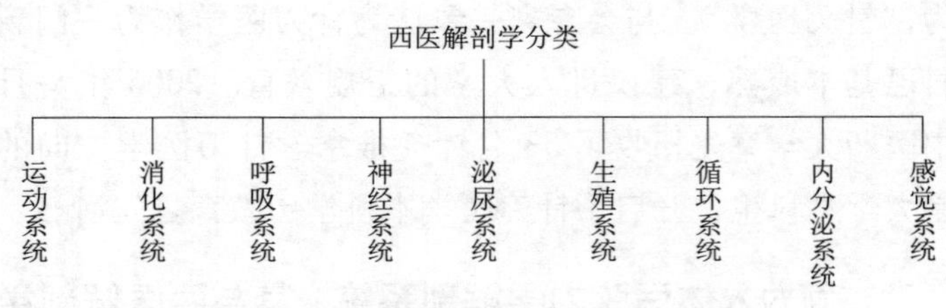

图 1-2　西医学对人体解剖的认识

人体弓弦力学解剖系统以整体综合思维去认识人体解剖结构，根据物理学对物质的分类，将人体组织学结构分为硬组织、软组织、液体组织三大类，同时运用弓箭的受力模式和力学传导方式将人体结构联系成一个有机整体。按照人体弓弦力学解剖系统的组成部分可将其分为单关节弓弦力学解剖系统和多关节弓弦力学解剖系统。单关节弓弦力学解剖系统是人体弓弦力学解剖系统的基础。按照人体各部位的力学解剖结构不同，多关节弓弦力学解剖系统可细分为以下五个部分：①头面部弓弦力学解剖系统；②脊柱弓弦力学解剖系统；③四肢弓弦力学解剖系统；④头-脊-肢弓弦力学解剖系统；⑤内脏弓弦力学解剖系统。五个系统联合协调，完成不同的生理功能（图 1-3）。

由上述分析我们可以看出，人体弓弦力学解剖系统与西医解剖学在对组织结构的分类、各大系统的分类以及个系统之间的内在联系、研究目的、方法以及对治疗的指导作用等方面都有着本质的不同（表 1-1）。

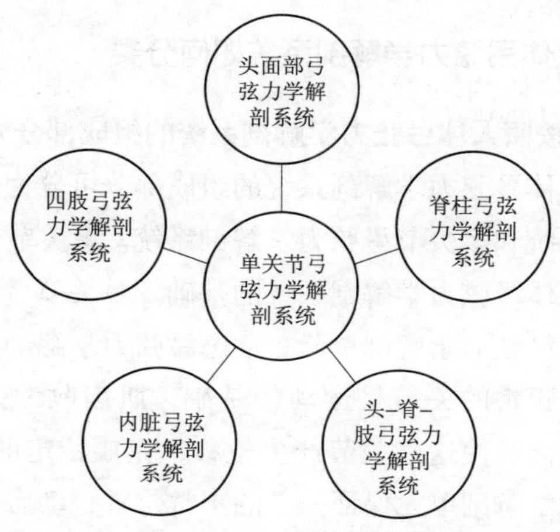

图 1–3　人体弓弦力学解剖系统对解剖的认识

表 1–1　人体弓弦力学解剖系统和西医学对人体解剖认识的区别

	人体弓弦力学解剖系统	西医解剖学
从组织结构分类	硬组织、软组织、液体组织	上皮组织、结缔组织、肌肉组织、神经组织
系统分类	五大系统	九大系统
各系统内在联系	各系统相互连接，相互调节，相互制约	各系统相互孤立，互不联系
方法	运用弓箭的受力原理和力学传导方式将人体的解剖结构连接成为一个整体的力学结构生命体	运用手术刀去解剖每一个结构，运用肉眼及显微镜观察每个结构内部的结构特征
研究方向	人体组织间的横向联系；点、线、面、体的有机联系	纵向研究；各系统相互孤立，无内在联系
适用疾病范围	慢性软组织损伤性疾病，骨质增生疾病，慢性内脏疾病	病原微生物引起的疾病
治疗	调节弓弦力学解剖系统力平衡失调	消灭病原体及对症治疗

三、人体弓弦力学解剖系统如何分类

（一）按照人体弓弦力学解剖系统的组成部分分类

根据人体弓弦力学解剖系统的组成部分可分为单关节弓弦力学解剖系统和多关节弓弦力学解剖系统。单关节弓弦力学解剖系统是人体弓弦力学解剖系统的基础。单关节弓弦力学解剖系统由静态弓弦力学解剖单元、动态弓弦力学解剖单元、辅助装置构成。正常的关节是运动的基础，肌肉收缩是运动的动力，肌肉收缩会使这些关节产生位移，完成特定的运动功能。静态弓弦力学解剖单元保证关节的正常位置，动态弓弦力学解剖单元使关节产生运动（图 1-4）。

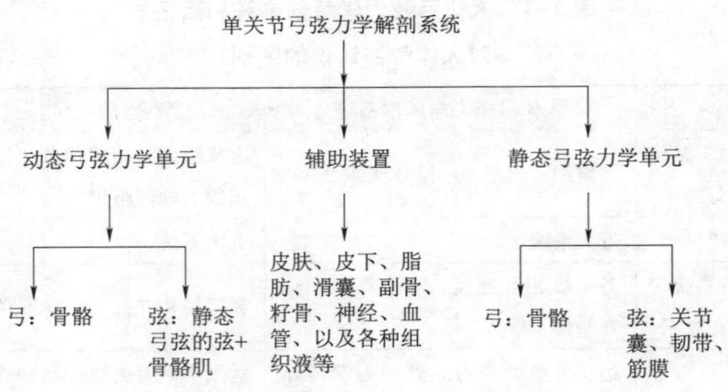

图 1-4　单关节弓弦力学解剖系统的组成构架

1. 静态弓弦力学解剖单元　一个静态弓弦力学解剖单元由弓和弦两部分组成，弓为连续关节两端的骨骼；弦为附着在两骨骼之间的关节囊、韧带和筋膜，其作用是维持人体的正常姿势。关节囊、韧带和筋膜在骨骼的附着处称为弓弦结合部（图 1-5）。

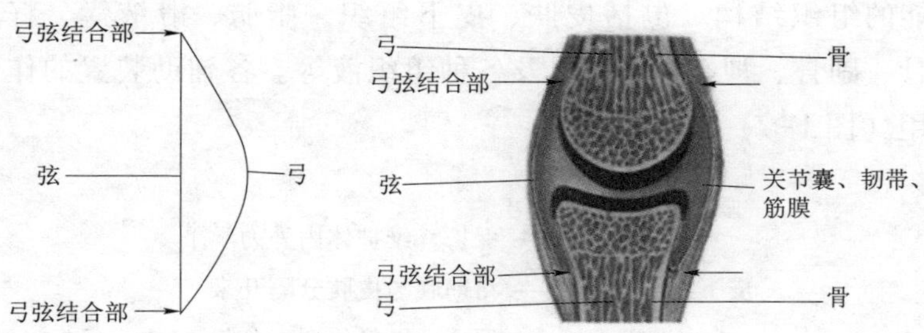

图 1-5 静态弓弦力学解剖单元示意图

2. 动态弓弦力学解剖单元 一个动态弓弦力学解剖单元由弓和弦两部分组成，弓为连续关节两端的骨骼；弦为跨关节附着的骨骼肌。骨骼肌大多是跨关节附着，即肌肉的两个附着点之间至少有两个关节，肌肉收缩会使这些关节产生位移，完成特定的运动功能。骨骼肌在骨面的附着处称为弓弦结合部。由于动态弓弦力学解剖单元以肌肉为动力，以骨骼为杠杆，是骨杠杆系统的力学解剖结构。因骨骼肌有主动收缩功能，所以，动态弓弦力学解剖单元是骨关节产生主动运动的力学解剖学基础（图 1-6）。

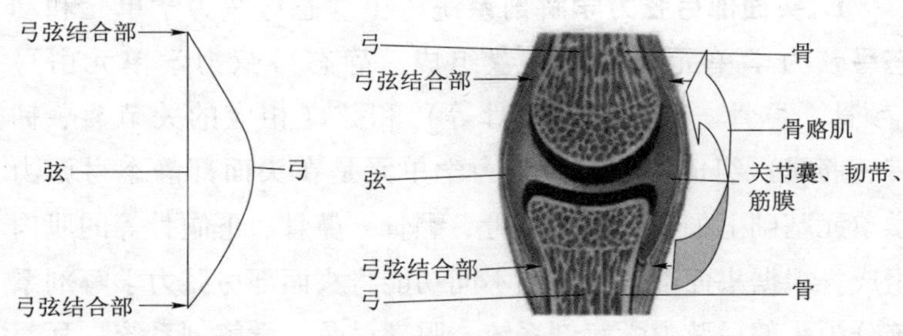

图 1-6 动态弓弦力学解剖单元示意图

3. 辅助装置 要完成人体运动力学生理功能，只有弓弦结构是不够的。还必须有保护弓弦力学解剖结构发挥正常功能的组织结构。包括皮肤、皮下组织、脂肪、滑液囊、籽骨、副骨、神经、血管以及各种组织液等。各辅助装置的作用（图 1–7）。

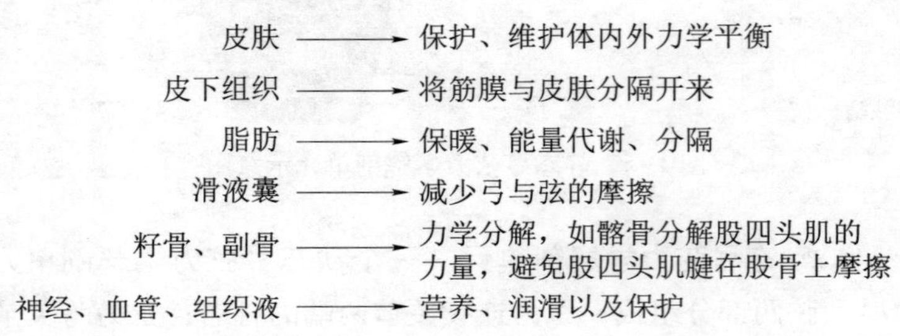

图 1–7　各辅助装置的作用示意图

（二）按照人体解剖结构分类

依据人体各部位的力学解剖结构不同，多关节弓弦力学解剖系统可细分为以下五个部分：头面部弓弦力学解剖系统、脊柱弓弦力学解剖系统、四肢弓弦力学解剖系统、头–脊–肢弓弦力学解剖系统及内脏弓弦力学解剖系统（图 1–8）。

1. 头面部弓弦力学解剖系统　由静态弓弦力学单元和动态弓弦力学单元和辅助装置组成。静态弓弦力学单元由弓（颅骨、鼻骨、颧骨、下颌骨等）和弦（相应的关节囊、韧带、筋膜）组成。动态弓弦力学单元是在头面部静态弓弦力学单元基础上加上附着在颅骨、颧骨、鼻骨、下颌骨等的肌肉组成。根据头面部各关节的不同功能将头面部弓弦力学解剖系统分为头部弓弦力学解剖系统、眼部弓弦力学解剖系统、耳部弓弦力学解剖系统、鼻部弓弦力学解剖系统、咽部弓弦力学解剖系统、喉部弓弦力学解剖系统、口腔弓弦力学解剖系统（图 1–9）。

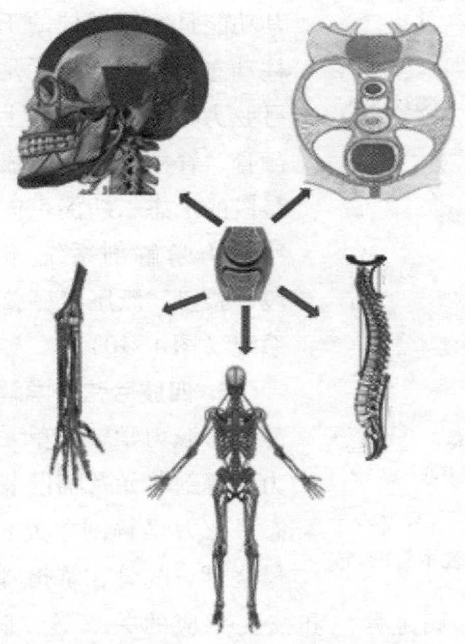

图 1-8　多关节弓弦力学解剖系统的分类及组成

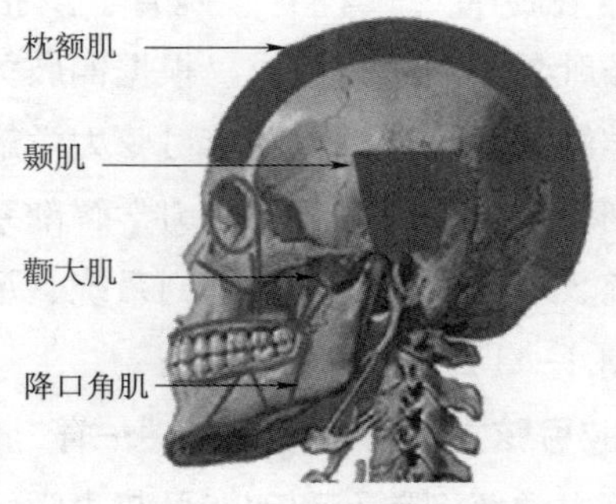

图 1-9　头面部弓弦力学解剖系统示意图

2. 脊柱弓弦力学解剖系统　由静态弓弦力学单元和动态弓弦力学单元及辅助装置组成。脊柱静态弓弦力学单元是以颅骨、脊柱为弓，以连结这些骨骼的关节囊、韧带、筋膜为弦，

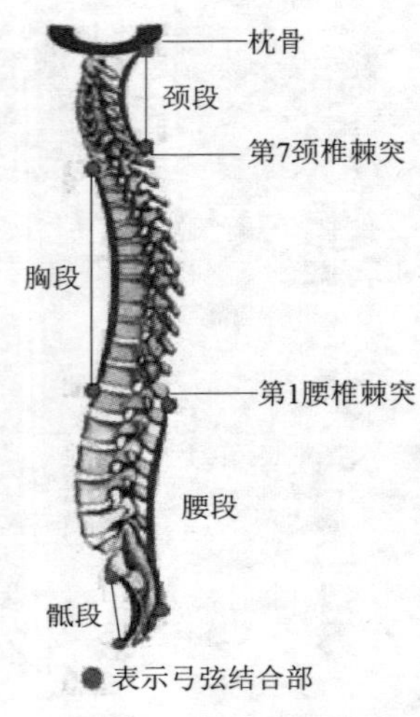

图 1-10　脊柱弓弦力学解剖系统示意图

其功能是维持脊柱的正常位置。脊柱动态弓弦力学单元是在脊柱静态弓弦力学单元的基础上加上附着于颅骨、脊柱的肌肉组成。由于脊柱各段的形态、功能不同，故将脊柱弓弦力学解剖系统分为颈段、胸段、腰段、骶尾段弓弦力学解剖子系统（图 1-10）。

3. 四肢弓弦力学解剖系统　由静态弓弦力学解剖单元和动态弓弦力学解剖单元及辅助装置组成。静态弓弦力学解剖单元由弓（肱骨、尺桡骨、腕骨、掌指骨、股骨、髌骨、胫腓骨、跖趾骨）和弦（相应的关节囊、韧带、筋膜）组成。动态弓弦力学解剖单元是在四肢静态弓弦力学解剖单元基础上加上附着在肱骨、尺桡骨、腕骨、掌指骨、股骨、髌骨、胫腓骨、跖趾骨上的肌肉组成。根据四肢关节的不同功能将四肢弓弦力学解剖系统分为肘关节弓弦力学解剖系统、腕关节弓弦力学解剖系统、手部关节弓弦力学解剖系统、膝关节弓弦力学解剖系统、踝关节弓弦力学解剖系统、足部关节弓弦力学解剖系统（图 1-11）。

4. 头-脊-肢弓弦力学解剖系统　头-脊-肢弓弦力学解剖系统由静态弓弦力学解剖单元和动态弓弦力学解剖单元及辅助装置（滑囊等）组成，其静态弓弦力学解剖单元由弓（颅骨，脊柱及肢带骨骨骼）和弦（肌肉、关节囊、韧带、筋膜）组成，其动态弓弦力学解剖单元是在静态弓弦力学解剖单元加上附着于脊柱与肢带骨之间的骨骼肌组成。根据颅骨，脊柱与肢

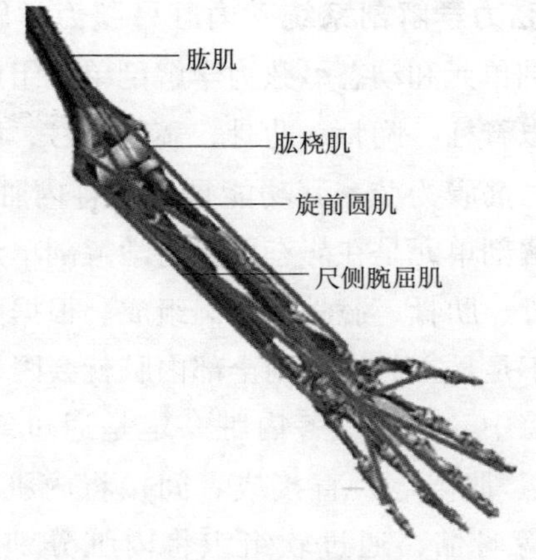

图 1-11　上肢弓弦力学解剖系统示意图

带骨的连接方式不同，将头-脊-肢弓弦力学解剖系统分为头-脊部弓弦力学解剖子系统、头-肩部弓弦力学解剖子系统、脊-肩部弓弦力学解剖子系统、脊-髋部弓弦力学解剖子系统、头-脊-髋部弓弦力学解剖子系统（图 1-12）。

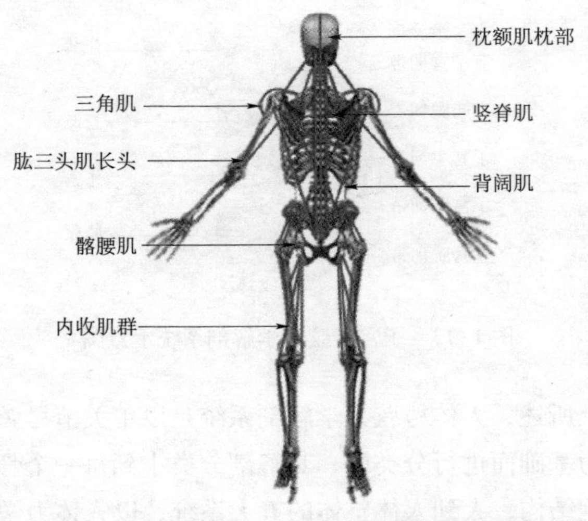

图 11-2　头-脊-肢弓弦力学解剖系统示意图

5. 内脏弓弦力学解剖系统 内脏弓弦力学解剖系统由静态弓弦力学解剖单元和动态弓弦力学解剖单元组成。静态弓弦力学解剖单元以脊柱、胸骨、肋骨、髋骨为弓，以内脏连结这些骨骼的韧带、筋膜为弦，其功能是维持各内脏的正常位置。动态弓弦力学解剖单元是在静态弓弦力学解剖单元加上内脏连接于脊柱、胸骨、肋骨、髋骨的肌肉组成。根据力学常识，内脏器官在体内不是悬空的，否则全部内脏就会因为重力的关系全部集中于腹腔中。所以，各内脏一定是通过纤维结缔组织（如韧带、筋膜、肌肉等）直接或者间接将内脏连接在脊柱、胸廓或者骨盆等骨骼，通过软组织将内脏分别悬吊在颅腔、胸腔、腹腔和盆腔。这就构成了以骨骼为弓，以连接内脏和骨骼的软组织为弦的内脏弓弦力学解剖系统。该系统包括心脏的弓弦力学解剖子系统，肺脏的弓弦力学解剖子系统，肝脏、胆囊的弓弦力学解剖子系统，子宫的弓弦力学解剖子系统（图1-13）。

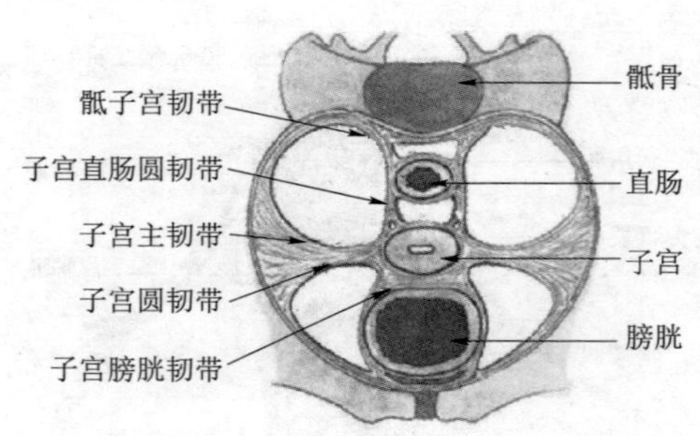

图1-13　子宫弓弦力学解剖系统示意图

综上所述，人体弓弦力学解剖系统是以单关节弓弦力学解剖系统为基础而进行分类的，其解剖分类小到每一个骨连接的细微解剖结构，大到人体整体的五大系统，以人体力学为纽带将人体联系成一个有机的力学解剖生命体（图 1-14）。

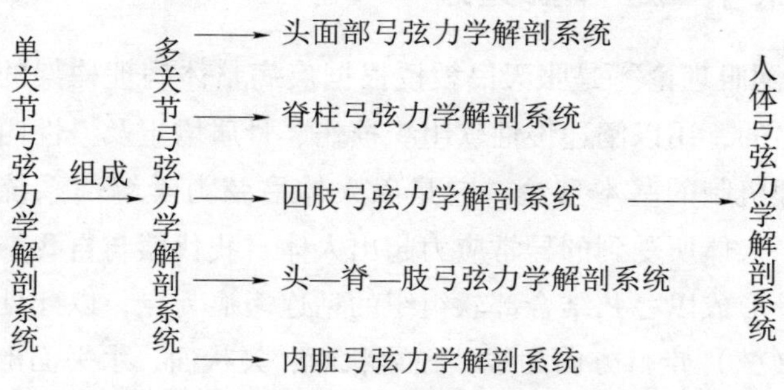

图 1-14　弓弦力学解剖系统组成与分类示意图

而且各个弓弦力学解剖系统之间在生理病理上相互影响，下面以强直性脊柱炎为例加以说明。强直性脊柱炎的发病从骶髂关节开始，并沿着脊柱弓弦力学解剖系统中的腰骶部弓弦力学解剖系统、胸段弓弦力学解剖系统、颈段弓弦力学解剖系统逐步向上发展，最后影响四肢弓弦力学解剖系统而产生外周关节表现（图 1-15）。

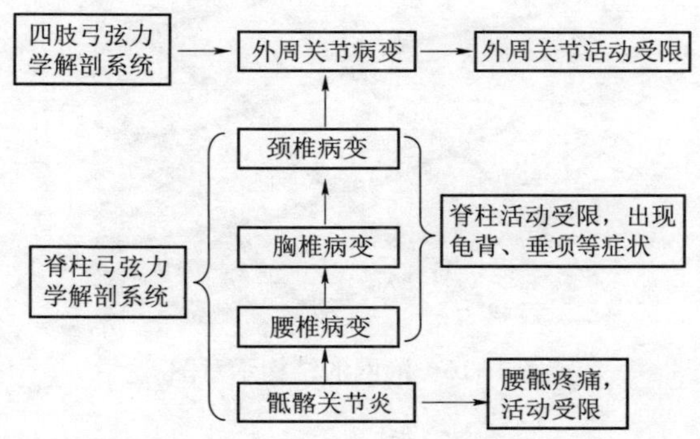

图 1-15　强直性脊柱炎病程发展示意图

四、什么是“网眼理论”

“网眼理论”是张天民教授根据疾病整体病理构架的特点所提出的，用以阐述慢性软组织损伤、骨质增生及慢性内脏疾病病理机制的基本理论。它是以人体弓弦力学解剖系统为基础，当人体所受到的异常应力超出人体自我代偿与自我修复能力时，形成以弓弦结合部软组织的粘连瘢痕为点，以此处各软组织（弦）走行方向为线，在冠状面、矢状面、水平面形成立体网络状的粘连瘢痕挛缩的病理构架。我们可以将它形象地比喻为一张渔网，渔网的各个结点就是弓弦结合部（软组织在骨骼的附着点）和弦的应力集中部位（同一平面软组织之间的交叉部位）。这些部位是粘连、瘢痕和挛缩最集中、病变最重的部位，是慢性软组织损伤病变的关键部位（图 1-16）。

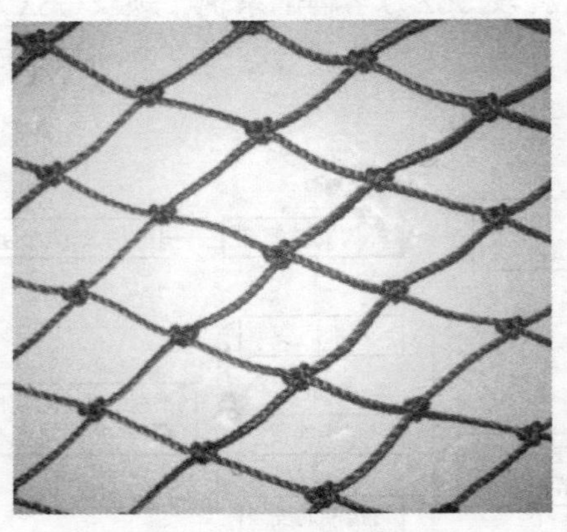

图 1-16　渔网的结构示意图

我们以一个渔网中的某一部分为例进行分析。在某一个网眼 ABCD 的其中一个点 A 处施加一个拉力 F，根据力学的平行四边形法则我们可以将此力分解为 F_1、F_2，因为力是可以平移的，因此这两个力是作用于线 AB、线 AC 上的，故可以带动线 AB、线 AC，以此类推可以带动整个网中其他网线的运动，从而拉动了整个网。因此通过上述分析我们可以知道运用针刀打开疾病病理构架中的关键结点，再辅以手法轻微的旋转肩关节，就可以拉开整个肩部立体病理构架，再经过人体的自我代偿与修复，肩周炎的临床症状就可以逐渐消失，因而也就治愈了此病（图 1-17）。

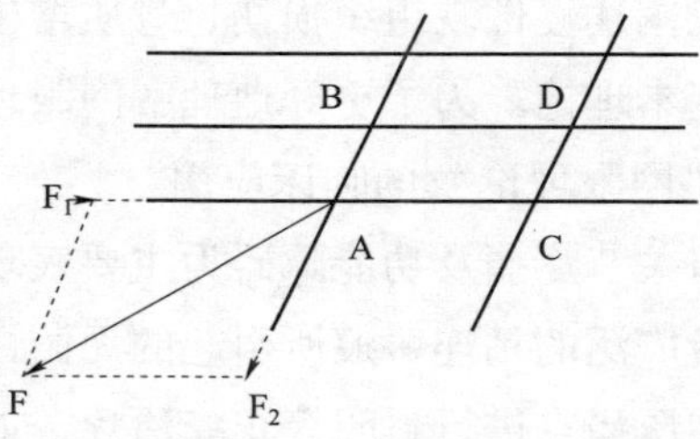

图 1-17　渔网的受力分析示意图

由于软组织的附着部位不同，同一个骨骼又有多个软组织的附着，而这些软组织的行经路线也是各不相同，所以就形成了以软组织在骨骼的附着点为结点，以软组织的路线为网线的立体网络状病理构架。

慢性软组织损伤是人体对软组织损伤的自我修复和自我代偿的结果。当人体某一软组织受到异常应力的作用后，首先在病变部位造成局部的出血、渗出，人体会通过自身的调节系统，利用粘连、瘢痕对损伤部位进行修复。如果这种修复代偿了局部所受的异常应力，那么人体就不会出现临床症状。如果人体不能通过粘连、瘢痕和挛缩对抗软组织的异常应力，就会导致软组织的力平衡失调，导致临床症状的产生。由于同一骨平面有多个软组织的附着，一个软组织损伤后就会以此为点，引起周围软组织的粘连和瘢痕，导致周围软组织的受力与异常。而同一骨平面所附着的软组织的行经路线各不相同，又会引起这些多个软组织的粘连、瘢痕和挛缩，从而形成一个以点成线，以线成面，以面成体的网络状病理构架。

五、如何理解疾病病理构架——“网眼理论”

“网眼理论”是张天民教授根据疾病整体病理构架的特点所提出的，用以阐述慢性软组织损伤、骨质增生及慢性内脏疾病病理机制的基本理论。为了更好地理解网眼理论，下面以肩周炎为例说明“网眼理论”的临床应用。

肩周炎以肩关节疼痛及功能障碍为主要表现。西医认为它的病因是关节囊广泛的粘连瘢痕所引起的无菌性炎症，所以西医的治疗就是在压痛点进行封闭等止痛治疗，如果出现肩关节功能障碍，就需要手术去切开粘连、瘢痕。此类疗法应用至今，可以短期止痛，但对肩关节的功能障碍没有明显的效果。中医从痹证的角度对该病进行治疗，主要手段是按摩、推拿、手法及针灸治疗，其对疼痛及功能障碍的疗效高于西医的封闭治疗，但对中、重症患者疗效差。遗憾的是中医的治疗机制和部位不能用现代医学的知识进行量化分析及解剖定位。

针刀医学研究发现肩周炎的发生和发展与肩部弓弦力学解剖系统立体网络状的病理构架有关，即我们上面所描述网眼理论中各结点形成的以点成线、以线成面、以面成体的立体的病理构架。其中，网眼理论的基础是人体弓弦力学解剖系统。因此，要弄清肩周炎的发生和发展机制，首先我们必须对肩关节弓弦力学解剖系统进行分析。

肩关节弓弦力学解剖系统包括弓、弦和辅助装置三部分。弓主要包括肩胛骨、肱骨、尺骨、桡骨、肋骨；弦主要包括静态的弦（肩关节的关节囊、肩部韧带等）和动态的弦（肩关节周围的肌肉、静态弓弦中的弦）；辅助装置主要包括肩关节的滑液囊。下面我们对肩关节弓弦力学解剖的弓、弦和辅助装置三部分逐一进行分析。

1. 肩关节弓弦力学解剖的弓包括肩胛骨、肱骨、锁骨、尺骨、桡骨，肋骨（图 1–18）。

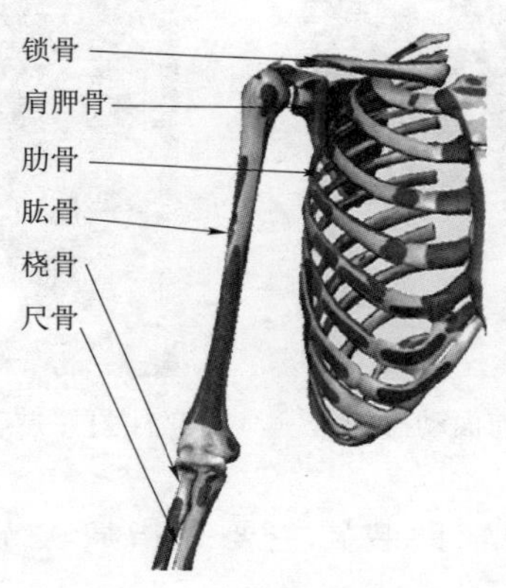

图 1–18　肩关节弓弦力学解剖的弓示意图

2. 肩关节静态弓弦力学单元的弦主要包括肩关节的关节囊及肩部韧带（图 1–19）。

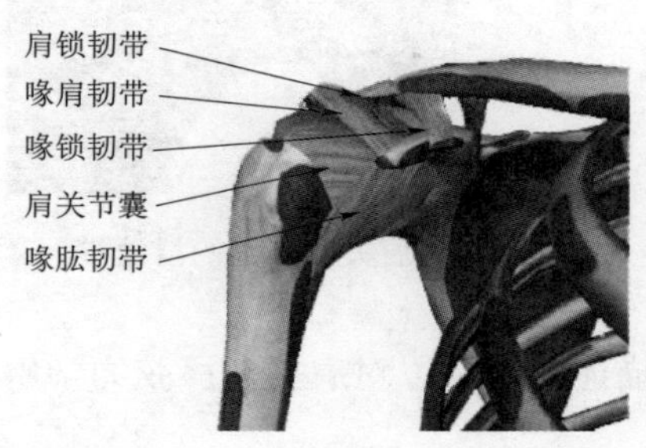

图 1–19　肩关节静态弓弦力学单元的弦示意图

3. 肩关节动态弓弦力学解剖单元的弦主要包括肩关节静态弓弦力学单元的弦及肩关节周围的骨骼肌，上面已经对肩关节静态弓弦力学单元的弦进行分析，故在此只对骨骼肌进行分析（图 1-20、1-21）。

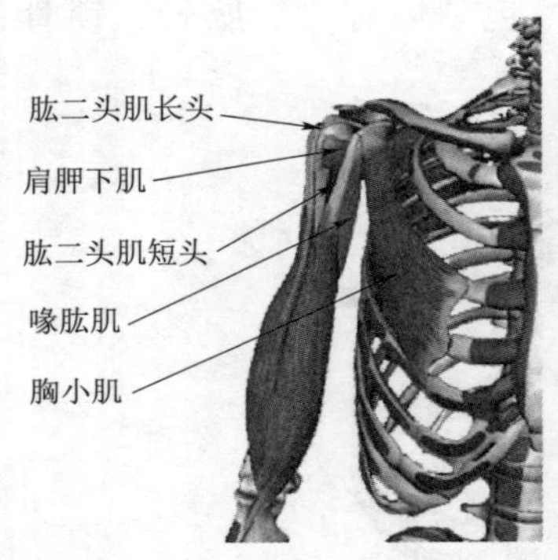

图 1-20　肩关节前面动态的弦

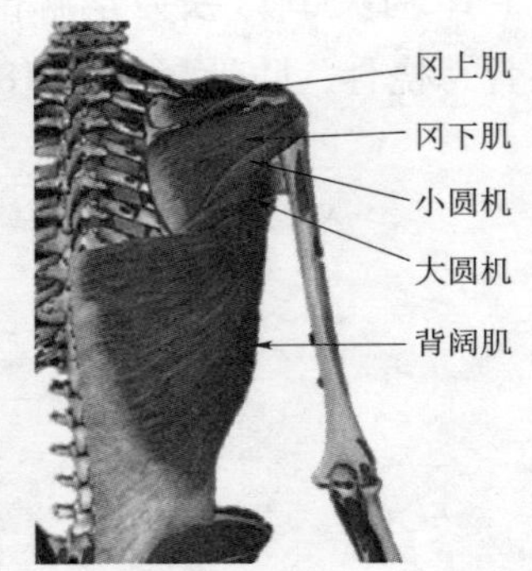

图 1-21　肩关节后面动态的弦

4. 肩关节的辅助装置主要是指肩关节周围的滑液囊（图 1-22）。

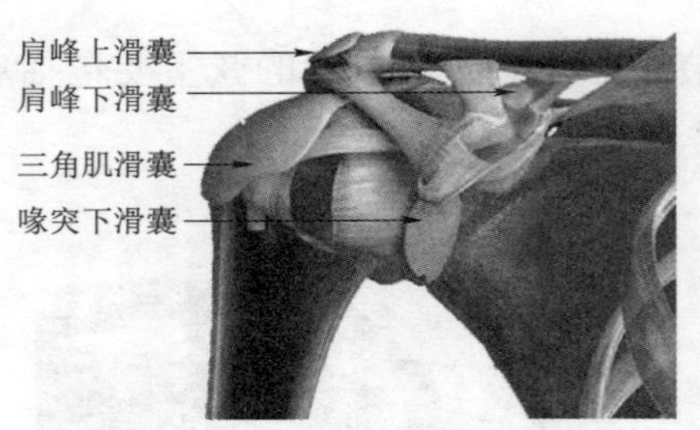

图 1-22　肩关节周围的滑液囊

通过上述描述我们可以对肩关节弓弦力学解剖系统做出如下总结：

（1）喙突部附着有众多的弦（软组织），且在这同一个点发出的软组织走行方向各不相同（图 1-23）。

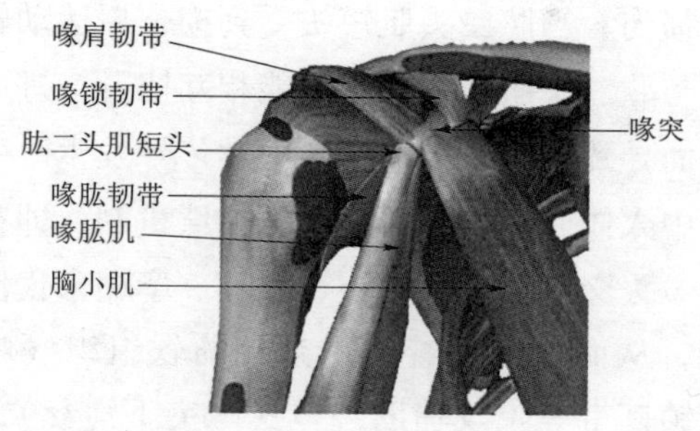

图 1-23　喙突部附着的弦

（2）肩关节动静态弓弦力学解剖系统的弦在肩关节周围形成纵横交错的立体渔网状结构。图中标圆点的部分就是弓弦结合部和弦的应力集中部位（图 1-24、1-25）。

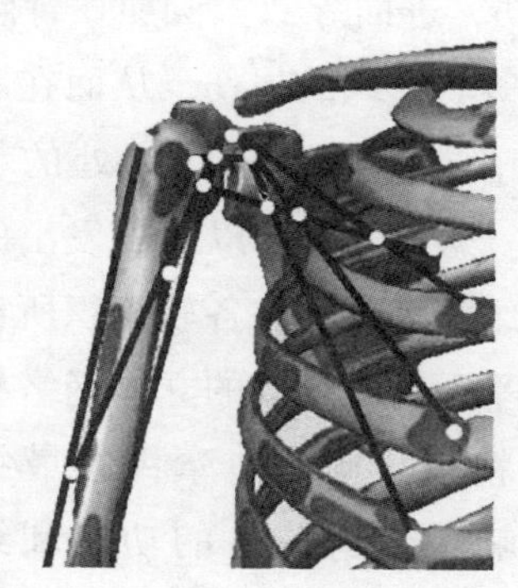

图 1-24　肩关节前面软组织形成的立体的渔网状的结构

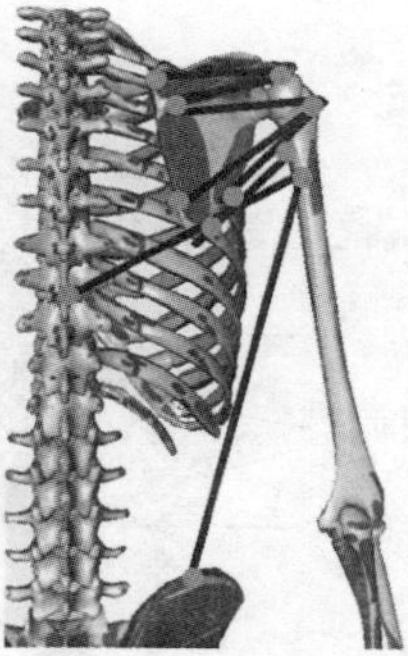

图 1-25　肩关节后面软组织形成的立体的渔网状的结构

（3）根据对肩关节前面弓弦力学解剖系统的分析，我们发现喙突部弓弦结合部较多，在相同单位面积内，软组织附着越多，受力就会越大，因此也就更容易受到损伤。肱二头肌的短头附着于喙突上，而肩关节的屈曲运动主要由肱二头肌完成，肱二头肌短头的走行方向与上肢力线传导方向不一致，因此容易受到损伤。当肱二头肌短头受到损伤后运动轨迹发生改变，因此其与肱二头肌长头之间不能相互协调，进而导致长头的损伤，进而导致整个肱二头肌的力学传导发生改变。在两者损伤的过程中人体调动自身的调节与代偿机制，即在喙突处及肱二头肌长短头交汇处产生粘连、瘢痕、挛缩来代偿这种异常的力学改变，从而影响附着于喙突部的软组织（喙肱肌、喙肱韧带、喙锁韧带等）及辅助装置（喙突下滑囊），导致此处其他组织的粘连（点），以此为点，以此处发出的软组织为线，当这些软组织的运动轨迹发生变化时，就会使肩胛下肌、背阔肌等软组织在行经过程的交叉部位也形成粘连。而肩胛下肌又是肩袖的一部分，当肩胛下肌损伤后就会导致肩袖（冈上肌、冈下肌、肩胛下肌、小圆肌）的损伤，进而导致大圆肌、背阔肌等软组织的损伤，从而在肩关节周围形成以喙突处的粘连、瘢痕为点，以此处发出的软组织为线，以各软组织所在的平面为面形成的立体网络状的粘连、瘢痕、挛缩，最终影响整个肩关节的功能和结构，从而产生肩周炎的临床表现（图 1-26）。

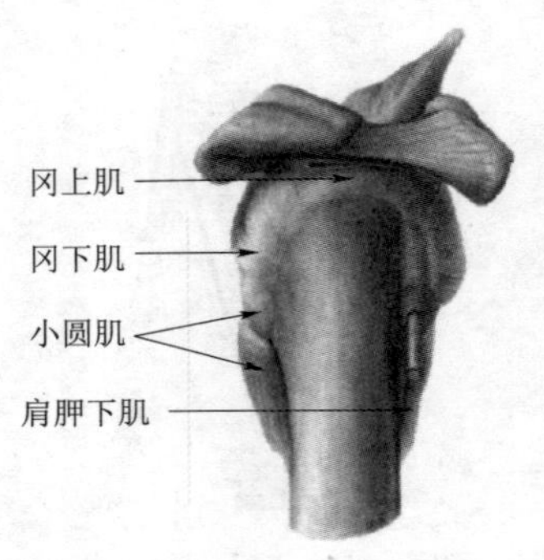

图 1-26　肩袖的结构示意图

运用网眼理论对肩周炎的发生和发展过程进行分析之后，结合渔网的力学分析，要治疗肩周炎必须打开肩关节周围立体网络状病理构架中的关键结点，因此笔者经过多年的针刀临床与科研制定了“C”形针刀整体松解术。运用针刀，对肩关节周围软组织在喙突、肱骨大结节、肱骨小结节和结节间沟之间的粘连、瘢痕、挛缩进行整体松解，从而打开肩关节整体病理构架（图 1–27）。

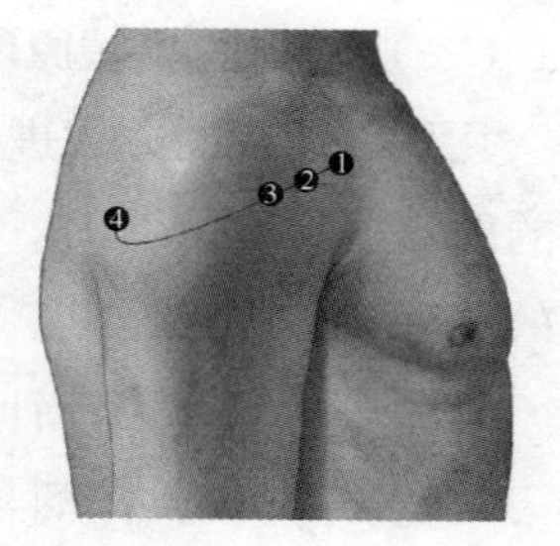

图 1–27 “C”形针刀整体松解术进针刀点示意图

打开这些关键结点之后，再辅以手法旋转肩关节，就可以拉开整个肩部立体病理构架，就像在一个渔网中我们拉动一条线或一个点就能带动整个渔网的运动。

六、针刀是针还是刀，针刀的作用机制是什么

自从针刀发明以来，这个问题一直困扰着针刀界以及中西医界。目前，临床医生既有将针刀当成针灸针来用的，也有将其作为手术刀来使用的，这直接导致针刀的作用原理不清、适应证不明、疗效各异的混乱局面。不搞清楚这个问题，将严重影响针刀的临床应用，阻碍针刀医学与中、西医学的学术交流，从而影响针刀医学的全面发展。首先我们必须知道针刀是以针刺的方式进入人体，在人体内发挥切割、分离治疗作用的医疗器械。它由针刀柄、针刀体和针刀刃三部分组成，三者缺一不可。有柄有体无刀，无柄有体有刀，都不能称为针刀（图 1–28）。

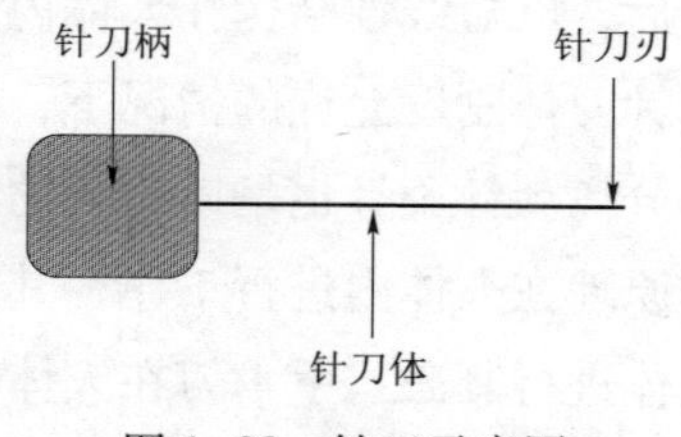

图 1–28 针刀示意图

弄清针刀的组成部分后，我们从针刀的机械作用和针刀的治疗作用入手，去正确理解针刀的作用机制，然后将针刀与针灸及手术刀的作用原理进行对比，从根本上解决临床医生对针刀器械的困惑。

（一）针刀的机械原理

凡是以针刺的方式进入人体，在人体内发挥切割、分离作用的医疗器械称为针刀。针刀是朱汉章教授于 1976 年设计发明的一种新的医疗器械。它将针灸针和手术刀有机结合起来，针刀刀体形状与针灸针针体类似，直径 1～5mm，针刀前端为刀刃，宽 1～3mm，针柄与针刀前端的刀刃在同一平面内，以便确定刀刃的方向。针刀以刺入的方式进入病变组织，在病变组织进行疏通、切割、剥离等操作。针刀刀刃具有切、割、削和分离作用，而针刀体前部参与了针刀分离的功能。比如，针刀刀法中的提插刀法、铲剥刀法、通透剥离刀法就是利用针刀刀刃的切、割、削的功能，而纵行疏通和横行剥离刀法则是利用了针刀刃和针刀体前部的分离功能（图 1–29）。

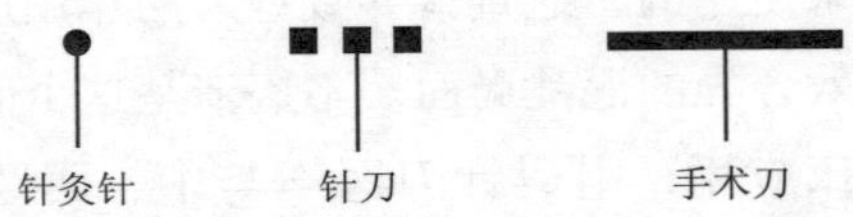

图 1–29　针灸针、针刀、手术刀皮肤创伤示意图

由于针刀的刀刃宽度只有 1mm，故可以将其看作是以针的方式刺入人体。针刀进入人体后，以短线性结构在人体内进行切割、分离，所以针刀可以在针刀体刚度允许的情况下，沿直线方向对人体组织进行切割、分离。针灸针也是以刺入的方式进入人体，但它是以点的工作原理在人体内进行工作，其对人体的作用就是围绕这个点对人体进行刺激。手术刀在人体内的工作原理也是线性结构工作原理，但它是长线性工作原理，由于手术刀切开皮肤的范围大，人体不能靠自我修复和自我代偿封闭切口，必须通过缝合才能闭合切口。由此可见，针刀与针灸针及手术刀的工作原理是不同的。

（二）针刀治疗原理

针刀医学研究发现，慢性软组织损伤疾病，骨质增生性疾病及慢性内脏疾病的发生是由于人体弓弦力学系统的力平衡失调引起的，人体失代偿后产生粘连、瘢痕、挛缩和堵塞，形成立体网络状的病理构架。针刀的治疗原理主要是通过在非直视条件下进行的闭合性松解术，切开软组织的瘢痕、分离粘连与挛缩、疏通堵塞，从而打开疾病的病理构架，恢复人体弓弦力学解剖系统的力平衡，此时一些临床症状就会得到缓解甚至部分逐渐消失；在人体的自我代偿与修复作用下，病变部位的异常应力得到分解，病变部位的粘连、瘢痕、挛缩逐渐消失，骨质增生和骨关节移位逐渐恢复正常，从而使影像学表现恢复正常，临床症状完全消失（图 1-30）。

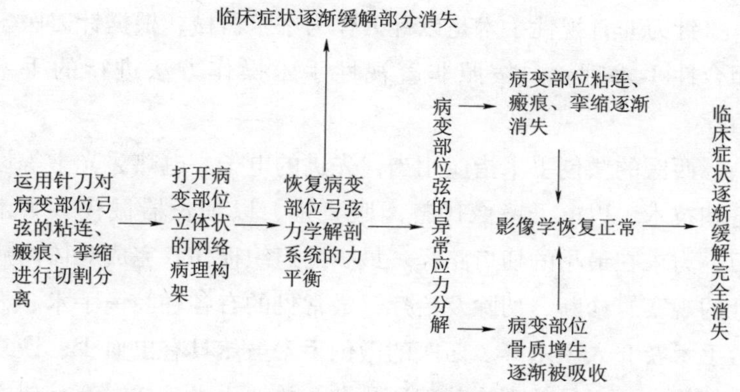

图 1-30 针刀治疗原理示意图

从上述分析我们可以看出，针刀虽然是针灸针和手术刀有机结合起来的产物，但它无论是从形态结构、机械作用原理还是治疗原理上都与针灸针和手术刀又有本质的不同（表 1-2）。

表 1-2　针刀与针灸针、手术刀的区别

器械 工作原理	针灸针	针刀	手术刀
理论指导	经络理论	针刀医学理论	西医外科理论
进入人体方式	刺入	刺入	切开
工作原理	点	短线性结构	长线性结构
对人体的作用	刺激，调节气血	切割，分离 粘连、瘢痕	切割，切除 病变组织
术后缝合	不需要	不需要	需要
术后遗留瘢痕	无	很小	有，很大

七、什么是针刀非直视性手术，它与西医的微创手术有什么区别与联系

针刀非直视性手术是以针刀作为手术器械，根据针刀医学闭合性手术理论，按照非直视性手术操作方法进行的手术治疗。

西医的微创手术指应用当代先进的电子、电热、光学等设备和技术，以电子镜像代替肉眼直视、以细长器械代替手术刀，力求在最小的切口路径、最少的组织损伤，完成对体内病灶的观察、诊断、切除及治疗，最常见的有各种腔镜手术、显微手术及介入手术等。西医的微创手术虽然具有出血少、恢复快等优点，但是其理论基础还是和开放性手术一样，都是建立在西医学的病因病理学基础之上，只是其应用工具不同而已（表 1-3）。

表 1-3 针刀非直视性手术与西医微创手术对比表

比较＼种类	针刀非直视性手术	西医微创手术
理论基础	针刀非直视性手术理论	西医开放性手术理论
病因病理	针刀医学病因病理学理论	西医学病因病理学理论
设备条件	针刀非直视性手术器械	微创光电器械
治疗目的	切割分离软组织的粘连、瘢痕和挛缩	切除病变组织

针刀非直视性手术与西医微创手术相比，不仅仅只是器械上的创新，更重要的是其在理论基础、对疾病的认识及治疗方式上的创新。针刀非直视性手术的理论基础包含三个方面的内容，即针刀解剖学基础、针刀作用原理以及针刀非直视性手术器械及操作方法。针刀非直视性手术是基于针刀医学病因病理学而设计的，针刀医学病因病理学包括慢性软组织病因病理学理论、骨质增生病因病理学理论、慢性内脏疾病病因病理学理论。随着非直视性手术的适应证进一步扩大、术式的进一步成熟规范，针刀器械的种类型号也越来越多。针刀非直视性手术的目的是切割分离软组织的粘连、瘢痕和挛缩，这和以切除病变组织为目的的西医开放性手术、微创手术是完全不同的。

八、什么是针刀整体松解术，它与传统针刀松解有何不同

针刀整体松解术是在人体弓弦力学解剖系统和网眼理论的指导下，运用针刀切开、分离疾病立体网络状病理构架中关键节点的粘连、瘢痕、挛缩，以恢复人体弓弦力学解剖系统力平衡的针刀松解术式。

传统针刀松解术是以“以痛为输”的压痛点治疗为主的针刀松解术式，是针刀医学发展初期针刀治疗的主要手段。但由于当时对很多疾病的病因和病理机制认识较为模糊，造成针刀治疗有效率高、治愈率低的现象，极大地影响了针刀的疗效。传统的针刀松解术与针刀整体松解术最主要的区别在于二者的指导思想不同，因此二者在疗效上也有明显差别（表1–4）。

表1–4　针刀整体松解术与传统针刀松解术对比表

	传统针刀松解术	针刀整体松解术
指导思想	针刀医学发展初期的四大基础理论	人体弓弦力学解剖系统和网眼理论
治疗原理	以痛为腧	整体松解
治疗部位	在同一部位反复做	同一部位只行一次针刀松解
定位标准	压痛点	疾病网络状病理构架中的关键结点
每次针刀间隔时间	3~15天	3天
安全性	随意性大、安全性低	定点精确、安全性高

针刀整体松解术是以全国中医药行业高等教育“十二五”规划教材《针刀医学基础理论》的核心理论——人体弓弦力学解剖系统和网眼理论为指导思想，因此在对疾病病因病理的认识上十分清晰。针刀医学研究发现，疾病的发生主要是由于人体弓弦力学解剖系统受力异常所致。其病理过程主要是由于局部软组织在弓弦结合部应力集中，人体通过第一套自我代偿机制，即局部软组织在骨组织的附着处产生粘连、瘢痕、挛缩。当这种代偿机制能够代偿异常应力时，人体弓弦力学解剖系统异常应力分解，就不会出现临床表现；当这种代偿机制不

能代偿异常应力时，人体就会启用第二套自我代偿机制，即在应力集中点产生硬化、骨化、钙化（也就是弓变长、弦变短）来代偿异常应力。在影像学上表现为骨质增生，或发生骨关节移位、椎间盘突出等。当第一、二套自我代偿机制均不能代偿异常应力时，就会出现人体弓弦力学解剖系统力平衡失调，从而形成以局部软组织在此处弓弦结合部产生的粘连、瘢痕、挛缩为点，以此处各软组织（弦）走行方向为线，在病变部位冠状面、矢状面、水平面形成立体网络状的粘连瘢痕挛缩。此时就会产生临床表现（图 1-31）。

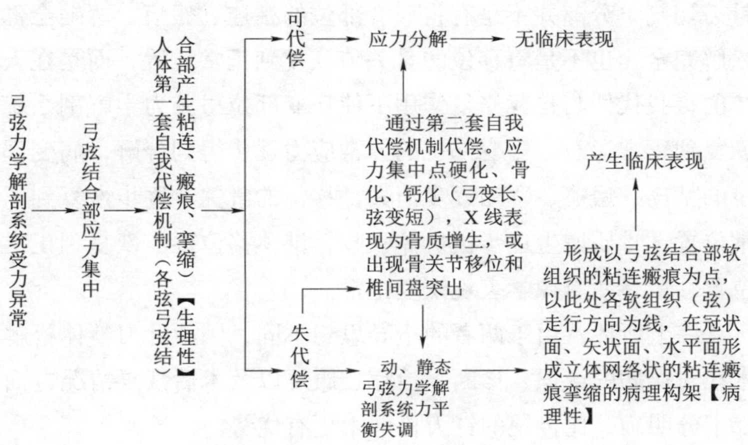

图 1-31 人体弓弦力学解剖系统理论指导下的针刀医学对疾病病因病理的认识

在明晰病因病理的前提下，针刀医学以人体弓弦力学解剖系统及其关于疾病病因病理的网眼理论为指导，以人体解剖结构为物质基础，运用针刀整体松解病变部位软组织在弓弦结合部（软组织在骨骼的附着处）及弦的应力集中部分（各软组织之间的交叉处）的粘连、瘢痕、挛缩，打开疾病立体网络状病理构架的结点，并辅以手法，使各弦之间的粘连、瘢痕、挛缩进一步得到松解；同时佐以康复理疗、药物治疗，促进局部血液循环和新陈代谢以恢复人体弓弦力学解剖系统的力平衡。

同时，人体弓弦力学解剖系统理论指导下的针刀医学重视人体的整体性和生物性。运用针刀对病变关键点的粘连、瘢痕、挛缩进行切割分离，从而打开病变部位立体网络状的病理构架，在人体自我代偿与自我修复下，使病变部位弓弦力学解剖系统的力平衡逐步恢复，临床症状逐渐得到缓解直至消失。针刀切割、分离并不是有将病变部位的粘连、瘢痕、挛缩全部松解完全，也不是将移位的骨关节恢复到正常位置，而是在人体的自我代偿与自我修复作用下使病变部位弓弦力学解剖系统恢复到正常形态，病变部位的异常应力逐步得到分解，病变部位的粘连、瘢痕、挛缩逐步消失，移位的骨关节逐步恢复到正常位置，骨质增生逐步被机体吸收，椎体移位逐步恢复到正常位置，最终使影像学表现恢复正常。

综上所述，由于两者的指导思想不同，因此针刀整体松解术在对疾病的认识、诊断、治疗、康复以及术后恢复情况方面都十分明确，比传统的针刀松解术更有优势。

九、将压痛点作为针刀的治疗点对吗

针刀手术的体表定位是针刀手术操作的第一步，也是针刀手术安全性的重要保证。过去的体表定位主要以压痛点及穴位定点为主。但压痛点并不能完全反映病变部位的全部，以压痛点定位的针刀手术有四大弊端。

（1）压痛点定位将针刀的治疗部位局限在疼痛点，将针刀医学的适应证局限在痛症的范围以内（即无压痛点就无法用针刀治疗）。长此以往，将导致针刀治疗只是一种痛症的治疗方法，大家只会关注针刀关于痛症的研究和进展。但事实是痛症只占针刀适应证的1/3，针刀对骨质增生症及慢性内脏疾病的治疗从针刀诞生时就是针刀医学的重要组成部分，两者不可分割，而针刀治疗骨质增生症及慢性内脏疾病的疗效之神奇，早已引起医学界的极大重视。

（2）压痛点定位不客观，定位模糊，疗效有限。目前医学界关于疼痛的学说及理论众多，但大多只偏重于疼痛的特殊性，即疼痛部位。而且大多只针对痛点进行治疗。这就导致治疗有效率高，而治愈率低。换句话说，疼痛的部位与疼痛的原因往往不一致。比如，神经根型颈椎病，麻痛在肩、手，但问题在颈段。再如，腰椎间盘突出症引起坐骨神经痛，痛在下肢，但问题在腰。如按照压痛点治疗，疗效有限就不足为怪了。

（3）压痛点定位不能保证针刀手术的安全，因痛点定位把解决疼痛症状作为首要目标，而忽略了治疗部位的人体解剖结构及重要血管、神经的位置，容易损伤人体的重要解剖结构及器官，从而导致医疗事故的发生。

（4）将压痛点作为针刀的治疗点不利于针刀医学科学化、规范化的发展。无论从患者角度还是医生角度来看，压痛点主观随意性太大，患者为了引起医生重视而虚报压痛点，医生凭经验主义制造假压痛点均有可能发生。这样造成对同一疾病，针刀诊治的不规范局面，从而影响针刀医学的发展。针刀医学人体弓弦力学解剖系统和慢性软组织损伤的病因病理机制——网眼理论，为我们提供了具有物质基础的疾病网络状病理构架，而压痛点只是这种病理构架中病变比较严重的某个部位的外在反映，因此，仅仅通过针刀松解压痛点，并不能够破坏疾病的病理构架，将导致针刀治疗有效率高、治愈率低的局面。以人体弓弦力学解剖系统为物质基础，以慢性软组织损伤的病因病理机制——网眼理论为依据制定的针刀整体松解术式，通过松解弓弦结合部和弦的应力集中部位的粘连、瘢痕和挛缩，从而彻底破坏疾病的立体网络状病理构架。

十、什么是“四步进针刀规程”，常用针刀刀法有哪些

1. 四步进针刀规程 所谓四步进针刀规程，就是进针刀时必须遵循的 4 个步骤：定点、定向、加压分离、刺入（图 1-32）。

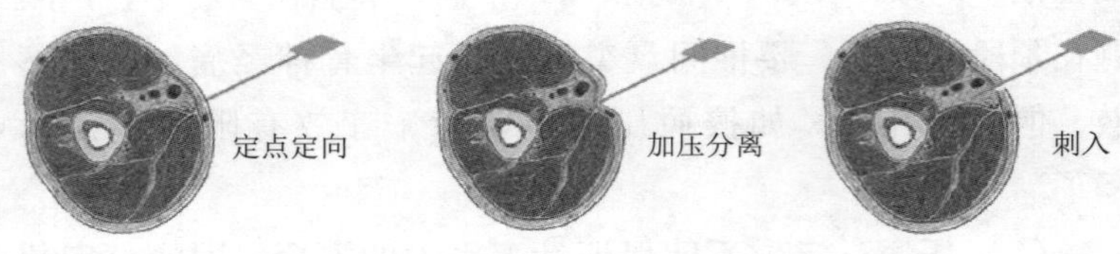

图 1-32 针刀医学四步进针刀规程示意图

（1）定点 在确定病变部位和精确掌握该处的解剖结构后，在进针刀部位用记号笔做标记，然后消毒铺巾。

（2）定向 使刀口线与重要血管、神经及肌腱走向方向一致，将刀刃压在进针刀点上。

（3）加压分离 在完成第二步后，右手拇、示指捏住针刀柄，其余 3 指托住针刀体，稍加压力不使刺破皮肤，使进针刀部位形成一个长形凹陷，浅表细小的神经和血管就会被分离在刀刃两侧。

（4）刺入 继续加压，将针刀刺入皮肤。此时进针刀点处凹陷基本消失，浅表细小的神经和血管即可避开刀刃的切割，此时即完成进针刀过程。

临床上定点就是确定进针刀的部位，它是建立在对病因病理的准确诊断和正确分析、对局部解剖结构的立体掌握的基础之上的。定向是在准确掌握进针刀部位解剖结构的前提下，采取不同手术入路确保手术安全进行，有效地避开神经、血管和重要脏器。加压分离，是在浅层部位有效避开神经、血管的一种方法。在前三步的基础上，才能开始第四步的刺入。刺入时，以右手拇、示指捏住针刀柄，其余 3 指作支撑，压在进针刀点附近的皮肤上，防止刀锋刺入过深而损伤深部重要神经、血管和脏器，或者深度超过病灶，损伤健康组织。

2. 常用针刀刀法

（1）纵行疏通法　针刀刀口线与重要神经血管肌腱走行方向一致，针刀体以皮肤为圆心，针刀刃端在体内作纵向弧形运动，分离粘连、瘢痕等病变组织（图 1–33）。

（2）横行剥离法　针刀刀口线与重要神经血管肌腱走行一致，针刀体以皮肤为圆心，针刀刃端在体内作横向弧形运动，分离粘连、瘢痕等病变组织（图 1–34）。

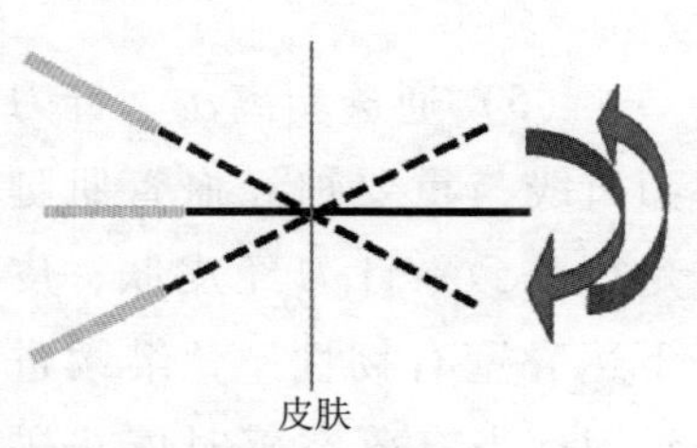

图 1–33　纵行疏通法示意图

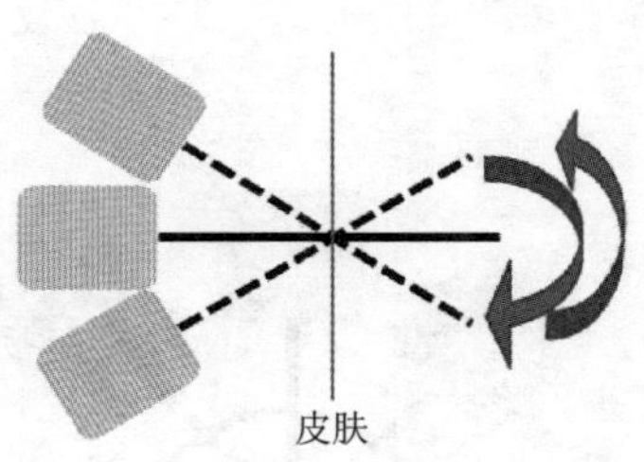

图 1–34　横行剥离法示意图

纵行疏通法和横行剥离法是针刀手术操作的最基本和最常用的刀法，适用于病变部位浅在皮下及肌肉层，临床上将纵行疏通法和横行剥离法相结合使用，简称纵疏横剥法，纵疏横剥一次为一刀。

（3）提插切割法　针刀刀口线与重要神经血管肌腱走行一致，针刀体与皮肤垂直，针刀经皮肤至病变组织，然后退刀0.5~1cm，再按原方向再次刺入切割病变部位，一般提插3刀为宜。适用于筋膜、韧带、关节囊的切割（图1-35）。

（4）铲剥法　针刀刀口线与重要神经血管肌腱走行一致，针刀体与皮肤垂直，针刀经皮肤、皮下、筋膜、肌肉、韧带直达骨面，将软组织在骨面的粘连、瘢痕铲起，适用于骨质表面或骨质边缘的软组织病变。如肩周炎喙突部，肱骨外上髁炎等（图1-36）。

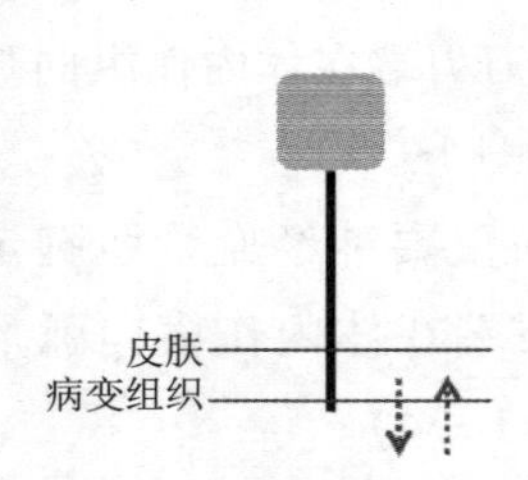

图1-35　提插切割刀法示意图

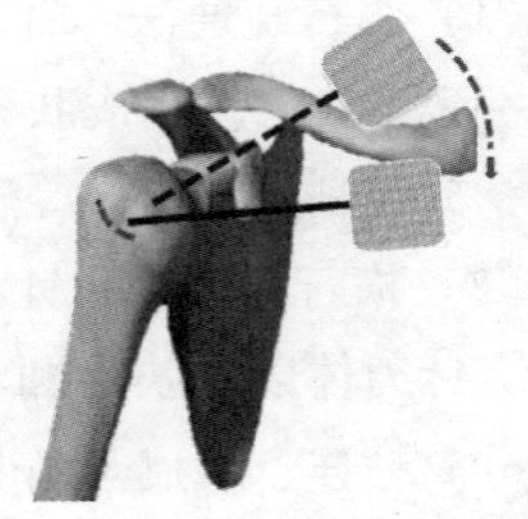

图1-36　铲剥法示意图

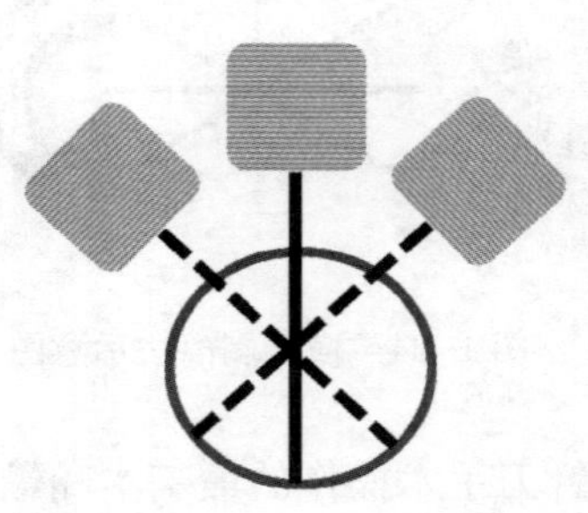

图1-37　通透剥离法示意图

（5）通透剥离法　针刀刀口线与重要神经血管肌腱走行一致，针刀经皮肤、皮下达囊壁有韧性感，继续进针刀，当有落空感时停止进针刀。适用于囊腔疾病的针刀治疗，如关节积液、腱鞘囊肿、坐骨结节囊肿以及良性肿瘤等（图1-37）。

十一、针刀的治疗原则是什么

治疗原则是指在对疾病的治疗过程中必须严格遵守的治疗准则。针刀的治疗原则主要包括以下四个方面：针刀为主，手法为辅，康复理疗，配合药物。下面对每一个治疗原则进行逐一解释。

（1）针刀为主　针刀手术是非直视闭合性松解术，通过针刀切开瘢痕、分离粘连与挛缩、疏通堵塞，破坏疾病病变部位关键病变点。

（2）手法为辅　针刀手法是指在针刀整体松解术后，医生以手的特殊作用力作用于人体的一种辅助治疗方法。其作用是进一步松解病变部位的粘连、瘢痕和挛缩，从而破坏疾病的病理构架。

（3）康复理疗　针刀治疗不是无创治疗，针刀切割分离粘连、瘢痕和挛缩后，机体需要进行修复重建。康复理疗的原理就是运用外部手段帮助人体进行修复，从而加快修复速度，提高修复质量。康复理疗是集运动治疗、作业治疗、物理治疗、针灸、拔罐、按摩于一体的综合性治疗方法。通过被动运动疗法、主动运动疗法和抗阻力运动疗法，对患者身体的功能障碍和功能低下起到预防、改善和恢复作用。对患者针刀术后采取综合康复理疗可以加快其肢体功能恢复速度，提高患者的康复疗效。

（4）配合药物　目的是通络止痛，活血化瘀。包括传统中药和西药的合理运用。四诊合参、辨证施治地运用中药，可整体调节机体状态、调和人体阴阳增强抗病能力；对症运用西药，可迅速改善临床症状。

在对疾病的治疗过程中，我们要严格遵守四大原则，才能在针刀治疗之后，为人体的自我代偿和自我修复创造条件，提高针刀治疗的疗效。下面我们以颈椎病为例对四大治疗原则进行进一步的分析如下。

运用针刀整体松解颈部软组织在颈椎骨的附着处产生粘连、瘢痕、挛缩（点）；辅以手法，松解颈部各弦（线）之间的粘连、瘢痕、挛缩；同时佐以康复理疗、药物治疗，促进局部血液循环和新陈代谢以恢复颈段弓弦力学解剖系统的力平衡，从而为颈段弓弦在冠状面、水平面、矢状面上所形成的立体网络状的力平衡失调创造自我修复的条件。

十二、针刀治疗的适应证及禁忌证各有哪些

1. 针刀治疗的适应证 针刀医学经过近 40 年的发展，在临床上，其适应证已经从慢性软组织损伤、骨质增生等骨伤科疾病扩展到内、外、妇、儿、皮肤、五官等多科疾病，临床疗效也不断提高。虽然其适应证分布广泛，但概括起来主要是以下几大类：慢性软组织损伤疾病、骨质增生及骨关节疾病、慢性内脏疾病、周围神经疾病、部分关节内骨折及骨折畸形愈合（表 1–5）。

表 1–5 针刀适应证部分疾病举例

	针刀适应证部分疾病举例
慢性软组织损伤疾病	肩周炎、肱骨外上髁炎、腰三横突综合征、肩胛提肌损伤、帽状键帽挛缩、肱二头肌长头肌腱炎、屈指肌腱鞘炎、弹响髋等
骨关节疾病	颈椎病、腰椎间盘突出症、关节强直、股骨头坏死、强直性脊柱炎、类风湿性关节炎等
骨质增生	膝关节骨性关节炎、跟骨骨刺等

续表

	针刀适应证部分疾病举例
慢性内脏疾病	慢性盆腔炎、痛经、支气管哮喘、慢性支气管炎、浅表性胃炎、糖尿病、心律失常等
周围神经疾病	枕大神经卡压综合征、腕管综合征、肘管综合征、股前外侧皮神经卡压综合征、臀上皮神经卡压综合征、面肌痉挛、带状疱疹后遗症等
关节内骨折及骨折畸形愈合	肱骨外上髁骨折、尺骨鹰嘴骨折、踝关节骨折、股骨干骨折畸形愈合等

2. 针刀治疗的禁忌证 分为绝对禁忌证和相对禁忌证。绝对禁忌证是指某些疾病或特定的人群，一旦用了针刀治疗，就会导致严重后果，因此在临床上禁止使用针刀治疗；相对禁忌证是指某些疾病、特定的人群，在特定的时期或部位，使用针刀治疗后可能会导致严重后果的。因此针刀治疗时要注意避开这些可能造成危险的因素。

（1）绝对禁忌证 出、凝血机制异常；恶性肿瘤；器质性心脏病。

（2）相对禁忌证 严重内脏病发作期；施术部位皮肤感染，红肿，脓肿或有肌肉坏死的部位；施术时重要神经血管或脏器无法避开者；血压较高，且情绪激动者；体质极度虚弱者。

十三、什么是针刀三维立体诊断法

诊断学是运用医学基本理论、基本知识和基本技能对疾病进行诊断的一门学科。它是从基础学科过渡到临床医学各学科的桥梁课；是临床各专业学科（外科学、内科学、妇产科、儿科、五官科等）的重要基础。它贯穿于医学工作者职业生涯的整个过程。

针刀医学作为一门全新的医学学科，应当有自己独特的诊疗体系。在针刀医学发展的初期，针刀医学的研究大多从压痛点出发，因此就形成了“以痛为输”压痛点诊断和治疗体系。但是这种压痛点及疼痛诊断方法不能反映疾病发生发展的本质和规律，不能找出疾病发生发展的根本原因。因此不能从根本上指导疾病的治疗。

人体弓弦力学解剖系统和网眼理论发展充实了针刀医学基础理论的相关内容，补充和完善了针刀医学理论的不足，在此基础上形成了本学科独特的诊断体系即针刀医学三维立体诊断法。

针刀医学三维立体诊断法是指针刀医学在疾病诊断过程中以人体弓弦力学解剖系统和网眼理论对疾病病因病理的整体构架的认识基础上，从宏观、整体的层面去思考和把握疾病发生、发展规律，从微观局部分析病变部位的病理变化，最后将两者进行综合分析，用以指导针刀治疗和康复的思维过程。其具体过程是某一疾病的发生时由于某一部位受力异常，在弓弦结合部形成粘连、瘢痕，超出人体自我代偿与修复范围，引起人体弓弦力学解剖系统力平衡失调，形成以弓弦结合部软组织的粘连瘢痕为点，以此处各软组织（弦）走行方向为线，在冠状面、矢状面、水平面形成以点成线、以线成面、以面成体的立体网络状的病理构架。它是中西医学整体与局部诊断思维的结合，但它与西医学局部分析诊断法和中医学宏观整体的辨证论治均有本质不同。具体见表 1–6。

表 1-6　针刀医学三维立体诊断法与中西医学诊断法的比较

	中医学宏观辨证论治	西医学局部分析诊断	针刀医学三维立体诊断法
诊断过程	将人体视为一个整体，并且与环境密切相关。对疾病的诊断从整体上去把握脏腑、经络的气血、阴阳、表里、寒热变化。从而得出宏观整体的辨证结论，如肝肾阴虚证、胃火炽盛证等	将人体视为一部可随意拆分的机器，因此注重每一个零部件的细微变化。对疾病的诊断上重视病毒、支原体、立克次体、细菌、螺旋体、真菌等病原微生物对局部组织器官、细胞、分子的影响	从宏观、整体的层面去思考和把握疾病发生、发展规律，从微观局部分析病变部位的病理变化，最后将两者进行综合分析
优缺点	过度强调整体作用，忽略了局部的病理变化过程，也无法将诊断结果落实到解剖结构之上，也无法量化。如胃火炽盛证中，“火为何物，其具体形态是什么？胃火在胃的哪个部位？何为炽盛？炽盛的程度怎么界定？”等，均让人无法理解	过度强调局部的病理变化过程，而忽略了人体的整体性和生物性，有时虽然消灭了致病因素，但仍无法治愈疾病，或治好了某一疾病又带来其他的疾病。如腰椎间盘突出症患者，虽然手术切除突出的椎间盘，但有些患者仍存在腰痛、下肢麻木等症状	既注重整个疾病的发生和发展规律，同时又将病变部位落实到具体的解剖结构之上。如肩周炎的诊断，我们从整体上把握其病理变化是由于肩关节弓弦力学解剖系统力平衡失调，在肩部引起的广泛的粘连、瘢痕、挛缩而引起肩关节功能障碍，同时从局部上确定其病变部位主要在喙突点、肱骨小结节点、结节间沟点和大结节点

下面以肩关节喙突部受损为例对针刀医学的三维立体诊断法做详细剖析。

喙突部附着有众多的弦（软组织），且在这同一个点发出的软组织走行方向各不相同。在相同单位面积内，软组织附着越多，受力越大，因此也就更容易受到损伤。肱二头肌的短头附着于喙突上，而肩关节的屈曲运动主要由肱二头肌完成，肱二头肌短头的走行方向与上肢力线传导方向不一致，因此容易受到损伤。当肱二头肌短头受到损伤后运动轨迹发生改变，因此其与肱二头肌长头之间不能相互协调，进而导致长头的损伤，引起整个肱二头肌的力学传导发生改变。在两者损伤的过程中人体调动自身的调节与代偿机制即在喙突处及肱二头肌长短头交汇处产生粘连、瘢痕、挛缩来代偿这种异常的力学改变。从而影响附着于喙突部的软组织（喙肱肌、喙肱韧带、喙锁韧带等），及辅助装置（喙突下滑囊）导致此处其他组织的粘连（点），以此为点，以此处发出的软组织为线，当这些软组织的运动轨迹发生变化时，就会使肩胛下肌、背阔肌等软组织在行经过程的交叉部位也形成粘连。而肩胛下肌又是肩袖的一部分，当肩胛下肌损伤后就会导致肩袖（冈上肌、冈下肌、肩胛下肌、小圆肌）的损伤，进而导致大圆肌、背阔肌等软组织的损伤，从而在肩关节周围形成以喙突处的粘连、瘢痕为点，以此处发出的软组织为线，以各软组织所在的平面为面形成的立体网络状的粘连、瘢痕、挛缩，最终影响整个肩关节的功能和结构，从而产生肩周炎的临床表现（图 1-38）。

在针刀医学三维立体诊断法的指导下，根据上述分析我们可以看出引起肩关节功能受限不是哪一个点的粘连、瘢痕，也不是哪一条线的粘连、瘢痕，而是由于某一个点受力异常后人体不能代偿与修复，影响该平面的其他软组织，进而在肩关节

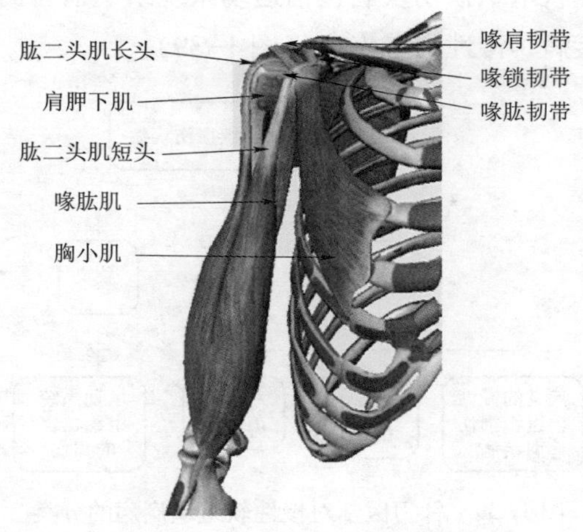

图 1-38　肩关节前部软组织

周围形成以点成线、以线成面、以面成体的立体网络状的粘连、瘢痕。在针刀医学三维立体诊断法的指导下，我们在治疗上不只是在局部的痛点进行治疗，而必须打开肩部病变部位的关键结点，即运用针刀对肩关节周围软组织在喙突、肱骨大结节、肱骨小结节和结节间沟之间的粘连、瘢痕、挛缩，从而打开肩关节整体病理构架（“C”形针刀整体松解术进针刀点示意图，第一章图 1-27）。

第二节　诊疗原理

一、针刀医学如何认识慢性软组织损伤疾病

针刀医学研究认为慢性软组织疾病有广义和狭义之分。狭义的慢性软组织损伤疾病主要是指运动系统组织器官的损伤；

广义的慢性软组织损伤疾病包括运动系统组织器官的损伤和骨质增生类疾病、慢性内脏疾病（图 1-39）。

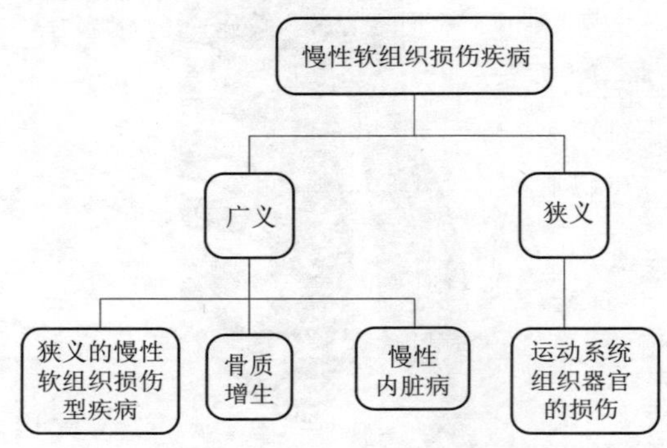

图 1-39　针刀医学对慢性软组织疾病的分类

针刀医学在发展初期对慢性软组织损伤的病因和病理机制较为模糊，大多借用针灸学“以痛为输”的压痛点疗法或借用中医经络学理论及脊柱相关病因学理论，从而极大地影响了针刀的疗效。

根据人体弓弦力学解剖系统及其病因病理的网眼理论，针刀医学研究发现，慢性软组织损伤疾病是人体弓弦力学解剖系统力平衡失调，形成以弓弦结合部软组织的粘连、瘢痕为点，以此处各软组织（弦）走行方向为线，在冠状面、矢状面、水平面形成立体网络状的粘连、瘢痕、挛缩的病理构架，进而产生的一系列临床表现和症状（图 1-40）。

因此在治疗慢性软组织损伤疾病时运用针刀对病变关键点的粘连、瘢痕、挛缩进行切割分离，从而打开病变部位立体网络状的病理构架，在人体自我代偿与修复能力下，使病变部位弓弦力学解剖系统的力平衡逐步恢复，临床症状逐步得到缓解直至消失（图 1-41）。

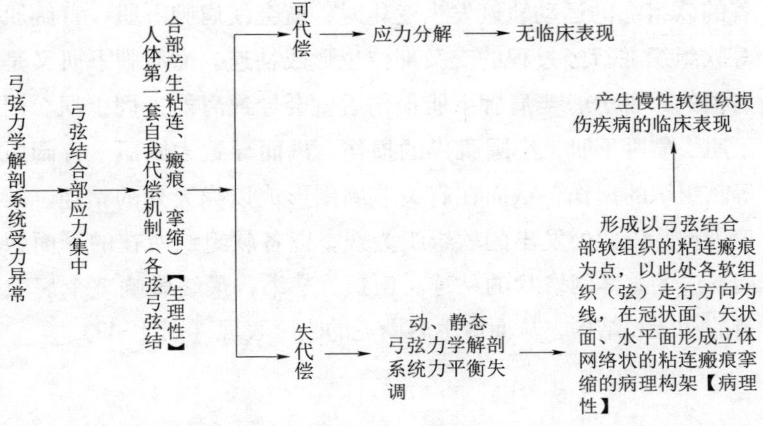

图 1-40 针刀对慢性软组织损伤疾病病因病理认识的示意图

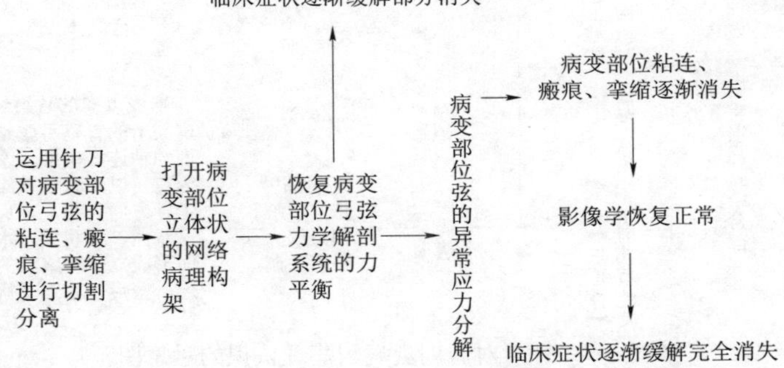

图 1-41 针刀医学对慢性软组织疾病治疗原理示意图

为了弄清此问题，下面以肩周炎为例对慢性软组织损伤的病因病理和治疗原理进行分析。针刀医学研究认为，肩周炎是肱二头肌短头肌腱受力异常，喙突部应力集中，人体动用第一套自我代偿与修复机制，即在喙突部产生粘连、瘢痕、挛缩，由于喙突部有喙肱肌、胸小肌、喙肩韧带、喙锁韧带等弦附着，它们在运动轨迹、活动功能上相互影响，因此当喙突部附着的软组织的运动轨迹发生变化时，就会使肩胛下肌、背阔肌等软组织在行经过程的交叉部位也形成粘连。而肩胛下肌又是肩袖的一部分，当肩胛下肌损伤后就会导致肩袖（冈上肌、冈下肌、肩胛下肌、小圆肌）的损伤，进而导致大圆肌、背阔肌等软组织的损伤，从而在肩关节周围形成以喙突处的粘连、瘢痕为点，以此处发出的软组织为线，以各软组织所在的平面为面形成的立体网络状的粘连、瘢痕、挛缩，最终影响整个肩关节的功能和结构，从而产生肩周炎的临床表现（图 1-42）。

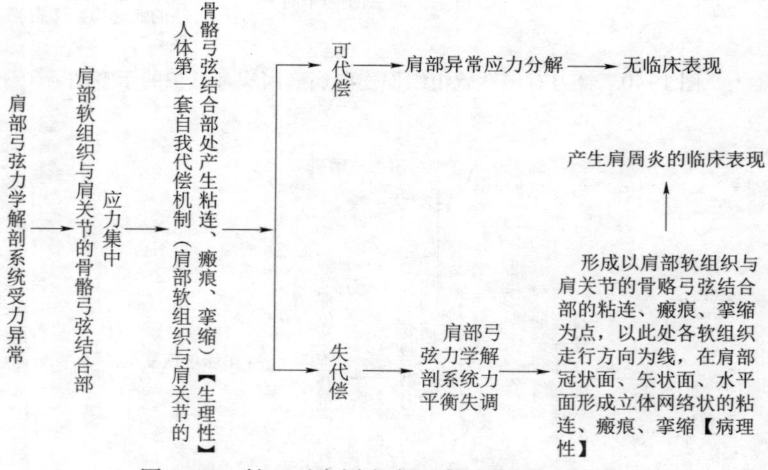

图 1-42　针刀对肩周炎病因病理认识的示意图

因此，要治疗肩周炎必须打开肩关节周围立体网络状病理构架中的关键结点，为此笔者制定了“C”形针刀整体松解术（图 1-27）。运用针刀对肩关节周围软组织在喙突、肱骨大结节、肱骨小结节和结节间沟之间的粘连、瘢痕、挛缩，从而打开肩关节整体病理构架，恢复肩部弓弦力学解剖系统力平衡，使肩关节活动受限、疼痛等表现逐渐缓解直至消失。如图 1-43。

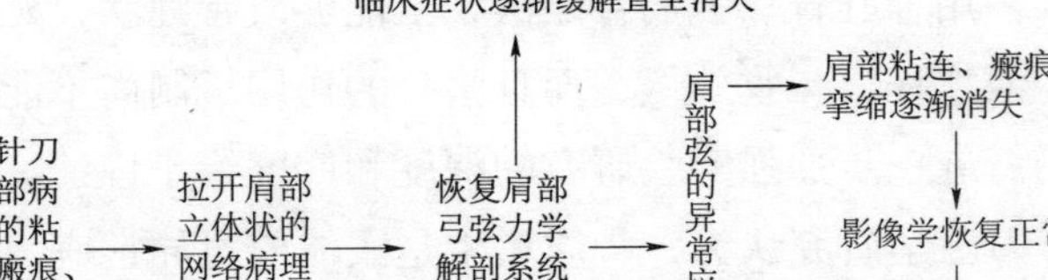

图 1-43　针刀医学对肩周炎治疗原理示意图

二、针刀医学如何认识骨质增生性疾病

骨质增生是指在骨关节边缘上增生的骨质，即人们常说的骨刺，它实际上是生理病理学的名词，而不是一类疾病，当骨质增生造成某骨关节不稳、狭窄或错缝（微小移位），或刺激或压迫神经及血管，或磨擦刺激关节滑膜渗出、水肿、绒毛肥大增厚和不平滑等而产生疼痛等临床症状，即成为病理性骨质增生，临床上称之为骨质增生症。

西医学认为，人到中老年，生理功能衰退，内分泌失调，性激素平衡紊乱，产生退行性病变改变，导致骨质增生，即骨质增生是人体老化的结果。因此骨质增生症也被认为一种无法治愈的疾病。故治疗上多针对增生的骨质采取保守对症治疗，疗效一般。

中医无骨质增生症之病名，然现代中医家依据骨质增生症的临床症状、体征，多将膝骨关节炎归属骨痹范畴，以此突出对骨改变的重视。由于肝肾亏虚，难以充盈筋骨，骨枯则髓减，骨骼筋脉不得滋润而发病，其病理改变主要是软骨的退变和骨质增生。故许多学者认为骨质增生是引发肢体疼痛肿胀和功能障碍等症状的原因。因中老年人肾气衰退，精血不足，无以濡养筋骨，气血瘀阻，筋脉凝滞不得宣通，故而常发此病。

治疗上多用补肝肾、强筋骨之法，虽能够改善症状，延缓病情发展，但疗程长，收效慢，而且治疗的作用机制尚不能明确阐述，仍需进一步加强实验研究的深度和广度给予佐证。

针刀医学研究认为，骨质增生是人体应对异常应力的过程中自我代偿与修复的结果，其发生机制如下（图1-44）。

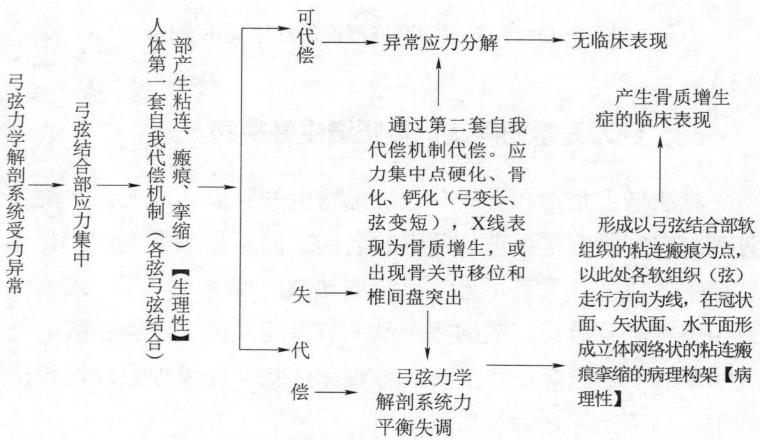

图1-44　骨质增生的发生机制示意图

其具体过程是软组织在骨组织弓弦结合部应力集中，人体通过第一套自我代偿机制，即软组织在骨组织的附着处产生粘连、瘢痕、挛缩。当这种代偿机制能够代偿异常应力时弓弦异常应力分解，就不会出现临床表现；当这种代偿机制不能代偿异常应力时，人体就会启用第二套自我代偿机制，即在应力集中点产生硬化、骨化、钙化（也就是弓变长、弦变短）来代偿异常应力。在影像学上表现为骨质增生。当第一、二套自我代偿机制均不能代偿异常应力时，就会出现弓弦力学解剖系统力平衡失调，从而形成以局部软组织在颈部弓弦结合部产生的粘连、瘢痕、挛缩为点，以此处各软组织（弦）走行方向为线，在病变部位冠状面、矢状面、水平面形成立体网络状的粘连瘢痕挛缩。此时就会产生骨质增生症的临床表现。

下面以跟骨骨刺为例对这一病理过程进行详细阐述。跖腱膜是足底的深筋膜，其主体起自跟骨结节向远端行至各足趾的近节趾骨，由纵行的纤维结缔组织组成，其间有横向纤维交织，分为内外侧部和中央部，内外侧部分别覆盖足拇趾和小趾的固有肌，中央部最强最厚，起于跟骨结节内侧突，继而呈腱膜状分为 5 个束支至各趾。在跖骨头的近端各束浅层支持带与皮肤相连。跖腱膜本身没有主动收缩功能，但它是维持足纵弓的重要结构。人体在行走过程中，通过跖腱膜的形变改变足弓的形状来适应行走的力学变化。如果跖腱膜长期慢性劳损则会造成跖腱膜受力异常，从而引起跖腱膜的起止点（即弓弦结合部）应力集中，人体为了代偿这种异常的应力，则会启动第一套自我代偿机制，通过粘连、瘢痕、挛缩来代偿来进行修复、调节，当这种修复、调节在人体代偿范围内时，足部的异常应力被有效分解，则不产生临床表现。当粘连、瘢痕、挛缩不能代偿这种异常的应力时，人体则会启动第二套自我代偿机制，通过硬化、钙化、骨化（弓变长、弦变短）来代偿这种异常的应力，即临床上所见的跟骨骨刺（图 1-45、1-46）。

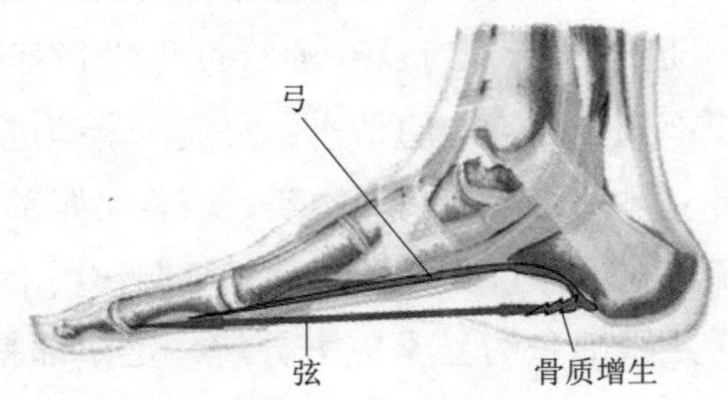

图 1-45　跟骨骨刺形成示意图

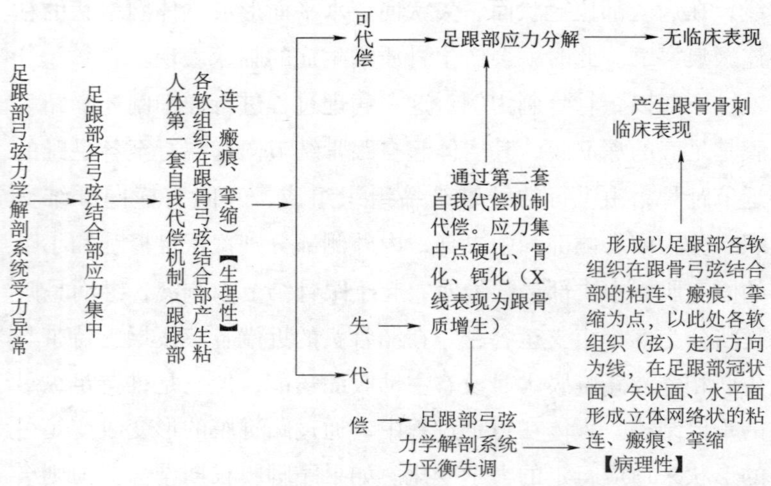

图 1-46　跟骨骨刺形成病因病理示意图

针刀治疗骨质增生类疾病并不是切除或刮除增生的骨质，而是运用针刀对病变关键点的粘连、瘢痕、挛缩进行切割分离，从而打开病变部位立体网络状的病理构架，在人体自我代偿与修复能力下，使病变部位弓弦力学解剖系统的力平衡逐步恢复，病变部位的异常应力逐步得到分解，病变部位的粘连、瘢痕、挛缩逐步消失，骨质增生逐步被吸收，最终使影像学表现恢复正常，临床症状逐步得到缓解直至消失（图 1-47）。

下面仍以足跟痛为例对这一治疗过程进行详细解释。运用针刀对足跟部病变关键点的粘连、瘢痕、挛缩进行切割、分离，打开足部立体网络状的病理构架，恢复足跟部弓弦力学解剖系统力平衡，在人体自我代偿与修复机制作用下临床症状逐渐缓解，同时足跟部弦的异常应力分解，足跟部粘连、瘢痕、挛缩逐渐消失，足跟部骨质增生逐渐被吸收，影像学表现逐渐恢复正常，临床症状完全消失（图 1-48）。

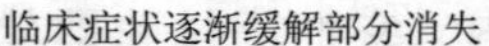

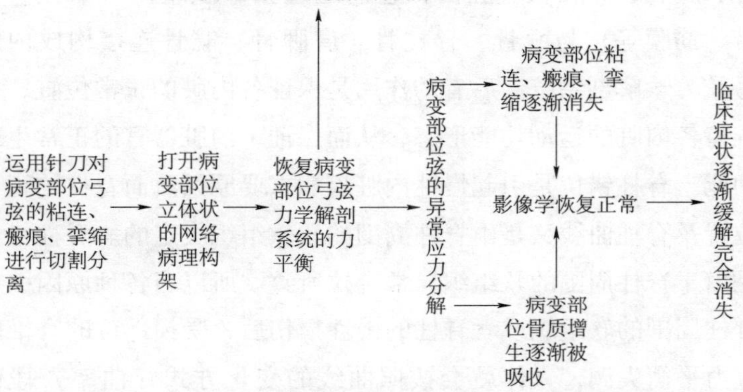

图 1-47　针刀医学对骨质增生类疾病治疗原理示意图

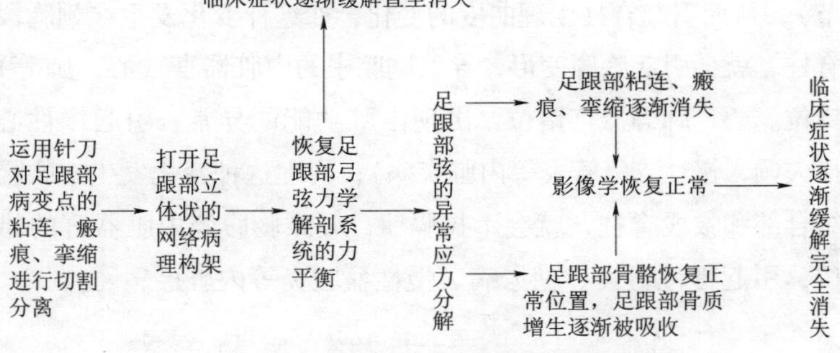

图 1-48　针刀医学对跟骨骨刺治疗原理示意图

三、针刀医学如何认识慢性内脏疾病

针刀医学将慢性内脏疾病与人体力学解剖结构紧密起来，第一次从力学层面去研究慢性内脏疾病的发病机制与人体骨关节错位的内在联系，并通过内脏弓弦力学系统研究慢性内脏疾病发生发展的规律。在此基础上，应用针刀治愈了众多中西医都无法解决内脏疑难杂症。

根据弓弦理论，弦的形变是引起弓形变的基础，应用在人体就是软组织的形变是引起骨关节形变的基础。内脏位于颅腔、胸腔、腹腔和盆腔内，它们通过弦即软组织（肌肉、韧带、筋膜等）与颅骨、脊柱骨、肩胛骨、髋骨连接构成内脏弓弦力学解剖系统。后者的作用是保证各内脏的正常位置，并维持各内脏的运动功能形态，从而保证了内脏器官的正常生理功能。脊柱错位是引起慢性内脏疾病重要原因。而脊柱的正常位置及脊柱曲线又是由脊柱周围的软软组织决定的。脊柱错位是由于脊柱周围的软组织异常牵拉所致。所以当各种原因引起脊柱周围的软组织或者脊柱的慢性损伤后，受损部位的脊椎的应力平衡失调，人体就会按照曲线的变化方式（曲率）段的脊柱进行代偿和修复，引起脊柱骨质增生（见第一章第二节），从而引起脊柱生理曲度的变化，如这种变化发生在颈胸段脊柱，就会引起胸廓变形，导致胸腔中的内脏器官（心、肺等）错位。心、肺等器官错位，出现内脏功能的异常，引起慢性心律失调，慢性支气管炎等内脏疾病）；同理这种变化发生在腰腰结合部和腰段脊柱，就会牵拉膈肌，导致胸腹腔内脏器官的错位，引起慢性胃炎、糖尿病、慢性盆腔炎等内脏疾病。

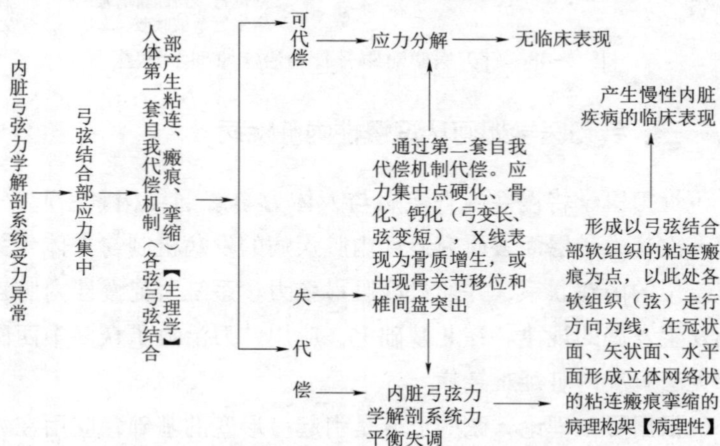

图 1-49　针刀对慢性内脏疾病病因病理认识的示意图

下面以慢性盆腔炎为例，分析慢性内脏疾病的力学病因及病理机制：子宫前有膀胱，后有直肠，有四条韧带（即子宫主韧带、子宫阔韧带、子宫圆韧带和子宫骶骨韧带）将子宫固定在骶骨及骨盆。针刀医学研究发现，慢性盆腔炎是由于腰骶部软组织慢性损伤后引起腰骶部弓弦力学解剖系统受力异常，此时人体会启动第一套自我代偿机制通过粘连、瘢痕、挛缩等变化对受损的软组织进行自我修复、自我代偿，当这种修复代偿在人体承受范围内时，腰骶部软组织的异常应力被有效分解，则不产生临床表现。当这种代偿超过人体承受范围时，人体会启动第二套自我代偿机制，在应力集中部位（软组织在骨骼上的附着处）通过硬化、钙化、骨化来代偿这种异常的应力，当这种代偿在人体承受范围内时，软组织的异常应力被有效分解，腰骶段脊柱及骨盆的位置不发生改变，不会发生内脏错位，则不产生临床表现。当这种代偿超过人体的代偿范围时，软组织的异常应力不能被有效分解，引起腰骶段脊柱及骨盆的位置发生变化，引起固定子宫的四条韧带受力异常，导致子宫错位，继而使膀胱、直肠脱离正常的位置，引起子宫、膀胱、直肠的功能紊乱，从而产生下腹部坠胀、疼痛及腰骶部酸痛、不孕和异位妊娠、白带增多、月经紊乱、经血量多、痛经、尿频、尿急、尿痛等临床表现（图1-50、图1-51）。

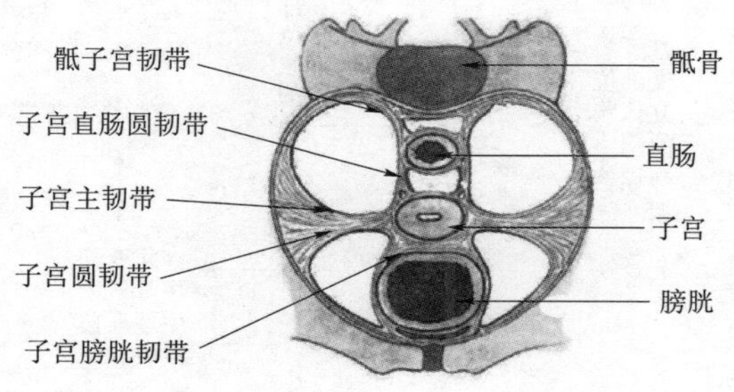

图1-50　子宫弓弦力学解剖系统示意图

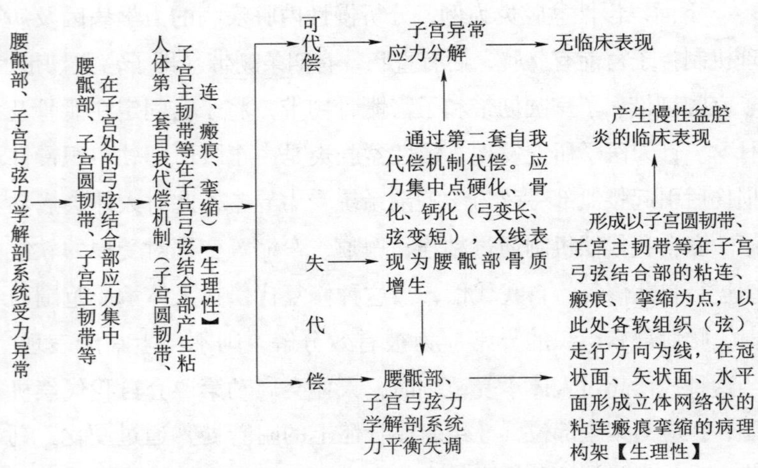

图 1-51　慢性盆腔炎形成机制示意图

针刀整体松解调节了脊柱周围软组织力平衡失调所形成的粘连、瘢痕和挛缩，进而纠正脊柱的错位，恢复了脊柱的生理曲度，也使错位的内脏恢复到正常位置。这样，内脏的生理功能也就恢复了正常，慢性内脏病也得到治疗（如图 1-52）。

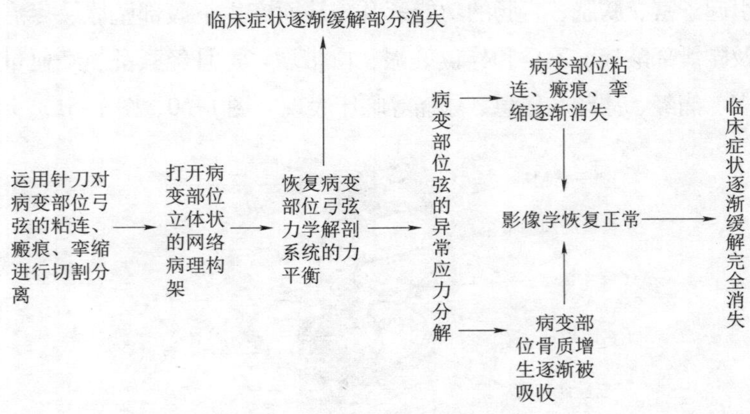

图 1-52　针刀医学对慢性内脏疾病治疗原理示意图

为了让读者更加清晰的弄清针刀医学对慢性内脏疾病治疗原理，我们对针刀治疗慢性盆腔炎的治疗原理进行分析如下：根据上面对慢性盆腔炎病因病理的分析，针刀医学在治疗此病时，运用针刀对腰骶部软组织在腰椎、骶椎附着处的粘连、瘢痕、挛缩进行切割分离，从而打开腰骶部及骨盆立体网络状病理构架，恢复腰骶部弓弦力学解剖系统和盆腔弓弦力学解剖系统、子宫弓弦力学解剖系统力平衡，使下腹部坠胀、疼痛及腰骶部酸痛、不孕和异位妊娠、白带增多、月经紊乱、经血量多、痛经等西医学的慢性炎性表现逐渐缓解或部分消失。同时腰骶部弓弦力学解剖系统和盆腔弓弦力学解剖系统、子宫弓弦力学解剖系统异常应力得到分解，病变部位的粘连、瘢痕、挛缩逐渐消失，腰骶部骨关节移位、骨质增生以及内脏错位逐渐恢复到正常，西医学的慢性炎性表现完全消失（图1-53）。

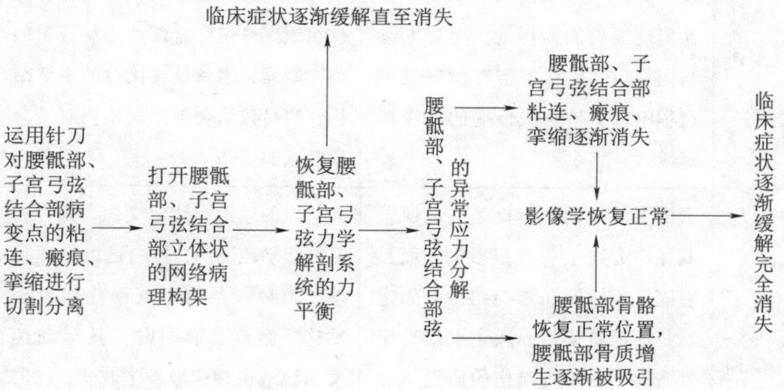

图1-53　针刀医学对慢性盆腔炎的治疗原理示意图

四、人体弓弦力学解剖系统与经筋有联系吗

有。十二经筋是古人运用当时解剖学知识，用当时的医学术语，以十二条运动力线为纲，对人体韧带学、肌学及其附属组织生理和病理规律的概括和总结。经筋主束骨而利机关，即主人体百骸的联接与关节运动。而非生理范围的运动又可以造成肌肉及其相关组织的损伤，使肌肉两端受力点受伤，两端受力点就是该肌肉的运动力线，成为一条痛点联线（牵拉应力线）。它与人体弓弦力学解剖系统在很多方面有相似之处，主要表现在以下几个方面（表 1–7）。

表 1–7　十二经筋与人体弓弦力学解剖系统对比表

	十二经筋	人体弓弦力学解剖系统
点线规律	某一骨骼肌的运动损伤一般都会影响相关的其他肌肉，甚至要累及参与这一运动的所有肌群，从而出现极长的损伤线。生理上参与同项运动的肌肉组在病理发展过程中，又是病痛传变的潜在扩延线	弓弦力学解剖系统受力异常，局部软组织在弓弦结合部的应力集中，人体通过第一套自我代偿机制，即软组织在弓弦结合部产生粘连、瘢痕、挛缩，因弦是连接弓的主要结构，当弓弦结合部出现损伤时就会累及弦的损伤
线面规律	人的主动运动，不仅是主动肌及其相应力线上肌肉组参与，而且有固定、协同肌参与协助。固定肌是固定原动肌起或止点附着于骨骼的，协同肌损伤的痛点就分布于主动肌力线的两旁，故经筋的损伤范围会进一步扩大。将这些病痛点与主动肌力线上痛点相连，则往往形成一个“面”	人体内的软组织错综交织，都在各自的活动范围内，按自己的轨迹运动，当某一条弦出现损伤而出现粘连、瘢痕、挛缩时，其运动速度和轨迹也相应地发生改变，同时也会影响同一平面与其相交错的其他弦而引起其他弦的粘连、瘢痕、挛缩

续表

	十二经筋	人体弓弦力学解剖系统
面体规律	关节活动尚有与主动肌相对的"拮抗肌"参与，拮抗肌主动弛缓或"伸展"，使主动运动平稳，节制其运动过度，防止出现急跳或痉挛运动。不协调的运动和劳损性伤害不仅损伤主动肌，而且伤及拮抗肌，症状会出现在肢体对侧，使经筋病向立体方向发展	当一个平面的粘连、瘢痕、挛缩超出人体自我代偿与修复范围时，就会形成以局部软组织在面部骨组织弓弦结合部的粘连、瘢痕、挛缩为点，以此处各软组织（弦）走行方向为线，局部冠状面、矢状面、水平面形成立体网络状的粘连、瘢痕、挛缩

人体弓弦力学解剖系统通过人体力学将人体解剖结构通过弓弦的受力模式和力学传导方式将人体联系成一个有机整体，完成人体力学传导，实现人体生理功能，并在病理上形成点-线-面-体的立体网络状的病理构架。而且十二经筋的走行路径与人体弓弦力学解剖系统的力学传导路径有重合之处。如足太阳经筋"……向上挟脊到达项部……"与脊柱弓弦力学解剖系统背部的弦（竖脊肌）在行经路线上有一些重合之处。因此二者在生理、病理和行经路线上都有深刻的内在联系。

五、针刀手术安全吗，如何避免针刀手术操作过程中损伤重要神经、血管

针刀治疗是在针刀医学闭合性手术理论指导下的非直视手术。是一种外科手术操作技术。从术式设计到体表定位，从手术入路到针刀具体操作方法，都有着具体严格的技术要求。只要严格按照针刀非直视手术的要求进行操作，针刀非直视手术是安全的。以下将就针刀非直视性手术的具体内容做阐述。

(一) 针刀解剖学基础

掌握针刀解剖学知识是针刀非直视手术安全的基础，它包括3个方面的内容，即人体弓弦力学解剖系统、人体表面解剖及病态解剖。

人体弓弦力学解剖系统是运用弓箭的组成结构、受力模式和力学传导方式，去认识人体骨连接的解剖结构，将人体骨骼定义为弓，连接骨骼的软组织定义为弦，在副骨、籽骨、滑囊、脂肪、皮下、皮肤、神经、血管等组织结构辅助下，完成人体力学传导，将人体联系为一个有机生命整体的解剖系统。针刀医学研究发现，人体弓弦力学解剖系统的力平衡失调是导致慢性软组织损伤疾病及骨质增生疾病产生的根本原因，其力平衡失调后，就会在弓弦结合部及弦的应力集中部位产生粘连、瘢痕和挛缩，形成立体网络状的病理构架。针刀非直视性手术不需要长形切口，是在非直视下松解粘连、瘢痕和挛缩，破坏疾病的病理构架。所以，掌握人体弓弦力学解剖系统结构，是完成针刀非直视性手术的基础，也是针刀非直视性手术安全和有效的根本保证。

人体表面解剖是指人体表面的各种体表标志以及体表投影。体表标志主要包括人体的骨性标志、肌性标志及皮肤标志；体表投影主要包括人体重要神经、血管及脏器在人体表面的投影。针刀手术是非直视手术，在针刀手术过程中，术者无法看到针刀在体内的操作步骤。所以，掌握了人体表面解剖，对于针刀手术入路、针刀在体内的操作以及避开人体重要神经、血管及脏器具有重要的作用。

病态解剖是指人体因肢体畸形或处于某种强迫体位状态下

的非标准体位的解剖结构。当疾病造成患者的肢体畸形或处于某种强迫体位时，他们内部的解剖结构和体表定位就发生了很大的改变，此时，标准体位下的体表定位则无法指导完成针刀非直视性手术。所以，掌握病态解剖，就能够在特定的手术体位中有效避开重要的神经、血管及脏器，对保证在非标准体位下完成针刀非直视性手术有十分重要的意义。

（二）针刀操作方法

针刀的操作方法包括三个方面的内容，分别是四步进针刀规程、手术入路和具体操作方法。这三部分内容都是以针刀解剖学为依据，分别从非直视性手术的不同阶段，详细论述针刀非直视性手术的安全问题。

1. 四步进针刀规程 四步进针刀规程包括以下四个步骤：定点、定向、加压分离、刺入（具体见第一章图 1-31）。所谓四步进针刀规程，就是进针刀时必须遵循的 4 个步骤，它的每一步都有丰富的内容。定点就是确定进针刀的部位，是建立在对病因病理的准确诊断、对局部解剖结构的立体掌握的基础之上的；定向是在准确掌握进针刀部位的解剖结构的前提下，采取各种手术入路确保手术安全进行，有效地避开神经、血管和重要脏器；加压分离，是在浅层部位有效避开神经、血管的一种方法。在前三步的基础上，才能开始第四步的刺入。刺入时，以右手拇、示指捏住针刀柄，其余 3 指作支撑，压在进针刀点附近的皮肤上，防止刀锋刺入过深，而损伤深部重要神经、血管和脏器，或者深度超过病灶，损伤健康组织。严格按照进针刀四步规程做非直视性手术，可以有效地避开手术部位的神经血管。

2. 针刀手术入路 针刀的手术入路，是在针刀医学基础理论指导下的一种手术入路，针刀医学非直视性手术的提出是建立在人体解剖结构基础之上的。要想保证手术安全有效，没有一套精确科学的手术入路方法是不能达到目的的。针刀医学在发展初期主要采用压痛点治疗，因此对针刀手术入路也不是很清楚，从而导致对疾病病变部位定位不清，大多数医生将压痛点作为治疗点，在这种理论指导下的针刀医学非直视性手术入路存在很大的风险，如压痛点下方常有重要的神经血管走行。而且这种对疾病病理构架认识不清的情况下制定的手术入路也极大地影响了针刀的治疗效果。

依据“人体弓弦力学解剖系统”和“网眼理论”，将疾病立体网络状病理构架中关键结点作为针刀手术施术点，规范了每一支针刀从皮肤、皮下、筋膜、肌肉、韧带、关节囊直到骨面的层次结构，使针刀非直视性手术入路更加清晰、安全。针刀的手术入路主要有以下 5 种：按骨性标志的手术入路、按肌性标志的手术入路、以局部病变点为标志的手术入路、按经络腧穴的手术入路。

3. 针刀手术操作方法 针刀到达病变部位后，并不是在体内毫无目的的胡乱铲剥和切割，而是基于针刀医学非直视性手术理论，严格按照人体弓弦力学解剖系统和疾病病理构架的网眼理论的要求，并运用针刀医学所特有的刀法，对粘连、瘢痕和挛缩进行切割和分离。常用的刀法有 5 种：纵行疏通法、横行剥离法、提插切割法、骨面铲剥法、通透剥离法。

综上所述，只要熟练掌握针刀医学基础理论（人体弓弦力学解剖系统和网眼理论），熟知针刀解剖学基础，正确应用针刀刀法，针刀治疗就会是一种安全、有效的治疗方法。

六、针刀治疗本身引起新的粘连瘢痕会导致疾病的复发吗

针刀治疗本身会引起新的粘连和瘢痕，但不会引起疾病的复发。

针刀治疗是一种有创治疗。针刀非直视性手术是一种微创手术，既然是手术，必然会有损伤，针刀需要通过正常的组织层次才能到达病变部位。比如，针刀治疗足跟痛症时，针刀经皮肤，皮下组织，筋膜、跟下脂肪垫，最终到达跟骨结节，应用铲剥刀法，将部分跖腱膜等软组织从其附着的骨面上分离。因病变部位在跟骨结节，故针刀要到达此部位，必须经过皮肤、皮下组织、筋膜、跟下脂肪垫等正常组织，因此必然会损伤这些组织结构，人体须通过粘连、瘢痕和挛缩才能修复损伤。此时的粘连和瘢痕是生理性的，不是病理性的，它是人体自我修复的组成部分。下面我们详细讨论一下生理性粘连和病理性粘连的区别。

要弄清这个问题，首先要弄清粘连、瘢痕、挛缩的本质。根据现代创伤修复过程，慢性软组织损伤后，人体通过自我修复、自我调节过程对受损软组织进行修复和重建，其修复重建方式有 3 种：一是损伤程度轻，损伤范围小，组织完全修复，即组织的形态、功能完全恢复正常，与原来组织无任何区别；二是损伤组织大部分修复，维持其基本形态，但有粘连、瘢痕或者挛缩形成，其功能可能正常或有所减弱；三是损伤组织自身无修复能力，必须通过纤维组织的粘连、瘢痕和挛缩进行修复，其形态和功能都与原组织不同或完全不同，成为一种无功能或有碍正常功能的组织。三者比较见表 1-8。

表 1-8 人体三种自我修复及调节方式对比表

	第一种	第二种	第三种
损伤程度	损伤程度轻，损伤范围小	损伤较大	损伤很大
组织是否修复	组织完全修复	大部分修复，维持其基本形态，但有粘连、瘢痕、挛缩形成（生理性）	自身无能力修复，必须通过纤维组织的粘连、瘢痕和挛缩进行修复（病理性）
组织的功能是否恢复	功能完全恢复正常，与原来组织无任何区别	其功能可能正常或有所减弱	形态和功能都与原组织不同或完全不同，成为一种无功能或有碍正常功能的组织

粘连、瘢痕、挛缩的本质是纤维化组织，其作用是加强、调节人体力学功能，出现在弓弦结合部和弦的应力集中部位。通过粘连、瘢痕、挛缩使弓弦力学系统的异常应力得到分解时，就不会出现临床表现，即粘连、瘢痕、挛缩有生理性和病理性之别，具体见表 1-9。

表 1-9 生理性粘连、瘢痕、挛缩与病理性粘连、瘢痕、挛缩的对比表

	生理性粘连	病理性粘连
性质	损伤组织自我代偿与修复，以粘连、瘢痕、挛缩的形式存在，组织的形态、功能完全恢复正常，或其功能可能正常或有所（减弱）退化	损伤组织自身无修复能力，通过纤维组织的粘连、瘢痕和挛缩进行修复，其形态和功能都与原组织不同或完全不同，成为一种无功能或有碍正常功能的组织

续表

	生理性粘连	病理性粘连
作用	代偿人体异常应力，加强、调节人体力学功能	代偿人体异常应力，加强、调节人体力学功能
是否产生疾病	不会引起新的疾病	超过代偿，影响了软组织的力学传导和卡压了神经和血管，产生疾病的临床表现
是否需要松解	不需要松解	需要松解

综上所述，生理性粘连、瘢痕和挛缩是创伤过程中人体自我修改的必要过程，不能切开和分离，只有产生病理性粘连、瘢痕和挛缩才需要切开。而针刀非直视手术的作用正是切开病理性粘连、瘢痕和挛缩，并未切开生理性粘连。针刀治疗是非直视手术，不能完全切开、分离病变部位的粘连、瘢痕、挛缩，只能将病变关键点的粘连、瘢痕、挛缩进行切割分离，破坏疾病立体网络状的病理构架，然后在人体自我代偿与修复能力下，使病变部位弓弦力学解剖系统的力平衡逐步恢复，临床症状逐步得到缓解直至消失。

七、实施针刀治疗时，针刀是否一定要达到骨面再进行针刀操作；如果在骨面操作时，会损伤骨膜吗

针刀治疗是否要达到骨面操作具体要看在什么位置进行针刀松解，如在弓弦结合部（软组织在骨骼的附着处）进行松解就需要到达骨面进行操作，如果对弦的应力集中点（同一平面软组织相互交叉的部位）进行松解则不需要达到骨面。根据针刀医学关于疾病病理构架的网眼理论我们可以知道，在疾病立体网络状病理构架中存在一些病变关键结点，

而这些结点存在两个部位：①弓弦结合部即肌肉起止点、关节囊附着部、韧带和筋膜附着部等；②弦的应力集中部位即同一平面软组织相互交叉的部位。弓弦结合部软组织与骨组织相连，在运用针刀对粘连、瘢痕、挛缩的组织进行切割、分离时，必须使针刀到达骨面才能切开部分肌肉、关节囊、韧带及筋膜附着部的粘连、瘢痕、挛缩。但对于弦的应力集中部位的粘连、瘢痕、挛缩的组织，只需运用提插切割刀法进行松解。此时，针刀在软组织之间进行切割和分离，没有到达骨面。

在骨面操作时会损伤骨膜，但不会对人体造成伤害。这是因为人体具有强大的自我代偿与自我修复能力，虽然会有一些小的损伤，但人体会通过自我调节机制进行调节和修复，使之恢复正常。

八、针刀的刃是锋利的好，还是钝一点的好，为什么？针刀治疗疾病时，是否能像针灸“飞针”刺法一样快速进针刀

首先要弄清锋利或钝是一个相对的概念，针刀既然是针灸的针与手术刀的刀有机结合的产物，作为刀必定要有一定的锋利程度才能达到刺穿皮肤，在体内切割、分离的目的。但这也并不是说针刀越锋利越好，针刀医学中针刀四步进针刀规程中强调“加压分离”其目的就是在进针刀前要稍加压力使皮下的神经、血管在自我保护作用下避开针刀，免受损伤。如果针刀过于锋利，在加压分离过程中针刀会直接刺破皮肤和皮下组织，可能会对神经、血管造成损害。因此，针刀必须保持一定的锋利程度以达到刺穿皮肤，在体内切割、分离的目的，同时又不能太过于锋利以免造成对神经血管的损伤。

“飞针”进针法又称旋围进针法，是指通过指搓捻针体或针身，然后手形张开如鸟飞状，以使毫针快速旋转进入穴位内或调整气机的一种针刺方法。其操作要点是持针手用拇指指腹，示、中指指尖握持针柄，左手五指平伸，示、中指分开置于消毒穴位上，并牵压皮肤。进针时刺手的拇指内收，示、中指同时相应外展，此时针体便迅速转动，当针处于快速旋转并抵达穴位时，运用腕指力将旋转的针弹刺入穴位内。

一说到扎针，往往患者第一个反应是疼不疼的问题，如果进针不疼，那患者将乐于接受，而针灸也就能广泛运用于临床了。此法最大的特点是进针非常迅速，准确，穿透力强，痛感极微，避免了给患者造成一个不良的刺激。

通过上述论述我们可以看出，飞针操作主要是依靠手腕的力量将针快速刺入人体内，以减轻患者的痛苦。而在本书前面内容（六、针刀是针还是刀，针刀的作用机制是什么）的分析中我们知道，针刀与针灸有着本质的区别，针灸针具前面是针尖，是点的刺激，而针刀针具前端是刀刃，是不连续的短线状的切割。如果针刀进针也像针灸的“飞针”法那样快速进针，忽略了针刀医学四步进针刀规程，就会造成对神经、血管的损伤而出现医疗事故。因此，针刀治疗疾病时，不能像针灸“飞针”刺法一样快速进针刀。

九、针刀手术术前准备有哪些，做针刀治疗前患者需要签术前同意书等医疗文书吗

和西医开放性手术相比，针刀非直视性手术创伤小，手术时间较短，但它不是无创治疗，而是与西医手术一样，需要通过正常的组织才能到达病变部位，故为了保证针刀手术的顺利进行，也需要严谨而完善的术前准备。

1. 明确诊断 医生必须全面掌握患者的病史、体检情况、影像、生化检查资料等，并对这些资料加以分析、归纳。如果患者有针刀的适应证，但又有针刀的绝对禁忌证，则不能做针刀；如果患者有针刀的适应证，又有针刀的相对禁忌证，应在处理好相对禁忌证的前提下，再进行针刀治疗。

2. 术前签字 针刀治疗前需要签署术前同意书等医疗文书，这不仅是医院手术管理的重要程序，也是对医患双方权利的保护。针刀术前需要对患者认真地进行术前宣教，详细地告知患者针刀手术的有关知识，如针刀器械的选择、手术方案的拟定、麻醉方法的选择以及医疗风险的高低。

3. 患者的准备 针刀术前要做好患者的思想工作，向其告知针刀手术的治疗作用，针刀操作的疼痛问题，针刀手术的安全问题，以及术中的配合和术后处理、功能锻炼问题等，建立患者对针刀手术的治疗信心，让患者积极主动配合治疗。

针刀术前患者必须做好皮肤清洁，因为针刀术后三天内进针刀部位不宜沾水。特殊部位如头颈部及会阴部术前应做好备皮工作，达到定点清晰、术野开阔，无毛发干扰。

4. 针刀麻醉 针刀非直视性手术一般为局部麻醉或者神经阻滞麻醉，术前无需特殊准备。若准备采取静脉复合麻醉的，需要遵医嘱禁饮禁食。

5. 医护人员的准备 对难度较大的针刀非直视性手术，针刀操作的医生和助手及配合的护士、麻醉师应当于术前讨论，分析患者病情和手术术式，对可能遇到的问题做好预案准备。除技术上的充分准备外，思想上更应有良好的准备，不论术式的复杂或简单，都应慎重对待，医护紧密配合，确保手术顺利进行。

十、如何防治晕针刀

晕针刀是指在针刀治疗过程中或治疗后半个小时左右，患者出现头昏、心慌、恶心、肢冷汗出、意识淡漠等症状的现象。西医学认为晕针刀多为“晕厥”现象，是由于针刀的强烈刺激使迷走神经兴奋，导致的周围血管扩张、心率减慢、血压下降，从而引起的脑部短暂供血不足出现的缺血反映。晕针刀本身不会对机体带来器质性损害，如果在其早期及时采取相应措施，可避免严重晕针刀现象的发生。

1. 原因

（1）患者　多见于初次接受针刀治疗的患者，可因情绪紧张、素体虚弱、劳累过度，饥饿等。有些患者属于过敏体质，其血管、神经功能不稳定，多有晕厥史或肌肉注射后的类似晕厥史，采用针刀治疗时很容易出现晕针刀现象。

（2）医生　施术体位选择不当。正坐位、俯坐位、仰靠坐位、颈椎牵引状态下做针刀治疗时晕针刀发生率很高，一般仰卧位治疗时晕针刀发生率较低。在肩背部、四肢末端部位治疗时，由于针刀剥离动作幅度大，很容易出现晕针刀的现象。

（3）环境　严冬酷暑，天气变化剧烈或室内空气不流通时较易发生晕针刀现象。

2. 处理方法

（1）立即停止治疗，拔出针刀并贴创可贴保护刀口。

（2）患者去枕平卧，抬高双下肢并保暖，送服温开水或葡萄糖。

（3）建立静脉通道，采取中医急救治疗。如点按或针刺人中、合谷、内关，必要时灸关元、气海。笔者在大量临床实践的基础上发现点按或针刺内关对于快速调节心率、缓解晕针刀现象疗效显著。

（4）如上述处理后患者仍未苏醒，迅速吸氧、人工呼吸或采取其他西医急救。

3. 预防

（1）对于初次接受针刀治疗的患者要做好解释工作，使患者打消顾虑。

（2）选择舒适、持久的体位，一般采取卧位。

（3）治疗前详细询问病史，对有晕针史及心脏病、高血压的患者，治疗时应格外注意。

（4）患者精神过度紧张、疲劳，大饥、大饱、大渴、大醉，大病初愈或天气恶劣时暂不做针刀。

（5）选择治疗点要精、少，操作手法要稳、准、巧。

（6）手术要用 0.5%～1% 利多卡因局麻，必要时可配合全麻或硬膜外麻醉。

（7）体质较弱、术中反应强烈、术后感到疲倦者，需在候诊室休息 15～30 分钟，待恢复正常后再行离开，以防患者在外面突然晕倒而发生危险。

十一、针刀手术如何进行体表定位

人体体表定位对针刀医学的临床操作来说是非常重要的，因为针刀治疗是一种非直视性手术，要有效地避开刀下的神经血管和其他重要脏器，就必须对进针刀治疗点的解剖结构有明确的了解，而体表定位学就是为了解决针刀医学临床上这一问题而提出来的。目前针刀的体表定位有以下三种方法。

1. 按照骨性标志进行体表定位　根据人体弓弦力学解剖系统，弓弦结合部即软组织在骨骼的附着处一般是粘连、瘢痕和挛缩最集中、病变最重的位置，而软组织在骨骼的附着处一般都是骨突部位，有着明显的骨性标志。针刀手术可以充分利用骨突、骨嵴等骨性标志来进行定点定位。

2. 按照肌性标志进行体表定位 人体有许多重要的肌肉、韧带大都有着明显的隆起标志，如胸锁乳突肌、肱二头肌、股四头肌、髌韧带、跟腱等，针刀手术可以充分利用这些肌性标志来进行定点定位。

3. 按照条索硬结病理标志进行体表定位 根据慢性软组织损伤的病理机制——网眼理论，慢性软组织损伤不是一个点的病变，而是以人体弓弦力学解剖系统为基础，形成以点成线、以线成面、以面成体的立体网络状的一个病理构架。许多慢性软组织损伤得不到及时的修复或治疗，会在受力较集中的几条软组织即弦的行经路线上出现条索、硬结。针刀手术可以对这些条索硬结做松解、分离，这也是针刀整体松解的重要内容。针刀手术也可以利用条索、硬结等病理标志来进行定点定位。

十二、针刀是针灸吗，可以按针灸学经络理论的穴位进行定点吗

由于针刀这种非直视性手术器械与针灸针具有相似性，临床上有一部分医生通常会选择用针灸学的穴位作为治疗点，运用针刀直接对穴位进行切割、分离，并且取得了良好的临床效果。因此就有人认为针刀手术可以按照经络穴位来定点定位，甚至按照经络穴位的标准来进针刀治疗。但是针刀作为一种非直视性手术器械，与针灸针具是完全不同的，其理论基础也与针灸理论有着本质的不同。虽然，对于某些疾病虽然治疗点的选择与针灸学的穴位相同，但并不是说针刀就是按照经络理论进行定位的，针刀是对穴位进行切割、分离，其操作也绝对不

像针灸针那样单纯地对穴位进行刺激（表 1-10）。

表 1-10　针刀与针灸针的比较表

比较＼器械	针刀	针灸针
理论基础	针刀医学基础理论	经络腧穴理论
组成结构	针刀柄、针刀体、针刀刃	针柄、针体、针尖
机械原理	切割，分离	刺激，调节
观察指标	松动、突破	酸麻胀痛

针刀由针刀柄、针刀体、针刀刃 3 部分组成，缺一个要素即不能称之为针刀，针刀前端的刀刃宽 0.8～3mm，它与针灸针前端的针尖是两种机械工作原理。因此，只要针刀进入人体内就会切割、分离人体的组织器官，这是针刀的机械作用决定的，针刀的这种物理机械作用与以何种理论指导下进针刀、何种方法进针刀无关，任何方法都改变不了针刀这一物理特性。并且这种切割、分离作用带来的直接效果是切断、分离部分粘连、瘢痕和挛缩；而针灸刺入人体后发挥的是点状的刺激作用，其直接效果是对该穴位的点状刺激调节。因此，即使有部分针灸科医生按照经络穴位理论将针刀当做针灸一样在穴位上操作，甚至取得了比传统针灸针具更好的临床效果，那么这种效果首先是由针刀这种非直视性手术器械的机械作用——切割、分离穴位所产生的，而不能偷换概念称针刀起到了针灸针具样的作用。正如人的拇指在腧穴上进行按压刺激，同样会产生类似针刺样的酸麻胀痛感觉，那么这种效果首先是由拇指的机械按压作用于穴位而产生的，不能说是拇指就具备了针灸针的作用。

因此，针刀治疗某些疾病虽然是在穴位上进行操作，但我们绝对不要认为针刀就是针灸，也不要认为针刀治疗是按针灸学经络理论的穴位进行定点的。更不要认为针刀对某些穴位的切割、分离具有针灸针的刺激作用。

十三、针刀手术需要麻醉吗，怎样选择麻醉方式

麻醉学是研究临床麻醉、重症监护治疗、急救复苏和疼痛治疗理论与技术的一门发展中的学科。临床麻醉的基本任务是：消除手术中患者的疼痛，确保患者安全，为手术过程创造良好的条件。麻醉的作用是确保患者在手术过程中无痛苦，能安然度过手术治疗的全过程并给予手术以适当的配合。

针刀非直视性手术和其他外科手术一样，同样需要麻醉。对于患者来说，因为无痛，则愿意接受针刀手术；也因为无痛，在针刀手术过程中不会产生更大的恐惧，可以避免精神-神经方面的不良反应；同时在针刀手术过程中，患者可以主动配合术者，满足术者对患者体位的要求。另一方面，因为有良好的麻醉效果，消除了患者紧张精神状态，使肌肉等软组织彻底放松，有利于针刀手术的顺利进行，医生就可以从容不迫地进行针刀手术，使手术做得既稳又准。可见，麻醉在针刀手术中，对患者对医生都是百利而无一害的。同时，减少患者治疗过程中的痛苦，也是医学人道主义的体现。

针刀手术是以慢性软组织损伤的病因病理机制——网眼理论为依据，以人体弓弦力学解剖系统为物质基础来进行定点定位的，针刀非直视性手术的机械工作基础是切开、分离人体病变软组织的粘连、瘢痕和挛缩，也就是说，针刀手术是以人体解剖结构为基础而进行的微创手术。因此针刀手术的麻醉也必须按照该解剖位置来操作。所以根据手术部位的不同，应用的麻醉方法也不同。

1. 局部麻醉 应用庞继光教授提出的“退出式”局部浸润麻醉法。“退出式”浸润麻醉法目前最常用的药物是利多卡因，其常用浓度为 1%，一次性总量不超过 400mg，一般在 200mg 以内。临床使用时，以 20ml 注射器为例，抽取 2% 利多卡因 10ml，加水稀释至 20ml 为 1%。麻醉操作时，注射针头先达到手术所需松解部位（粘连、瘢痕和挛缩在骨面），回抽无血、无液呈负压状态时，在此注入少量药液，然后边退出注射器边注射，在注射过程中要边退针边观察有无回吸无血、边注入药物，直至皮下，每个治疗点注射 1~1.5ml 麻药为宜。“退出式”局部麻醉法不仅可以确保麻醉效果，也能为针刀闭合性松解术提供安全保障。

2. 神经阻滞麻醉 股骨头坏死、强直性脊柱炎、关节强直等中、大型针刀非直视性手术可以采用神经阻滞麻醉，或者静脉复合麻醉。

3. 静脉麻醉 对于一些特殊人群如哭闹的儿童或者特殊术式、需要松解的面积过大者，可以请麻醉科会诊，酌情采用静脉麻醉。

十四、针刀的疗程是如何规定的，间隔几天做一次针刀，同一个治疗点能反复做针刀吗

针刀非直视性手术虽然属于微创手术，但是结合人体自我修复的能力，仍需间隔一段时间，按照疗程来进行，这不仅是治疗疾病的需要，也是针刀科学化、规范化发展的需要。

1. 针刀的疗程是如何规定的 传统针刀疗程是建立在“短时间内同一部位可以反复多次进行针刀治疗”的思想下设计的。因此，只要患者还有症状，就可以反复在同一部位多次做针刀，且间隔时间没有统一限制。这样的疗程设计，成为医

学界批判“针刀造成不必要的人体组织损伤”的主要原因。究竟在同一部位能够做多少次，间隔时间是多久，这是导致针刀学界困惑的问题，也是导致针刀医学得不到全面发展的问题之一。根据人体弓弦力学解剖系统及其病理构架的网眼理论，我们规定针刀整体松解术 3 次为一个疗程，每次手术间隔期限为 3 天，同一部位只做一次松解（表 1–11）。

表 1–11　针刀传统术式与整体松解术式的比较

术式 比较	针刀传统术式	针刀整体松解术式
定点定位	压痛点、硬结、条索、腧穴	弓弦结合部、弦的应力集中部位
疗程设计	无统一规定	3 次手术为 1 个疗程
手术周期	7 天	3 天
间隔周期	同一部位可以反复进行针刀治疗	同一部位只能进行一次针刀治疗

针刀医学人体弓弦力学解剖系统和慢性软组织损伤的病因病理机制——网眼理论，为我们提供了具有物质基础的疾病网络状病理构架，根据针刀病理生理学原理，人体具有巨大的自我修复和自我调节能力。因此，针刀只需要一次松解关键病变点的粘连、瘢痕，给人体创造自我修复、自我调节的条件，人体就会重新恢复力学平衡状态；如果疾病的病理构架复杂，松解点较多，针刀一次不能松开所有关键病变部位的粘连、瘢痕，就需要间隔一段时间进行分次分部位针刀治疗。所以，针刀整体松解术每一个部位只能进行一次针刀治疗，一般慢性软组织损伤及部分骨关节疾病，针刀整体松解术的术式设计在一个疗程以内完成，每次间隔 3 天。对严重的骨关节疾病，特殊

疾病如脑瘫、强直性脊柱炎、慢性内脏疾病等，根据病情，需要5个甚至更长的疗程。

2. 间隔几天做一次针刀 传统针刀术式设计，是在同一部位反复进行针刀治疗，根据现代医学关于组织创伤的修复、愈合机制，一般创伤修复至少需要七天，故通常做法是七天做一次针刀治疗。

根据针刀医学人体弓弦力学解剖系统和慢性软组织损伤的病因病理机制——网眼理论设计的整体松解术式，同一部位只能做一次针刀治疗，因此，不需要等上一次手术部位彻底的修复完全，就可以行下一次不同部位的手术，即间隔3天就可进行下一次针刀治疗。针刀手术后再配合药物、康复等综合治疗措施，因此，间隔3天行一次针刀手术可以充分保证人体自我修复、愈合机制的运行。

十五、什么是针刀心诀

针刀心诀是张天民教授在长期针刀医学教学及临床实践过程总结出来的，对针刀医学基础理论进行高度概括，并对针刀医学的学习和临床具有指导性意义的四句口诀。其具体内容是：心系弓弦整体观，心思网眼定位全，心念解剖达骨面，心随针刀切粘连。下面对这四句话具体解释如下。

1. 心系弓弦整体观 人体弓弦力学解剖系统是针刀医学对人体生理学的科学认识，是指运用弓箭的组成结构和受力模式、力学传导方式，去认识人体解剖结构，将人体骨骼定义为弓，连接骨骼的软组织定义为弦，在副骨、籽骨、滑囊、脂肪、皮下、皮肤、神经、血管等组织结构辅助下，完成人体力学传导，将人体联系为一个有机整体的解剖系统。心系弓弦整体观是指我们在临床实践过程中要有整体观念，并且要将这种整体观念落实到实际的解剖结构上去，以整体思维去思考人体生理结构，去探索疾病的发生发展规律。

2. 心思网眼定位全 网眼理论是针刀医学关于疾病病因病理的认识。它是指以人体弓弦力学解剖系统为基础，在弓弦结合部及弦的应力集中部位形成以点成线、以线成面、以面成体的立体网络状病理构架。我们可以将它形象地比喻为一张渔网，渔网的各个结点就是弓弦结合部（软组织在骨骼的附着点）和弦的应力集中部位（同一平面软组织之间的交叉部位）。这些部位是粘连、瘢痕和挛缩最集中、病变最重的部位，是慢性软组织损伤病变的关键部位。心思网眼定位全要求我们在临床工作中对疾病诊断和治疗过程中要以人体弓弦力学解剖系统和网眼理论为基础去认识疾病整体的病理构架，而不是以疾病局部压痛点去诊断和治疗疾病。

3. 心念解剖达骨面 针刀医学基础理论（人体弓弦力学解剖系统和网眼理论）是针刀医学的基础和核心，针刀临床过程中除了要掌握这些基础理论，还必须对人体解剖学熟练掌握，用一句通俗的话说“不懂解剖不能做针刀”。心念解剖达骨面是指针刀的手术入路的断面解剖层次。任何针刀手术，针刀从皮肤到达病变部位的解剖层次最多6层，经皮肤、皮下组织、筋膜、肌肉、韧带、筋膜、关节囊到达骨面。熟悉针刀手术部位的断面解剖是避免医疗事故、保证医疗安全的前提。

4. 心随针刀切粘连 针刀是以针刺的方式刺入人体，在人体内发挥刀的切割、分离治疗作用的医疗器械。针刀的治疗从进针刀到针刀的操作过程都是十分严格和规范的。即进针刀过程中严格按照针刀医学四部进针刀规程进行操作，针刀进入人体后对病变部位的粘连、瘢痕的松解也有严格的刀法。心随针刀切粘连是指针刀到达病变部位后应掌握的针刀刀法。针刀刀法有五种，要根据不同的疾病，不同的部位运用不同的刀法才能达到既能治病又不会对周围的正常组织结构产生太大损伤的目的。

十六、针刀术后康复的目的及手段有哪些，针刀术后手法的目的是什么

康复医学是一门新兴的学科，是 20 世纪中期出现的一个新的概念。康复医学和预防医学、保健医学、临床医学并称为“四大医学”，是一门以消除和减轻人的功能障碍，弥补和重建人的功能缺失，设法改善和提高人的各方面功能的医学学科，也就是功能障碍的预防、诊断、评估、治疗、训练和处理的医学学科。运动疗法、作业疗法等是现代康复医学的重要内容和手段。

我国在 20 世纪 80 年代引入现代康复医学概念，经过 30 多年的发展，康复医学已经成为一门系统的学科，随着材料工程的不断进步，康复的方法及器械也越来越多。针刀医学经过近 40 年的发展，学科内涵逐渐丰富，针刀治疗不仅仅是单纯的针刀闭合性松解术，而是强调“针刀为主，手法为辅，康复理疗，配合药物”四位一体的综合治疗方法。

针刀医学的术后康复是以人体弓弦力学解剖系统为物质基础，根据慢性软组织损伤的病因病理机制——网眼理论，针刀术后康复的目的是进一步破坏疾病的整体网络状病理构架，为人体自我修复、自我调节提供良好的条件，从而帮助人体重新恢复力平衡状态。

针刀医学术后康复方法主要有：

（1）运动治疗：关节松动术、肌肉牵拉术、持续性被动

运动、多种肌力训练、平衡功能训练、步态训练、日常生活能力训练等。

（2）针灸、电针、推拿等传统手法。

（3）理疗：微波、低中频电疗、骨折愈合治疗仪、生物反馈、激光、红外线、紫外线、超声、磁疗治疗。

（4）康复工程：各种功能辅助或替代装置，如矫形支具、假肢的应用。

（5）康复护理与心理治疗。

十七、针刀术后手法和传统手法有什么区别

传统的推拿手法有着悠久的历史，在小儿、骨伤、内科、五官、膏（药）摩的应用以及流派形成上取得了很大成就。传统手法是通过许多不同形式的操作方法，刺激人体的经络穴位或特定部位，其中有的以按捏为主，如按法、压法、点法、拿法、捏法等；有的以摩擦为主，如平推法、擦法、摩法、搓法、揉法等；有的以振动肢体为主，如拍法、抖法等；有的以活动肢体关节为主，如摇法、扳法、引伸法等，共有一百余种，每种手法均有特定的技术规范及适应证。

针刀术后手法无论在理论基础、技术要求以及目的上都与传统手法截然不同（表 1-12）。

表 1-12　针刀术后手法与传统手法的区别与联系表

比较＼手法	针刀术后手法	传统手法
理论基础	针刀医学基础理论（人体弓弦力学解剖系统；慢性软组织损伤的病因病理机制——网眼理论）	中医学基础理论（经络理论）

续表

手法 比较	针刀术后手法	传统手法
治疗理念	针刀术后辅助治疗	手法治病
治疗部位	软组织	软组织，骨关节
技术要求	持久、有力、均匀、柔和、深透	准确、轻巧
作用部位	软组织、骨关节	软组织
治疗目的	进一步松解粘连、瘢痕和挛缩	松筋，复位，以达到筋柔骨正的目的
并发症	少	多，如骨折，脱位
疗程	只作一次	长，同一部位可反复操作
复发率	低	高

传统手法虽然流派众多、手法各异，但是都是以中医学和经络学为基础，以“持久、有力、均匀、柔和、深透”为技术要求，操作过程均相似，都是先在局部软组织或者主要穴位施以按捏、摩擦为主的放松手法，然后运用“巧劲”斜扳或者拉伸骨关节，以达到舒筋活络、理筋复位、恢复骨关节错位的目的，手法的对象是骨关节，如用力不当，极易引起骨折及关节脱位。

而针刀术后手法是以人体弓弦力学解剖系统为物质基础，在针刀手术对病变关键点的软组织进行准确有效的松解后，以慢性软组织损伤的病理机制——网眼理论为理论基础，通过特定的手法拉伸、旋转等，在短时间内将软组织的粘连、瘢痕和挛缩进一步松解，改善病变部位的异常应力。因此，两者有着本质不同。

十八、为什么针刀治疗的远期疗效比近期疗效好

针刀治疗是针对产生疾病的病因进行的治疗，而不是针对

疾病临床表现所进行的对症治疗，因此不会像西药治疗那样“一吃药症状就会缓解”，也不会像西药治疗那样“一停药就会出现临床症状”。

针刀医学研究认为，疾病的发生是由于人体弓弦力学解剖系统力平衡失调，形成以病变部位弓弦结合部产生粘连、瘢痕、挛缩为点，以此处各软组织（弦）走行方向为线，在冠状面、矢状面、水平面形成立体网络状的粘连、瘢痕、挛缩的病理构架，而产生一系列临床症状（图1-54）。

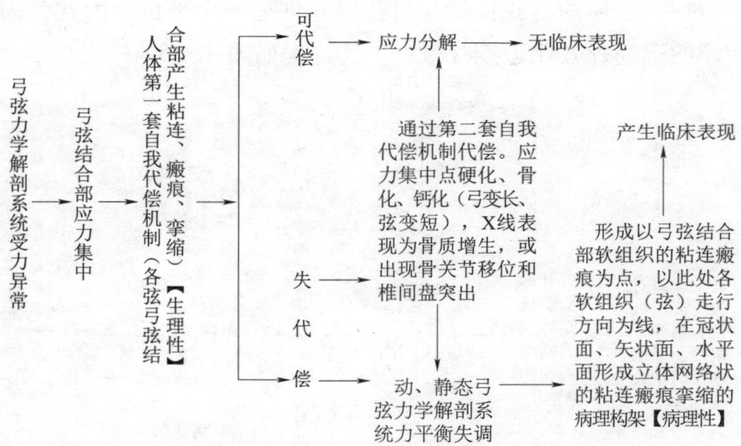

图1-54　针刀医学对疾病病因病理的认识

从上述分析可以看出引起疾病临床表现的原因是人体动静态弓弦力学解剖系统力平衡失调，因此要治疗这些疾病就必须恢复病变部位人体弓弦力学解剖系统力平衡。

针刀治疗疾病是运用针刀对病变关键点的粘连、瘢痕、挛缩进行切割分离。针刀切割、分离并没有将病变的粘连、瘢痕、挛缩全部松解完全，也没有将移位的骨关节恢复到正常位置，而是在人体的自我代偿与修复作用下使颈部弓弦力学解剖系统恢复到正常，病变部位的异常应力逐步得到分解，病变部位的粘连、瘢痕、挛缩逐步消失，病变部位骨骼逐步恢复到正常位置、骨质增生逐步被吸收，最终使影像学表现恢复正常，临床症状完全消失。因此针刀治疗并没有改变人体弓弦力学解剖系统力平衡失调的病理状态，只是给人体创造一个自我代偿和自我修复创造的平台，而人体的自我代偿与修复需要一个时间过程。在此过程中人体不断地调节和修复，使病变状态逐渐趋于正常。从某种意义上说针刀并没有治好疾病，而是通过针刀治疗为人体的自我代偿与自我修复创造一个平台。因此针刀治疗的远期疗效比近期疗效好。其过程如图 1-55。

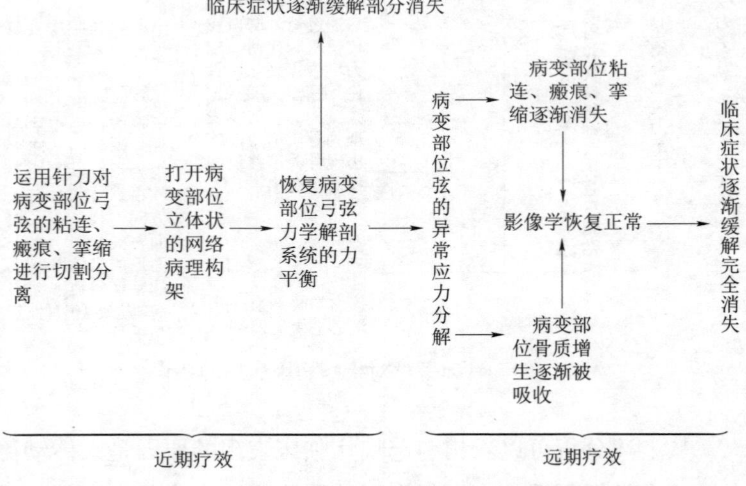

图 1-55　针刀治疗近期疗效与远期疗效示意图

十九、针刀术前要不要拍 X 线片，能用 CT 及 MRI 代替 X 线片吗

针刀术前一定要完善相关的检查，包括疾病诊断所需的影

像、实验室检查等。以医生的体格检查为基础，结合辅助检查的结果，不仅可以明确诊断，而且可以排除肿瘤等其他非针刀适应证，有效地避免误诊漏诊。因此，针刀术前行X线片等影像检查是必须的。

近年来影像诊断技术发展非常迅速，但是X线、CT、MRI技术原理不同，临床应用各有其特长，不是能够互相替代的。三者的比较见表1-13。

表1-13　X线、CT、MRI影像技术比较

影像技术 比较	X线	CT	MRI
技术原理	穿透性、荧光效应感光效应、电离效应	X线特性+计算机后处理	弛豫原理+计算机后处理
图像特点	①灰阶图像 ②重叠图像 ③放大图像 ④可有失真	①密度分辨率高 ②断层图像 ③三维重建	①灰阶成像 ②流空效应 ③三维成像 ④运动器官成像
临床应用	骨骼、胃肠道系统，胸部等	中枢神经系统，框内占位性病变，胸腹盆腔等	脑与脊髓疾病，肺门与淋巴结，心脏大血管内腔，软骨、关节囊等

X线对于骨折移位、有骨质改变的骨病、关节部位骨性病变、不透光异物存留、心肺器质性疾病、消化系统梗阻等疾病有很好的诊断价值。另外，X线片能发现患者在改变体位时才感觉到不适的疾病。尤其是动力位片检查，目前在国内尚极少能用核磁共振代X线检查的。CT检查在显示横断面方面明显优于X线片，尤其是对密度高的组织显像清晰，对于测量骨

性结构和椎间盘组织的距离精确度高。CT 能清晰地显示血管走向及血管病变，椎间盘和神经根、椎管内的关系，对肿瘤的检查灵敏度明显高于普通 X 线片。核磁共振（MRI）主要用于发现软组织疾病，在骨科主要用于发现椎间盘病变、脊髓病变、半月板病变、炎性病变和出血性病变等；通过不同的处理技术能早期发现松质骨骨折如椎体骨折、骨盆骨折；早期发现炎性疾病如股骨头无菌性坏死、骨结核、骨肿瘤等。MRI 对血管方面的疾病灵敏度较高。

虽然 X 线片、CT、MRI 等影像诊断技术原理不同，但是它们的诊断都是基于现代医学的基础如人体解剖学、生理病理学等内容，因此它们所作出的诊断都是为了现代医学的临床而服务的。

针刀影像诊断学为现代影像学的发展注入了新的活力。X 线摄影技术包括最新的 CR、DR 技术，在针刀影像诊断学中占有非常重要的地位，针刀影像诊断学的完善也推动了传统影像诊断学的发展，进而影响到临床的应用。根据针刀医学关于骨质增生病因病理学、慢性内脏病病因病理学等理论，结合人体弓弦力学解剖系统，针刀影像诊断学主要运用 X 线摄影技术观察人体的“弓”（即骨骼系统）的改变，如脊柱的生理弧度是否异常，椎体、膝关节的骨质增生情况等，以此来诊断、评估疾病的严重程度、制定针刀治疗方案，以及随访的重要内容。例如，颈椎病患者除了做颈椎的 X 线片检查以外，还需要做腰椎、胸椎的 X 线片，来整体观察其脊柱的生理曲度，判断其腰椎是否受到颈椎疾病的影响，进而制定“颈腰整体治疗”的方案。

因此，针刀术前必须做 X 线片检查，并且要按照针刀医学影像学的知识去阅片分析，再结合 CT、MRI 的诊断结果，一并作为针刀诊断的依据。

第二章
针刀医学临床治疗部分

第一节　软组织损伤疾病

一、头痛伴紧箍感是什么病，针刀疗效好吗

答：头痛伴紧箍感是帽状腱膜挛缩症的临床表现，运用针刀切开帽状腱膜与颅骨的粘连、瘢痕和挛缩，达到治疗目的。针刀治疗是目前治疗该病的最主要的最有效的方法。

帽状腱膜：紧邻头部皮下由致密的结缔组织与脂肪组织构成，并通过许多结缔组织小梁将脂肪组织分成无数小格，内有神经、血管通过（表 2-1、图 2-1）。

（一）病因病理

头部浅表外伤或皮肤的感染性疾病如疖均可累及帽状腱膜，造成损伤，从而引起帽状腱膜应力集中，人体则会通过粘连、瘢痕、挛缩等变化来进行自我修复、自我代偿，当这种修复代偿在人体承受范围内时，帽状腱膜的异常应力得到有效分解，不产生临床表现；当这种修复代偿超过人体可承受范围时，帽状腱膜的异常应力不能被有效分解，帽状腱膜拉力增大，卡压通过其中的血管神经，造成头部弓弦力学解剖系统力平衡失调，引起相应的临床表现。

（二）临床表现及诊断

1. 头部区域性胀痛发麻并有紧箍感。

表 2-1 头部重要神经的来源、走形、功能、卡压表现

	枕大神经	耳颞神经	眶上神经	滑车上神经
来源	第 2 颈神经后支的内侧支	三叉神经下颌支	眼神经的分支	第 4 对脑神经
走行	经头下斜肌下缘，向上内行走，穿行于头半棘肌和头最长肌之间，于后正中线旁开约 2.0cm 处穿出肌肉，在上项线距枕外隆突约 3.5cm 处，浅出皮下，皮支最远可达冠状缝	以两个根起始，挟持着硬脑膜中动脉，然后合成一干，在下颌关节后方转向上行，自腮腺上缘穿出，与颞浅动、静脉伴行	由眶上切迹或孔穿出至皮下（距前正中线 2.5cm 处）	经眶上裂入眶，在皱眉肌外侧和皱眉肌后穿过额肌到达头皮，分布于额部皮肤（距前正中线 2cm 处）
功能	支配枕部皮肤	支配颞部、下颌关节、外耳道、鼓膜及耳前皮肤	支配额部皮肤	支配上斜肌、额部皮肤
易卡压点	斜方肌腱性索带与枕骨之间形成一纤维骨性孔道处	下颌关节后方	眶上切迹或孔穿处	皱眉肌后穿过额肌之间
卡压表现	头痛伴紧箍感，向后枕部放射	一侧耳颞部的发作性疼痛并伴有皮肤潮红及多汗	一侧或两侧前额部阵发性或持续性针刺样痛或烧灼感	一侧或两侧前额部疼痛

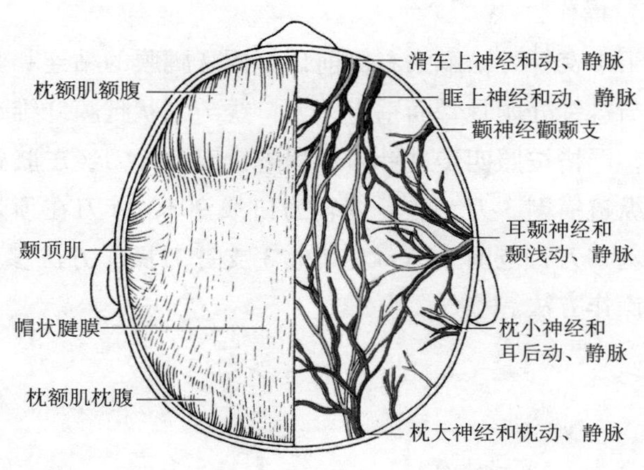

图 2-1　头部神经、血管解剖示意图

2. 挛缩严重者如卡压枕大神经引起一侧或/和两侧后枕部及头顶部针刺状疼痛。如卡压耳颞神经可引起耳上区一侧的偏头痛。

3. 排除其他引起头痛的内外科疾病。

（三）针刀治疗

1. 治疗原则　运用针刀整体松解帽状腱膜与颅骨之间的粘连、瘢痕、挛缩（点）；辅以手法，松解头部各软组织（线）之间的粘连、瘢痕、挛缩；同时佐以康复理疗、药物治疗，促进局部血液循环和新陈代谢，从而为人体通过自我代偿、自我修复恢复头部弓弦力学解剖系统的力平衡创造条件。

2. 操作方法

（1）患者取端坐位，用手触压头皮，在额、顶部寻找到 4 个病灶处的条索、结节状物（图 2-2）及后枕部枕外隆凸上 4cm 再旁开 3cm 处（图 2-3）定点，于施术部位活力碘消毒，

1% 利多卡因局部浸润麻醉，取用Ⅰ型 4 号针刀进行针刀操作。

（2）操作方法

①第 1 支针刀松解头右侧前顶部帽状腱膜的粘连和瘢痕针刀体与进针处颅骨骨面垂直，刀口线与帽状腱膜纤维走行方向一致，严格按照四步进针刀规程进针刀，针刀经皮肤到达骨面后，纵疏横剥 3 刀，然后调转刀口线 90°，针刀在顶骨面上向前铲剥 3 刀，范围 0. 5cm。其他 3 支针刀操作方法参照第 1 支针刀操作方法。

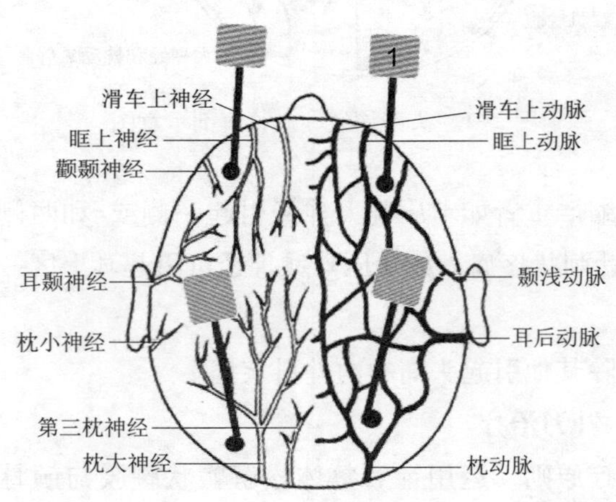

图 2-2 帽状腱膜挛缩针刀松解体表定位

②合并卡压枕大神经时，第 5 支针刀松解右侧枕大神经的卡压，在枕外隆凸右侧平行旁开 3cm 处作为进针刀点。刀口线与人体纵轴一致，针刀体向脚侧倾斜 45°，严格按四步进针刀规程进针刀，针刀经皮肤，皮下组织，直达骨面，先纵疏横剥 3 刀，范围 0. 5cm，然后调转刀口线 90°，针刀在枕骨面上铲剥 3 刀，范围 0. 5cm。第 6 支针刀松解左侧枕大神经的卡压，

针刀松解方法与右侧相同。

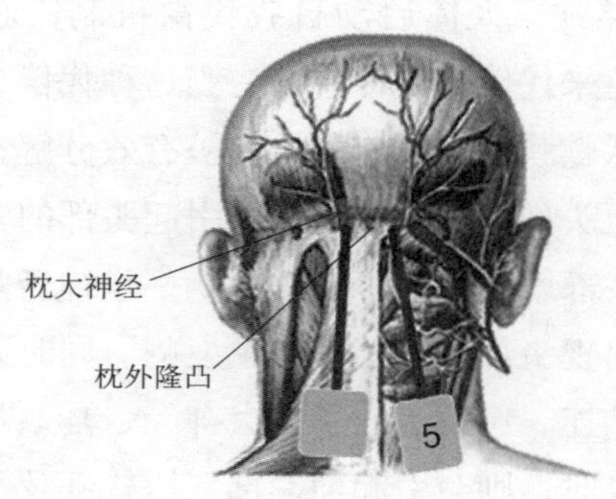

图 2-3　枕大神经卡压针刀松解体表定位

③如伴随由耳颞神经卡压引起的偏头痛，其针刀治疗方法见神经卡压类疾病第二题。

（3）术后手法治疗　拇指在痛点将头皮向周围推拉 2 次。

（4）注意事项　针刀松解时会损伤部分小血管，但由于头部有丰富的侧支循环网，不会造成头皮的血供障碍。另外，在松解耳颞神经卡压时，应注意耳颞神经与颞浅动脉的体表投影，颞浅动脉与耳颞神经伴行。在定位时首先于耳屏前摸出颞浅动脉的搏动，并用记号笔标出，然后在颞下颌关节与耳屏前定点，刀口线与颞浅动脉走形方向一致，严格按四步进针刀规程进针刀达骨面进行纵疏横剥。如果在进针刀过程中，患者有向颞部放射麻木的感觉，说明碰到了耳颞神经，此时应该调整进针刀的方向，以免造成耳颞神经的损伤。

按：帽状腱膜挛缩症在临床上并不少见，但由于过去对其病因及病理机制了解有限，此病长期被误诊，得不到有效治疗。帽状腱膜覆盖了整个头部，前连额肌，后连枕肌。额肌止于眉部浅筋膜和皮肤，枕肌止于上项线。针刀医学研究发现帽状腱膜挛缩是由于长期低头工作或外伤等原因造成帽状腱膜应力集中，拉力异常。人体启动自我代偿机制，通过粘连、瘢痕、挛缩等变化来代偿其异常应力，当这种代偿超过人体可承受范围时，帽状腱膜的异常应力无法被有效分解，帽状腱膜的拉力增大，卡压头部的血管神经，而引起头部的紧箍感。有的患者甚至描述头部就像带上了紧箍咒，一旦神经紧张，或者睡眠不好，就会出现头部发紧、发胀、发闷。同时如果帽状腱膜损伤后形成的粘连、瘢痕卡压了枕大神经、耳颞神经、眶上神经或滑车上神经时，则会引起前额部、后枕部及颞部疼痛的症状。针刀治疗帽状腱膜挛缩时，应用纵疏横剥及铲剥刀法将帽状腱膜与颅骨的粘连瘢痕松开，缓解帽状腱膜的拉力，为人体通过自我代偿、自我修复恢复头部弓弦力学解剖系统力平衡创造条件，最终解除对头部神经血管的压迫，改善临床表现。当帽状腱膜挛缩合并有枕大神经、耳颞神经、眶上神经、滑车上神经等神经卡压时，还应该对相应的神经卡压部位进行松解，才能彻底治愈该疾病。

二、什么是肩周炎，有哪些临床表现，“C”形针刀整体松解术怎么选择针刀治疗点

肩周炎，俗称肩凝症、五十肩、漏肩风。好发于 50 岁左右的人群，女性高于男性，多见于体力劳动者。肩关节活动时疼痛、功能受限为其主要临床表现。其基本病因是肩关节周围软组织的广泛粘连和瘢痕所致。

（一）病因病理

肩关节周围软组织频繁活动，造成损伤或慢性劳损，引起肩关节周围软组织应力集中，人体则会通过粘连、瘢痕、挛缩等变化来进行自我修复、自我代偿，当这种修复代偿在人体承

受范围内时，肩关节周围软组织的异常应力得到有效分解，则不产生临床表现；当这种修复代偿超过人体可承受范围时，肩关节周围软组织的异常应力不能被有效分解，造成肩部弓弦力学解剖系统力平衡失调，从而引起肩关节疼痛、活动障碍等症状。

（二）临床表现

1. 症状 患者主诉肩部疼痛，活动时疼痛加剧，严重者肩关节的任何活动都受限制。某些患者的疼痛在夜间会加重，影响睡眠。

2. 体征 肩关节肱二头肌短头的附着点喙突处，肩胛下肌在小结节止点处，肱二头肌长头经过结节间沟处，小圆肌的止点有明显压痛。

（三）针刀治疗

1. 治疗原则 运用针刀整体松解肩部软组织与肩部骨骼弓弦结合部的粘连、瘢痕、挛缩（点）；辅以手法，松解肱二头肌长头肌腱与肱二头肌短头肌腱、三角肌、肩胛下肌等弦（线）之间的粘连、瘢痕、挛缩；同时佐以康复理疗、药物治疗，促进局部血液循环和新陈代谢以恢复肩部弓弦力学解剖系统的力平衡，从而为肩部弓弦在冠状面、水平面、矢状面上所形成的立体网络状的力平衡失调创造自我修复条件。

2. 操作方法 第 1 次“C”形针刀整体松解术

（1）术式设计（图 2-4）：从肩胛骨喙突中点横行向外经肱骨结节间沟，再向后最终到达腋窝皱折上方 5cm 的连线，

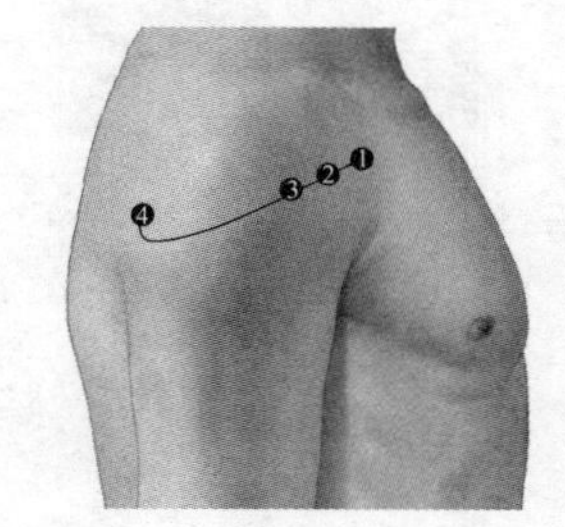

图 2-4 肩关节“C”形针刀松解术体表定位

恰似一个横型“C”形，从前到后，“C”形线上分布有肱二头肌短头起点——喙突点；肩胛下肌止点——小结节点；肱二头肌长头腱结节间沟的骨纤维管道部——肱骨结节间沟点；小圆肌止点——肱骨大结节下面。

（2）患者取端坐位，在喙突点、肱骨小结节点、肱骨结节间沟点、肱骨大结节后面定点，碘伏棉球于施术部位消毒，用1%利多卡因局部浸润麻醉，操作取用Ⅰ型4号直形针刀。

（3）操作方法（图2-5）

①第1支针刀松解肱二头肌短头的起点——喙突顶点的外1/3处　针刀体与皮肤垂直，刀口线与肱骨长轴一致，按四步进针规程进针刀，直达喙突顶点外1/3骨面，纵疏横剥3刀，然后沿骨面向外铲剥3刀，范围0.5cm，以松解肱二头肌短头的粘连、瘢痕、挛缩。肱骨小结节点及肱骨大结界的后面针刀松解方法同第1支针刀。

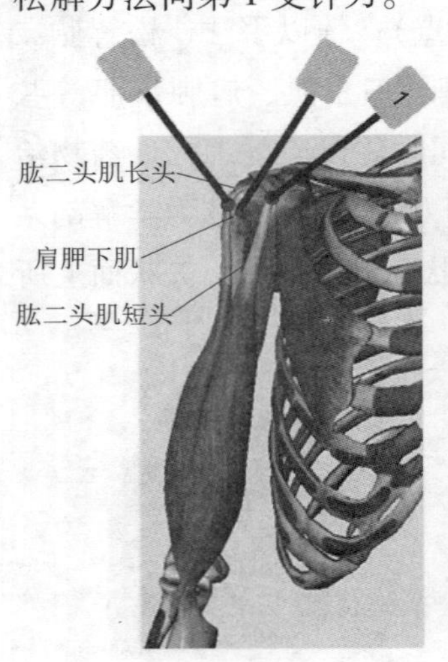

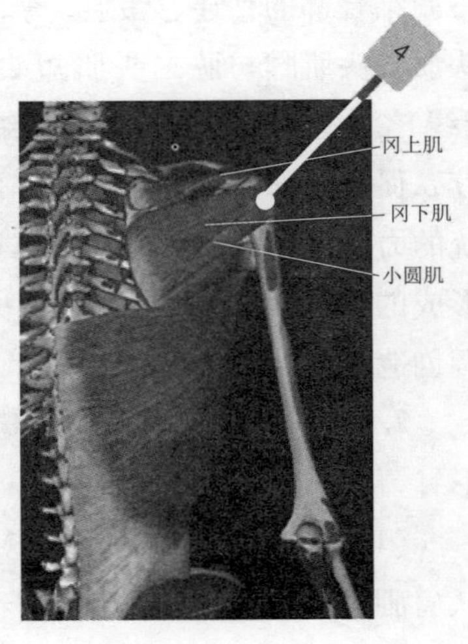

图2-5　“C”形针刀松解术示意图

②第4支针刀松解肱二头肌长头在结节间沟处的粘连 针刀体与皮肤垂直，刀口线与肱骨长轴一致，按四步进针规程进针刀，直达肱骨结节间骨面，先用提插刀法提插松解3刀，切开肱横韧带，然后顺结节间沟壁，向前或向后做弧形铲剥3刀，以松解肱二头肌长头通过肱骨结界间沟的粘连、瘢痕。术毕，拔出全部针刀，局部按压止血5分钟，创可贴覆盖针刀口。

按：肩周炎是临床较常见的疾病，也是极让医生头痛的疾病之一，因肩关节是全身活动度最大的关节，较易劳损。其极易从一个点的病变，如肱二头肌短头起点受到异常力学损伤后，人体为了保护和修复受伤的肱二头肌短头，就会在局部形成粘连、瘢痕和挛缩等病理变化，而且为了使受伤的软组织得到休息和部分修复，必然限制肩关节的活动，肱二头肌长头通过结节间沟处、肩胛下肌止点、小圆肌止点、肩关节周围的韧带（如盂肱韧带）以及肩关节囊。因为人体的这种修复调节，长期在异常解剖位置进行活动，导致肩关节周围肌肉、韧带、关节囊均损伤。从而在肩关节周围形成以点成线、以线成面、以面成体的立体网络状的粘连、瘢痕和挛缩。一般的理疗很难打开整体肩关节的整体病理构架，导致治疗无效或复发率高。如手术治疗，可以很好地改善患者肩关节活动度，但是手术瘢痕引起的二次粘连又会引起很多并发症，患者痛苦不已。针刀整体松解术治疗肩周炎，以闭合性手术的方式，既可以打开肩关节的整体病理构架，又不会引起二次粘连。是临床治疗肩周炎行之有效的方法。

三、肱骨外上髁炎针刀如何治疗，顽固性肱骨外上髁炎患者的原因是什么，针刀如何治疗

肱骨外上髁炎俗称网球肘，是伸腕肌、伸指总肌、旋后肌

附着点处肌腱内部轻度撕裂和局部轻微出血、机化，在自我修复过程中产生的粘连、瘢痕，挤压该处的神经血管束，引起疼痛的临床疾病。

表 2-2　肱骨外伤髁炎与顽固性肱骨外上髁炎的区别

	疼痛	肘关节活动障碍	肌肉萎缩	病程
肱骨外上髁炎	有，常发生在肘关节外侧	无	无	短
顽固性肱骨外上髁炎	有，疼痛可发展至整个肘关节	有	有	长

顽固性肱骨外上髁炎，多是因为肱骨外上髁炎误治或久治不愈发展而来。其最终结果将发展成肘关节强直。当肱骨外上髁处伸肌总腱损伤后，在局部形成粘连、瘢痕、挛缩等病理变化，从而产生局部疼痛的症状，人体则会减少肘关节的活动以避痛，长此以往，肘关节长期处于异常的位置活动，从而引起肘关节周围以点成线、以线成面、以面成体的整体网络状粘连、瘢痕，造成肘关节弓弦力学解剖系统力平衡失调，并最终形成肘关节强直。

肱骨外上髁是伸指、伸腕肌附着的部位，其上主要附着有桡侧腕长伸肌、桡侧腕短伸肌、指伸肌、尺侧腕伸肌附着（图 2-6）。

（一）病因病理

手腕关节频繁的屈伸活动，造成伸肌总腱在肱骨外上髁处反复被牵拉而造成损伤，从而引起伸肌总腱应力集中，人体则会通过粘连、瘢痕、挛缩等变化来进行自我修复、自我代偿，当这种修复代偿在人体承受范围内时，伸肌总腱的异常应力得到有效分解，不产生临床表现；当这种修复代偿超过人体可承

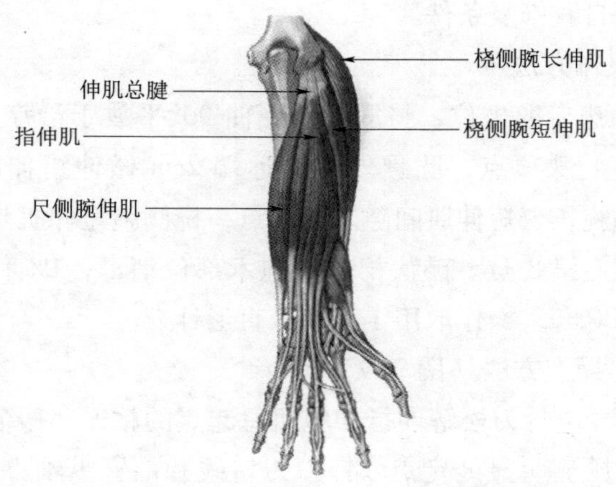

图 2-6 肱骨外上髁处应用解剖

受范围时，伸肌总腱的异常应力不能被有效分解，造成伸肌总腱处的血管、神经束受到卡压，导致肘部弓弦力学解剖系统力平衡失调，引起相应的临床表现。

（二）临床表现及诊断

1. 肱骨外上髁处压痛明显。

2. 肘关节外侧酸痛，疼痛可向上或向下放射。

3. 不能做握拳、旋转前臂动作，握物无力，严重者握在手中的东西会自行掉落。

（三）针刀治疗

1. 治疗原则 运用针刀整体松解肱骨外上髁弓弦结合部的粘连、瘢痕、挛缩（点）；辅以手法，松解伸肌总腱与桡侧腕长伸肌腱、肘肌、肱桡肌等弦（线）之间的粘连、瘢痕、挛缩；同时佐以康复理疗、药物治疗，促进局部血液循环和新陈代谢以恢复肘部弓弦力学解剖系统的力平衡。从而为肘部弓弦在冠状面、水平面、矢状面上所形成的立体网络状的力平衡失调创造自我修复条件。

2. 操作方法

（1）患者取坐位，将肘关节屈曲 90°平放于治疗桌面上，在肱骨外上髁顶点，肱骨外上髁远端 2cm 做伸指伸腕动作，找到桡侧腕长、短伸肌间隙定第 2 点，桡侧腕短伸肌与指总伸肌肌间隙定第 3 点。碘伏棉球于施术部位消毒，1% 利多卡因局部浸润麻醉，操作取用Ⅰ型 4 号直形针刀。

（2）操作方法（图 2-7）

①第 1 支针刀松解伸指伸腕肌总起点的粘连和瘢痕　在肱骨外上髁压痛明显处定点，针刀刀口线和前臂纵轴方向一致，针刀体与皮肤呈 90°垂直，严格按四步进针刀规程进针刀，针刀经皮肤、皮下组织，至肱骨外上髁顶点，先纵疏横剥 3 刀，然后向前沿肱骨外上髁前面的骨面紧贴骨面铲剥 3 刀，范围 0. 5cm。

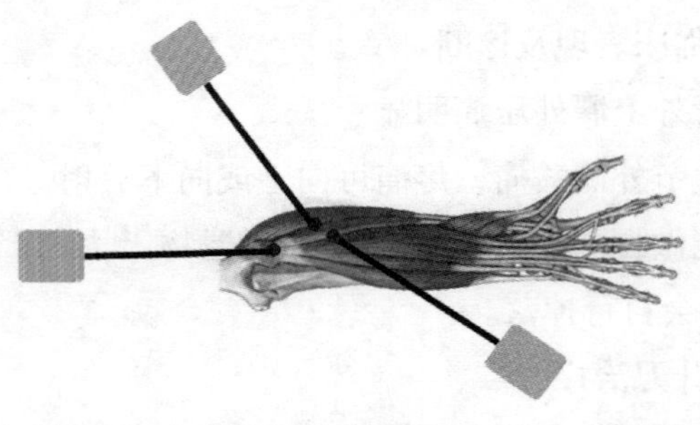

图 2-7　针刀治疗肱骨外上髁炎体表定位示意图

②第 2 支针刀松解桡侧腕长、短伸肌之间的粘连和瘢痕　在第 2 定点处进针刀，针刀刀口线和前臂纵轴方向一致，针刀体与皮肤呈 90°垂直，严格按四步进针刀规程进针刀，针刀经皮肤、皮下组织，达桡侧腕长、短伸肌肌间隙，纵疏横剥 3

刀，范围 0.5cm。第 3 支针刀松解桡侧腕短伸肌与指总伸肌之间的粘连和瘢痕，针刀松解方法同第 2 支针刀。

对于顽固性肱骨外上髁炎患者，针刀治疗应按肘关节强直的针刀治疗方法进行治疗。针刀治疗方法如下：

（1）患者取坐位，患肢肩关节前屈外展，置于手术台上，在肱骨外上髁（桡侧副韧带起点）、肱骨内上髁（尺侧副韧带起点）、桡骨头（桡侧副韧带止点）、尺骨上端（尺侧副韧带止点）以及肘横纹肱二头肌腱外侧定点，碘伏棉球于施术部位消毒，1%利多卡因局部浸润麻醉，操作采用Ⅱ型直形和弧形针刀。

（2）操作方法（图 2-8）

①第 1 支针刀松解桡侧副韧带起点　使用Ⅱ型直形针刀。刀口线与前臂纵轴平行，针刀体与皮肤呈 90°角，按照四步进针刀规程进针刀，从定位处刺入，针刀经皮肤、皮下组织，达肱骨外上髁骨面的桡侧副韧带起点处，在骨面上铲剥 3 刀，范围 0.5cm。

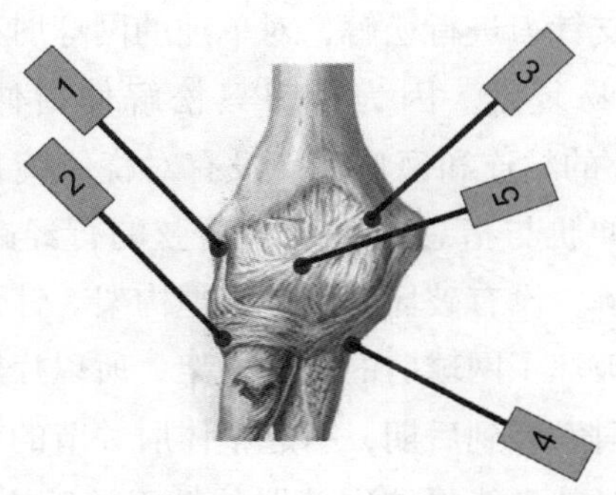

图 2-8　针刀治疗顽固性肱骨外上髁炎体表定位示意图

②第 2 支针刀松解桡侧副韧带止点，第 3 支针刀松解尺侧副韧带起点，第 4 支针刀松解尺侧副韧带止点，针刀操作方法

与第1支针刀相同。

③第5支针刀松解肘关节后侧关节囊　使用Ⅱ型弧形针刀。从肘横纹肱二头肌腱外侧进针刀，刀口线与前臂纵轴平行，针刀体与皮肤呈90°角，按照四步进针刀规程进针刀，从定位处刺入，针刀经皮肤、皮下组织，达肱骨髁间骨面，调转刀口线90°，弧形向上，在骨面上向下铲剥3刀，刀下有落空感时停止。

④术毕，拔出针刀，局部压迫止血3分钟后，创可贴覆盖针眼。

（3）针刀术后手法治疗　患者坐位，一助手握上臂，术者握前臂上段，做肘关节伸屈活动3次，在屈肘关节到达最大位置时，再做一次弹拨手法，术后用石膏将肘关节固定在手法搬动后的屈曲最大位置6小时，然后松开石膏，做肘关节主动屈伸功能锻炼。每次针刀术后，手法操作相同。

按：网球肘是临床常见病，在进行治疗时首先应明确是单纯的肱骨外上髁炎症，还是由颈椎病或肩周炎引起。传统的针刀治疗只用1支针刀进行松解，对单纯的网球肘有一定的治疗效果，但很容易复发。因为针刀只松解伸指伸腕肌总起点（弓弦结合部）的粘连和瘢痕，而没有对桡侧腕长、短伸肌之间及桡侧腕短伸肌与指总伸肌之间（弦的行经路线）的粘连和瘢痕进行松解，没有破坏其整个病理构架。针刀整体松解术运用3支针刀破坏了网球肘的病理构架，所以疗效好，不易复发。如果网球肘发展到后期，引起整体肘关节的粘连，导致肘关节强直，此时就不能再按网球肘的针刀治疗方法进行治疗，应按肘关节强直的针刀治疗方法进行治疗。

肘关节强直的针刀整体松解时，为确保针刀治疗的安全性，针刀治疗时应注意以下两点：①在做肘关节前侧针刀松解前，先标记肱动脉走行位置，应尽可能从肱二头肌腱外侧进针刀，避免损伤肱动、静脉和正中神经，刀口线应与肱动脉走行方向一致，如硬结在肘关节前内侧、肱动脉的深层时，应从肱动脉内侧 1cm 处进针刀，斜刺到硬结，可避免损伤神经血管。②在做肘关节后内侧针刀松解时，应尽可能贴尺骨鹰嘴内侧进针刀，刀口线与前臂纵轴一致，避免损伤尺神经。肱骨外上髁炎 3 次针刀治疗可痊愈，若 3 次针刀治疗后无明显疗效，排除其他疾病后首先考虑是网球肘引起肘关节强直。

四、为什么用Ⅰ型四号针刀治疗弹响指复发率高，如何解决

屈指肌腱腱鞘炎是由于屈指肌腱与掌指关节处的屈指肌腱纤维鞘管反复摩擦，产生慢性无菌性炎症反应，局部出现渗出、水肿和纤维化，鞘管壁变厚，肌腱局部变细，阻碍了肌腱在该处的滑动而引起的临床症状。当肿大的肌腱通过狭窄鞘管隧道时，可发生一个弹拨动作和响声，故又称为扳机指或弹响指。

Ⅰ型四号刀刃的宽度为 1.0mm，很难充分松解腱鞘环状韧带的卡压，故治疗后容易复发。因此在治疗屈指肌腱鞘炎时应换用针刀刀具，将Ⅰ型 4 号直形针刀换成斜刃针刀（图 2-9），治愈率显著提高。

有研究证实肌腱鞘环状韧带平均宽度为 7.0mm。由于针刀刺入皮肤后是在非直视下操作，故针刀到达卡压的腱鞘环状韧带需要术者良好的刀下的感觉，Ⅰ型 4 号针刀刀刃的宽度为 1.0mm，到达腱鞘环状韧带后平推切割操作相对不便，对术者控制针刀切割方向要求较高，且容易损伤肌腱，针刀松开卡压的环状腱鞘需要切割多次。而斜刃针刀刀刃的有效切割长度为

3.0mm，利用斜刃针刀的结构特点，针刀刃与被松解腱鞘环状韧带的接触面更大，且可以利用其刀刃的角度，对粘连的腱鞘实施挑割。操作过程中，只需把握好角度，一次便可以松开卡压的腱鞘环状韧带，其可以提高了针刀操作的效率以及治愈率，降低了患指二次针刀手术的可能性。

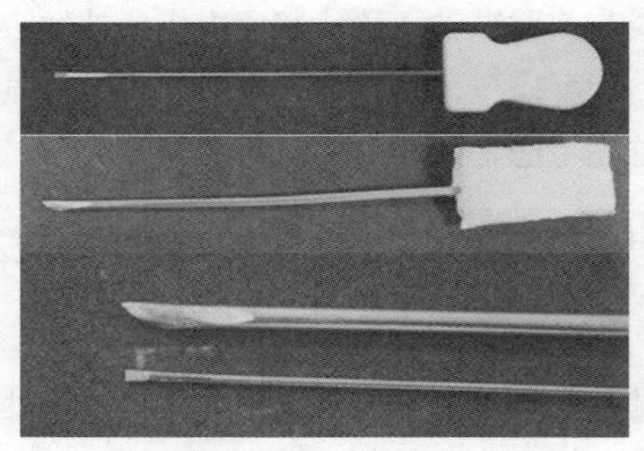

图2-9　Ⅰ型4号直形针刀与斜刃针刀松解屈指肌腱鞘的对比图

应用解剖（图2-10）：屈指肌腱鞘包绕指浅屈肌腱和指深屈肌腱，此腱鞘由外层腱纤维鞘及内层滑液鞘组成。腱纤维鞘是由掌侧深筋膜增厚所形成的管道，附着于指骨关节囊的两侧，对肌腱起着固定和润滑的作用。肌腱滑液鞘是包绕肌腱的双层套管状的滑液鞘，分脏层和壁层。脏层包绕肌腱，壁层紧贴腱纤维鞘的内侧面。滑液鞘起着保护和润滑肌腱、避免摩擦的作用。

（一）病因病理

指关节长期慢性损伤后，引起手指屈指肌腱及腱鞘受力异常，人体就会启动第一套代偿机制，即在肌腱及腱鞘局部产生粘连、瘢痕及挛缩来代偿这种异常应力，以维持肌腱局部力学平衡。如果这种代偿使屈指肌腱及其腱鞘的异常应力得到释放，就不会有相应的临床症状。当损伤持续存在，局部产生的

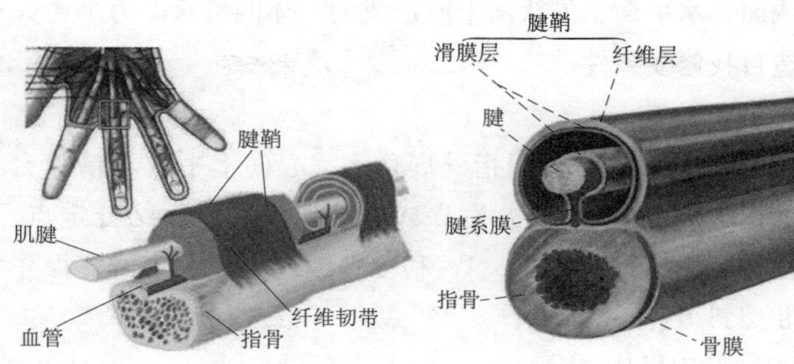

图 2-10 屈指肌腱腱鞘示意图

粘连、瘢痕不能够满足维持肌腱及腱鞘的受力平衡，即失代偿时，最终在肌腱本身、周围及相邻组织之间形成网状的以点成线、以线成面、以面成体的立体网络状病理构架。此时，手指弓弦力学解剖系统的力平衡失调，并引起腱鞘鞘管内壁逐渐增厚，形成环状狭窄，肌腱通过受阻而导致受累掌指关节活动不利，关节进而出现“弹响”及“闭锁”现象。

（二）临床表现及诊断

1. 手掌部疼痛，晨起或活动时加重。患指伸屈活动障碍。

2. 手掌面患指掌骨头处可摸到一结节状物，手指屈伸时可感到结节状物滑动，压痛明显。

3. 如已有狭窄，手指屈伸时有发生扳机样动作或弹响。严重者手指交锁于屈曲位不能伸直或伸直位不能屈曲。

（三）针刀治疗

1. 治疗原则 运用针刀整体松解屈指肌腱鞘与指骨弓弦结合部及肌腱之间产生粘连、瘢痕、挛缩（点）；辅以手法，松解屈指肌腱鞘与肌腱等弦（线）之间的粘连、瘢痕、挛缩；同时佐以康复理疗、药物治疗，促进局部血液循环和新陈代谢以恢复手指部弓弦力学解剖系统的力平衡。从而为手指部弓弦在冠状面、水平面、矢状面上所形成的立体网络状的力平衡失调创造自我修复条件。

2. 操作方法

（1）患者取坐位，拇指外展位，掌心向上平放于治疗台上，在拇指及 2～5 指掌指关节掌侧触到串珠状硬结处定点，碘伏棉球于施术部位消毒，1% 利多卡因局部浸润麻醉，操作取用Ⅱ型斜刃针刀。

（2）针刀操作

第 1 支针刀松解拇指屈指肌腱鞘（图 2-11） 摸清楚增厚的串珠状腱鞘，从串珠的近端进针刀，斜面刀刃向上，刀口线与拇指屈指肌腱走行方向一致，针刀体与皮肤呈 90° 角刺入。通过皮肤达皮下组织即有一落空感，此时，将针刀体向拇指近端倾斜，使针刀体与拇指皮肤面呈 0° 角，刀下寻找到环状卡压腱鞘近侧后，将针刀推入腱鞘，边推边切，直到有落空感为止。其他 4 指松解方法同第 1 支针刀。

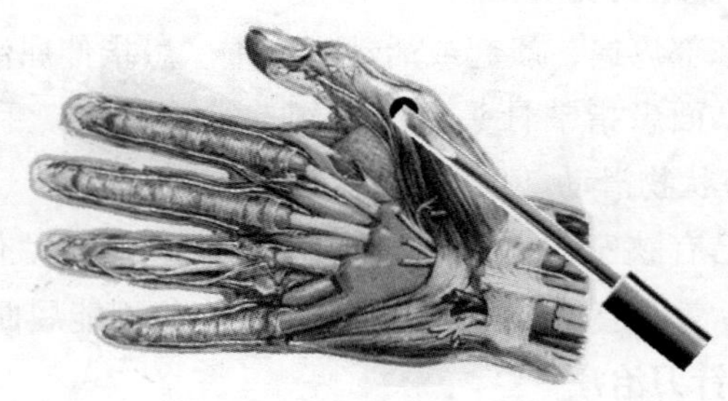

图 2-11 针刀松解拇指屈指肌腱鞘炎

（3）针刀术后手法治疗 嘱患者过度掌屈背屈手指 3 下。

按：针刀治疗屈指肌腱鞘炎疗效确切，能否将屈指肌腱鞘的粘连及瘢痕完全松解是疗效好坏的关键，因此针刀道具的选择尤为重要。用 I 型 4 号针刀很难将屈指肌腱鞘的粘连和瘢痕松开，而且很容易损伤肌腱，所以应选择 II 型斜刃针刀进行治疗。不仅可以对屈指肌腱鞘进行有效松解，而且安全性更高。

①针刀松解拇指的纤维鞘时，由于拇指处于外展位，故拇指肌腱的走行方向与其他 4 指肌腱的走行方向是不一致的。所以，针刀体要与拇指的肌腱走行一致，而不能与其他 4 指的肌腱走行方向一致。反之，在做示、中、环、小指的纤维鞘切开时，针刀体要与此 4 指的肌腱走行方向一致，而不能与拇指肌腱的走行方向一致，否则容易切断肌腱，导致针刀手术失败，引起医疗事故的发生。

②针刀不穿过肌腱到骨面进行切割，因为环状卡压纤维鞘较厚，如想通过在骨面上的纵疏横剥将卡压环铲开，针刀必然要经过肌腱到骨面，纵疏横剥对肌腱的损伤就会明显加大，造成术后反应加重，功能恢复的时间明显延长。

五、哪些人容易患桡骨茎突狭窄性腱鞘炎，其主要临床表现是什么，针刀如何治疗

桡骨茎突狭窄性腱鞘炎是指发生于桡骨茎突部骨——纤维管道的损伤性炎症，以该部位疼痛为主要表现，疼痛可放射到手指和前臂。其多发生于手工操作者（如纺织工人、木工和抄写员等）及新产妇及照顾婴幼儿的中老年妇女。

应用解剖：在桡骨茎突的外侧，有 1 条浅沟，拇长展肌腱及拇短伸肌腱共同经此沟外面的骨纤维性腱管到达拇指，腕背韧带附着于桡骨下端的外侧缘及桡骨茎突（图 2-12）。

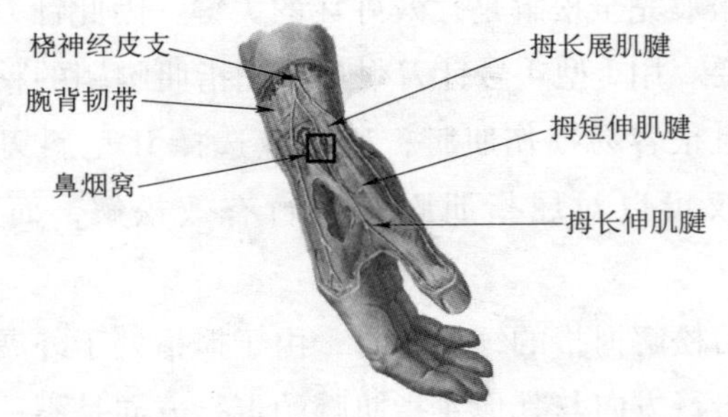

图 2-12　桡骨茎突狭窄性腱鞘炎针刀治疗应用解剖

（一）临床表现

1. 一般发病缓慢，桡骨茎突周围疼痛，疼痛可放射到手指和前臂。

2. 常见腕部有肿胀或肿块，拇指和腕部活动受限。

（二）病因病理

桡骨茎突狭窄性腱鞘炎是由于拇指或腕部活动频繁，使拇短伸肌腱和拇长展肌腱在桡骨茎突部腱鞘内长期相互反复摩擦，桡骨茎突部腱鞘损伤，在局部形成粘连、瘢痕、挛缩，导致桡骨茎突腱鞘狭窄，拇短伸肌腱和拇长展肌腱在鞘管内活动受限，造成腕部弓弦力学解剖系统力平衡失调，引起相应的临床表现。

（三）针刀治疗

1. 治疗原则　运用针刀整体松解腕背韧带在桡骨茎突弓弦结合部的粘连、瘢痕、挛缩（点）；辅以手法，松解腕背韧带与拇长展肌腱、拇长伸肌腱、拇短伸肌腱等弦（线）之间的粘连、瘢痕、挛缩；同时佐以康复理疗、药物治疗，促进局部血液循环和新陈代谢以恢复腕部弓弦力学解剖系统的力平衡。从而为腕部弓弦在冠状面、水平面、矢状面上所形成的立体网络状的力平衡失调创造自我修复条件。

2. 操作方法

(1) 患者取坐位，患者握拳，将患侧腕部放于治疗桌面上，在桡骨茎突压痛明显处定点，碘伏棉球于施术部位消毒，1% 利多卡因局部浸润麻醉，操作采用 I 型 4 号直形针刀。

(2) 操作方法（图 2-13）：①针刀刀口线和桡动脉平行，针刀体与皮肤垂直刺入，感觉刀下有韧性感，用提插刀法在纤维鞘管上切 3 刀。然后针刀达骨面，在腱鞘内纵疏横剥 3 刀。术毕，拔出针刀，局部压迫止血 3 分钟后，创可贴覆盖针眼。

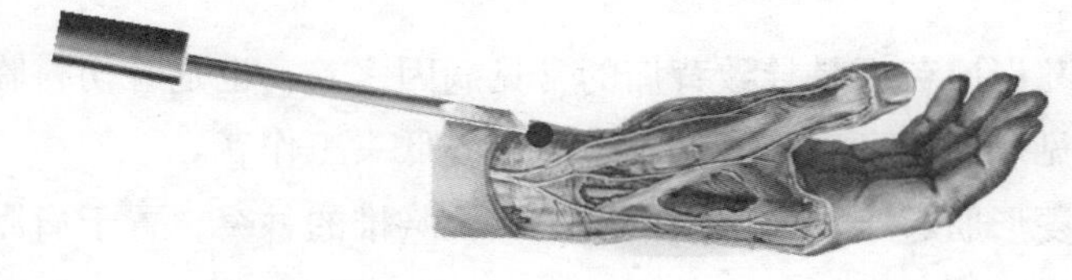

图 2-13 针刀治疗桡骨茎突狭窄性腱鞘炎示意图

(3) 针刀术后手法治疗 先用拇指重点揉按桡骨茎突部及其上下方，达到舒筋活血的目的。然后一手握住患侧腕部，另一手示指及中指夹持拇指，其余手指紧握患者其他四指进行对抗牵引，并使患者腕部向尺侧和掌侧屈曲，同时，缓缓旋转推按桡骨茎突，重复操作 4 次。

按：桡骨茎突狭窄性腱鞘炎在临床上较为常见，如长期抱小孩儿的妇女，拇指长时间处于外展位，肌腱在狭窄的腱鞘内不断地运动，造成腱鞘粘连、瘢痕和挛缩，影响拇指和腕部功能。常规治疗，如封闭治疗，对于缓解局部疼痛有效，但是容易复发，究其原因是由于其没有对腱鞘的粘连和瘢痕进行松解，因此肌腱在腱鞘内的滑动仍然受到卡压，活动受限的缘故。针刀治疗此病效果显著，利用针刀切开部分腕背韧带的粘连和瘢痕，使桡骨茎突部的力学平衡得到恢复，从而彻底治愈该病。做针刀松解时应注意以下几点：①找准解剖位置，勿伤及桡动脉。②如肿胀粘连严重，应注意勿损伤桡神经皮支，方法是进针刀速度不可太快，只要按四步进针刀规范操作，完全可以避开桡神经皮支。

六、长期顽固性背痛最常见的原因是什么，针刀能治疗吗

长期顽固性背痛最常见的发病原因菱形肌损伤。针刀疗效显著。

菱形肌劳损是导致背痛的常见病因之一，也是骨伤科临床的常见病、多发病，多见于长期坐姿低头工作者。

菱形肌起于下两位颈椎及上四位胸椎的棘突，置于肩胛骨内侧缘（图 2-14）。

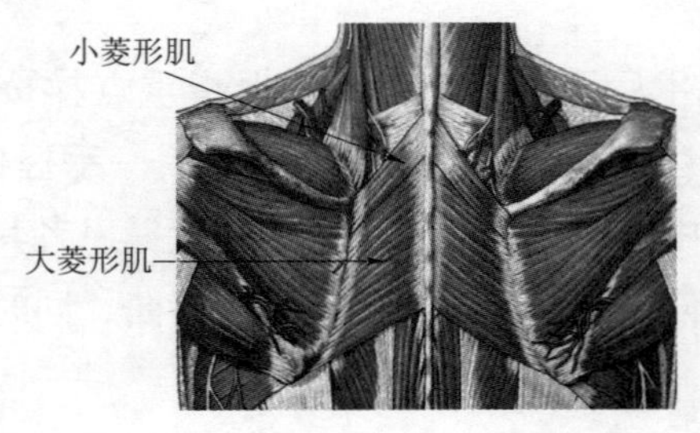

图 2-14　菱形肌示意图

（一）病因病理

长期坐姿抬肩低头工作者易导致菱形肌损伤，从而引起菱形肌弓弦结合部应力集中，人体则会通过粘连、瘢痕、挛缩等变化来进行自我修复、自我代偿，当这种修复代偿在人体承受范围内时，菱形肌的异常应力得到有效分解，不产生临床表

现；当这种修复代偿超过人体可承受范围时，菱形肌的异常应力不能被有效分解，则造成颈、胸段弓弦力学解剖系统力平衡失调，从而产生相应的临床症状。

（二）临床表现及诊断

1. 在菱形肌急性损伤症状缓和很长一段时间后才发病。

2. 急性发作时，在上背脊柱和肩胛骨缘之间都有一突出的痛点，有时局部肿胀，感到上背沉重，背上如负重物，严重者不能入睡，翻身困难。

3. 走路时患侧肩部下降，不敢持物和自由活动，以免加剧疼痛。

（三）针刀治疗

1. 治疗原则 运用针刀整体松解菱形肌在下位两个颈椎的棘突、上位4个胸椎的棘突和肩胛骨脊柱缘的粘连、瘢痕、挛缩（点）；辅以手法，松解菱形肌与背阔肌、竖脊肌等弦（线）之间的粘连、瘢痕、挛缩；同时佐以康复理疗、药物治疗，促进局部血液循环和新陈代谢以恢复颈、胸段弓弦力学解剖系统的力平衡。从而为颈、胸段弓弦在冠状面、水平面、矢状面上所形成的立体网络状的力平衡失调创造自我修复条件。

2. 操作方法

（1）患者俯卧位，在下两位颈椎及上四位胸椎的棘突，肩胛骨内侧缘定点，碘伏棉球于施术部位消毒，1%利多卡因局部浸润性麻醉，操作采用Ⅰ型4号针刀。

（2）针刀操作

①第1支针刀松解颈6棘突点（图2-15） 刀口线与脊柱纵轴方向一致，针刀体与皮肤呈90°角，按四步进针刀规程进针刀，针刀经皮肤、皮下组织、筋膜达颈椎棘突顶点骨面，纵疏横剥3刀，范围0.5cm，然后分别沿棘突两侧向棘突根部提

插切割 3 刀，范围 0.5cm，以松解菱形肌起点处的粘连、瘢痕、挛缩。颈 7~胸 4 棘突点针刀松解方法同第 1 支针刀。

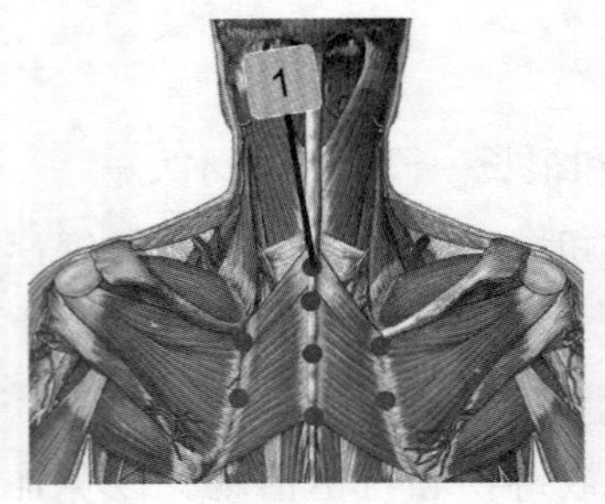

图 2-15　针刀对小菱形肌起点的松解示意图

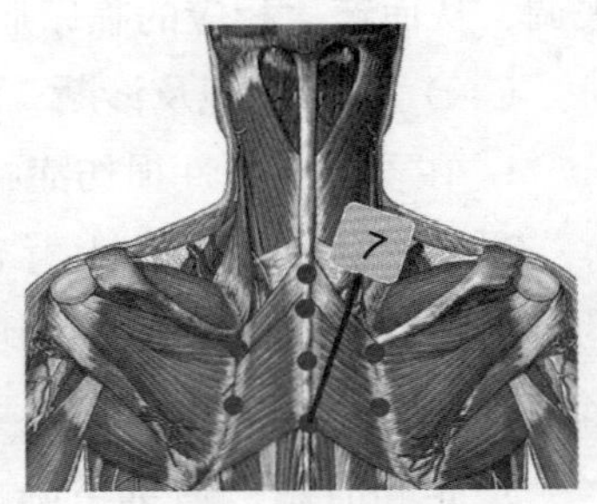

图 2-16　针刀对菱形肌止点的松解示意图

②第 7 支针刀松解菱形肌止点的粘连瘢痕（图 2-16）　在内侧缘定点。刀口线脊柱纵轴一致，针刀体和背部皮肤呈 90°角刺入，按四步进针刀规程进针刀，针刀经皮肤、皮下组织，达肩胛骨内侧骨面，然后针刀小心向内寻找肩胛骨内侧缘，当刀下有落空感时，即到达菱形肌止点骨面，调转刀口线 90°，向内铲剥 3 刀，范围 0.5cm。其余菱形肌止点的针刀松解方法同第 7 支针刀。术毕，拔出全部针刀，局部按压止血 5min，创可贴覆盖针刀口。

按：菱形肌损伤临床上较为常见。在做菱形肌起点与止点松解时，必须先确定骨性标志，尤其是肩胛骨脊柱缘的确定非常重要，方法是让患者上下活动肩胛骨，医生用拇指触摸到肩胛骨脊柱缘。切不可盲目做针刀松解，否则，可能因为解剖位置不清，造成创伤性气胸等严重后果。针刀操作时，铲剥一定在骨面上进行，不能脱离骨面。这样才能保证针刀手术的安全性。

七、“岔气”是什么病，针刀如何治疗

俗称的“岔气”即下后锯肌损伤，常见于剧烈运动，突然转身、弯腰，或遇到其他不协调的活动，使呼吸节律突然打乱所致。损伤后导致肋部疼痛，呼吸受限。

应用解剖（图 1-17）：下后锯肌位于背阔肌中部的深面，借腱膜起自下位两个胸椎棘突及上位两个腰椎棘突，肌纤维斜向外上方，止于下 4 肋骨肋角外面，作用是下拉肋骨向后，并固定肋骨，协助膈的吸气运动。

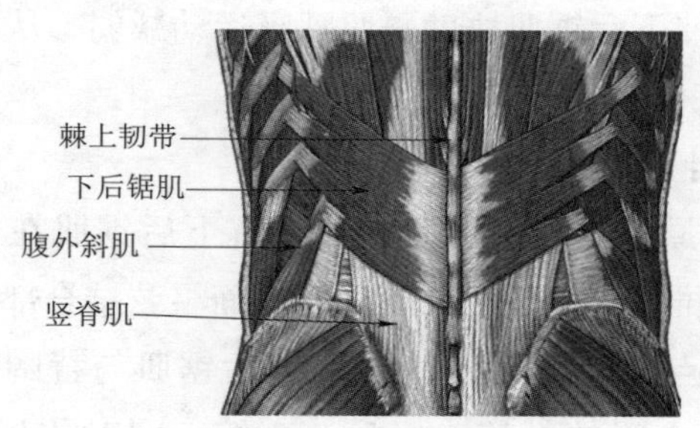

图 1-17　下后锯肌

（一）临床表现及诊断

1. 病史　有突发性胸背下部疼痛病史。

2. 临床表现

①急性损伤时，肋部疼痛剧烈者不敢深呼吸，强迫性气短，上半身向患侧侧弯后伸。卧床时不敢翻身，慢性期患侧肋外侧部疼痛。

②慢性期痛点多在下后锯肌中段 4 条肌束带上，如起初未得到正确治疗，症状多较严重，正常呼吸活动均受到影响，只是时重时轻，严重时呼吸均感困难，出现强迫性气短，痛点处常可触及索状肿物。

③压痛的位置：在 T_{11} ~ L_2 棘突到 9 ~ 12 肋骨的背侧面区域内，均在肋骨面及棘突面上。呼气时疼痛明显加重。

（二）病因病理

剧烈运动或突然转身、弯腰导致下后锯肌损伤，从而引起下后锯肌弓弦结合部应力集中，人体则会通过粘连、瘢痕、挛缩等变化来进行自我修复、自我代偿，当这种修复代偿在人体承受范围内时，下后锯肌的异常应力得到有效分解，不产生临床表现；当这种修复代偿超过人体可承受范围时，下后锯肌的异常应力不能被有效分解，则造成胸腰段弓弦力学解剖系统力平衡失调，使下后锯肌协助膈肌呼吸运动减弱，从而产生相应的临床症状。

（三）针刀治疗

1. 治疗原则 运用针刀整体松解下后锯肌在下两个胸椎及上两个腰椎棘突和下 4 个肋骨外侧面弓弦结合部的粘连、瘢痕、挛缩（点）；辅以手法，松解下后锯肌与背阔肌、竖脊肌等弦（线）之间的粘连、瘢痕、挛缩；同时佐以康复理疗、药物治疗，促进局部血液循环和新陈代谢以恢复胸、腰段弓弦力学解剖系统的力平衡。从而为胸、腰段弓弦在冠状面、水平面、矢状面上所形成的立体网络状的力平衡失调创造自我修复条件。

2. 操作方法

（1）患者取健侧卧位，在下 2 位胸椎和上 2 位腰椎棘突压痛点及下 4 位肋骨外面压痛点定点，碘伏棉球于施术部位消毒，1% 利多卡因局部浸润性麻醉，操作采用 Ⅰ 型 4 号针刀。

（2）操作方法

①第 1 支针刀松解下后锯肌起点（图 1-18）　在胸 11 棘突压痛点定点，刀口线与人体纵轴一致，针刀体与皮肤呈 90°

角，针刀经皮肤、皮下组织，直达棘突顶点，纵疏横剥 3 刀，范围 0.5cm，然后，在棘突两侧贴骨面上下提插切割 3 刀，深度 0.5cm，以松解两侧下后锯肌起点。其他起点的松解方法与此相同。

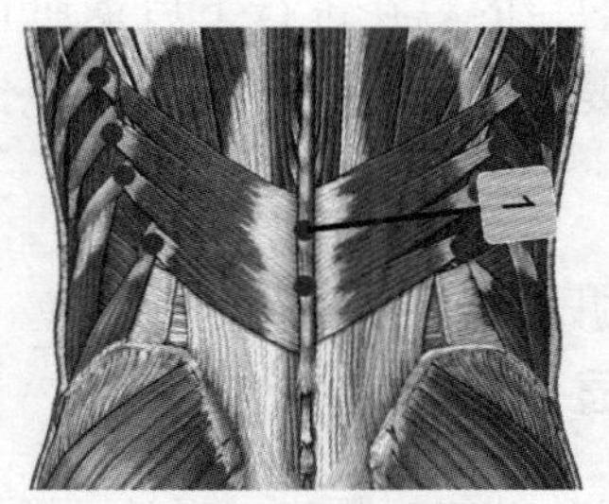

图 2-18　下后锯肌起点的针刀松解

②第 2 支针刀松解下后锯肌肋骨止点（图 2-19）　在第 9 肋骨外面压痛点定点，刀口线与人体纵轴一致，针刀体与皮肤呈 90°角，针刀经皮肤、皮下组织，直达肋骨，调转刀口线 45°，使之与肋骨走行方向一致，在肋骨骨面上向左右前后方向铲剥 3 刀，范围 0.5cm。其他肋骨止点的松解方法与此相同。术毕，拔出针刀，局部压迫止血 3 分钟后，创可贴覆盖针眼。

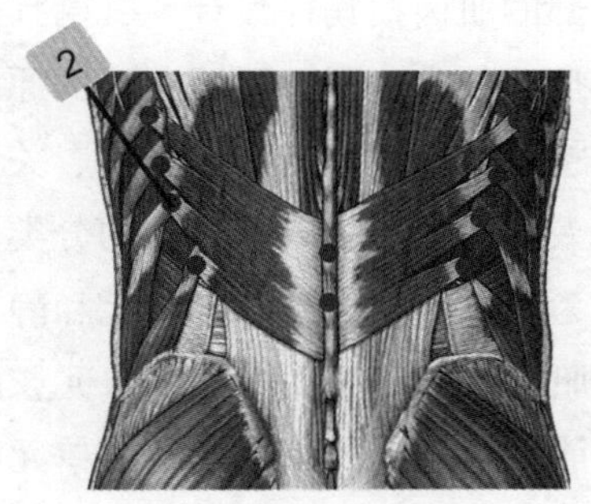

图 2-19　下后锯肌止点的针刀松解

按："岔气"在临床上较为多见，下后锯肌是重要的呼吸肌，下后锯肌损伤后，在局部产生粘连、瘢痕、挛缩等病理变化则会肋部疼痛，呼吸受限等症状，即"岔气"。针刀通过对下后锯肌的松解，改善下后锯肌的高应力状态，从而达到治愈该疾病的目的。在进行下后锯肌止点松解时，所有的针刀操作一定要在骨面上进行，以避免针刀进入胸腔而造成气胸。

八、慢性腰肌劳损为什么久治不愈，针刀治疗为什么疗效明显

腰肌劳损，又称功能性腰痛、慢性下腰损伤、腰臀肌筋膜炎等，是腰痛的最常见原因。

腰肌劳损是临床上较为常见的疾病，其治疗方法有很多，基本可分为药物治疗及非药物治疗，药物治疗主要采用消炎止痛药、注射皮质类固醇及口服非甾体抗炎药，局部外用肌松药及镇痛药。非药物疗法针灸、推拿、封闭及声光电仪器。上述疗法均是针对劳损肌肉本身的治疗，疗效有限，其原因是中西医将腰肌劳损的原因完全归咎于腰部的肌肉损伤，所以其治疗的方案只针对腰部的肌肉损伤而设计，其治疗方法也是只针对腰肌损伤进行治疗。其实，引起腰肌劳损的原因绝不仅仅是肌肉的问题，而是腰部的肌肉、韧带、筋膜、关节囊的共同粘连和瘢痕所致。由人体弓弦力学解剖系统的分类可知，人体弓弦力学解剖系统分为动态弓弦力学解剖单元和静态弓弦力学解剖单元构成。骨骼肌是动态弓弦力学解剖单元弦的组成部分，而关节囊、韧带、筋膜是静态弓弦力学解剖单元的组成部分。虽然肌肉是完成正常生理功能的能量来源，但韧带、筋膜、关节囊在维持人体正常生理结构稳定性起着重要的作用。只有在结

构稳定的基础上才能很好地完成动态生理功能，所以，二者是相互依存，缺一不可的，即“动中有静，静中有动，动静结合”，故腰部肌肉劳损即动态弓弦力学解剖系统生理功能异常必然会引起腰部韧带、筋膜、关节囊即静态弓弦力学解剖系统功能的异常，因此仅针对肌肉进行治疗，疗效欠佳，针刀治疗是通过针刀对病变部位的肌肉、韧带、筋膜、关节囊的粘连、瘢痕进行整体松解，因而其疗效显著。

（一）病因病理

针刀医学研究发现腰肌劳损是由于扭伤、长期负重等原因引起腰部软组织损伤，从而引起腰部软组织在弓弦结合部（软组织在骨面的附着处）及弦的应力集中部位（软组织的行经路线）的应力集中，人体则会通过粘连、瘢痕、挛缩等变化在应力集中部位进行自我修复、自我代偿，当这种修复代偿在人体承受范围内时，腰部软组织的异常应力得到有效分解，不产生临床表现；当这种修复代偿超过人体可承受范围时，腰部软组织的异常应力不能被有效分解，则造成腰部弓弦力学解剖系统力平衡失调，引起相应的临床表现。

（二）临床症状及诊断

1. 腰部酸痛或胀痛，部分刺痛或灼痛。

2. 劳累时加重，休息时减轻；适当活动和经常改变体位时减轻，活动过度又加重。

3. 不能坚持弯腰工作。常被迫时时伸腰或以拳头击腰部以缓解疼痛。

4. 腰部有压痛点，多在骶棘肌处，髂骨脊后部、骶骨后骶棘肌止点处或腰椎横突处。

5. 腰部外形及活动多无异常，也无明显腰肌痉挛，少数患者腰部活动稍受限。

（三）针刀治疗

1. 治疗原则 运用针刀整体松解腰部软组织在腰部弓弦结合部的粘连、瘢痕、挛缩（点）；辅以手法，松解腰部各弦（线）之间的粘连、瘢痕、挛缩；同时佐以康复理疗、药物治疗，促进局部血液循环和新陈代谢以恢复腰段弓弦力学解剖系统的力平衡。从而为腰段弓弦在冠状面、水平面、矢状面上所形成的立体网络状的力平衡失调创造自我修复条件。

2. 操作方法

（1）患者取俯卧位，腹部垫软枕，使腰椎前屈缩小。在第 3 腰椎至第 2 骶椎棘突顶点、腰 3～腰 4 横突、双髂后上棘，双侧髂嵴后份、腰 3～腰 5 关节突关节（棘突顶点旁开 2cm）及 T_{11}～L_2 棘突、关节突关节定点，碘伏棉球于施术部位消毒，1%利多卡因局部浸润麻醉，针刀操作采用Ⅰ型 4 号针刀。

（2）操作方法

①第 1 支针刀松解腰 3 棘突点（图 2-20） 刀口线与脊柱纵轴平行，针刀经皮肤、皮下组织，直达棘突骨面，在骨面上纵疏横剥 3 刀，范围 0.5cm，然后，贴骨面向棘突两侧分别用

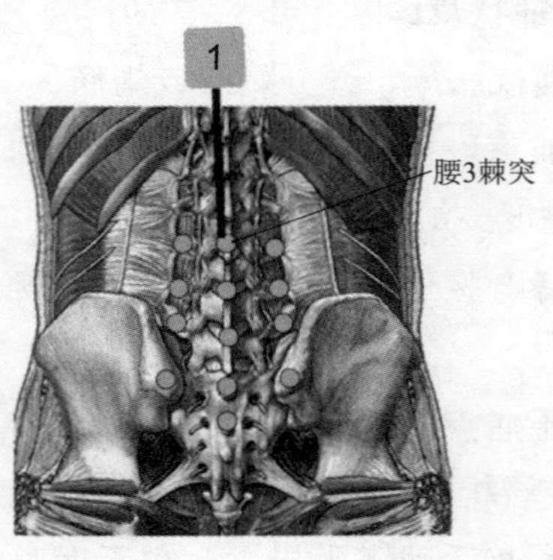

图 2-20 腰 3 棘突点针刀松解示意图

提插刀法切割 3 刀，以松解两侧棘肌的粘连、瘢痕，深度 0.5cm。其他棘突松解方法与此相同。

②第 6 支针刀松解左侧腰 3 横突（图 2-21） 刀口线与脊柱纵轴平行，针刀经皮肤、皮下组织，直达横突骨面，针刀体向外移动，当有落空感时，即达 L_3 横突尖，在此用提插刀法切割横突尖的粘连、瘢痕 3 刀，深度 0.5cm，以松解腰肋韧带在横突尖部的粘连和瘢痕，然后，调转刀口线 90°，沿腰 3 横突上下缘用提插刀法切割 3 刀，深度 0.5cm，以切开横突间韧带。其余横突松解方法同第 6 支针刀。

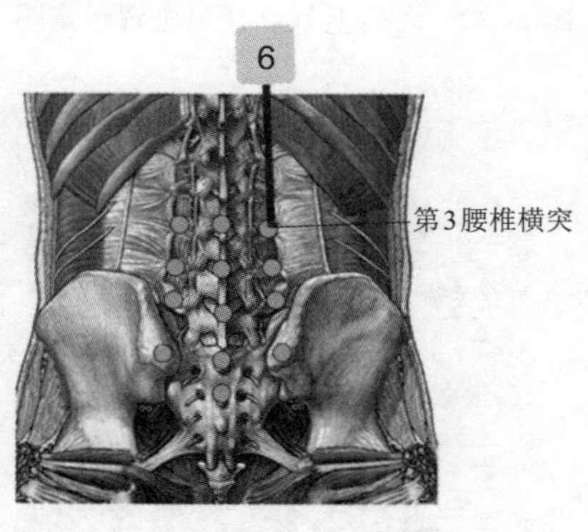

图 2-21　腰 3 横突部针刀松解示意图

③第 12 支针刀松解左侧髂后上棘（图 2-22） 刀口线与脊柱纵轴平行，针刀经皮肤、皮下组织，直达髂后上棘骨面，然后沿骨面铲拨 2~3 刀，范围 0.5cm。右侧髂后上棘点针刀松解方法同第 12 支针刀。

③第 14 支针刀松解左侧腰 3 关节突关节（图 2-23） 刀口线与脊柱纵轴平行，针刀与皮肤垂直，针刀经皮肤、皮下组织、背阔肌、胸腰筋膜浅层、竖脊肌达骨面，在此提插切割 2~3 刀，范围 0.5cm。其余关节突关节针刀松解方法同第

14 支针刀。术毕，拔出全部针刀，局部按压止血 5min，创可贴覆盖针刀口。

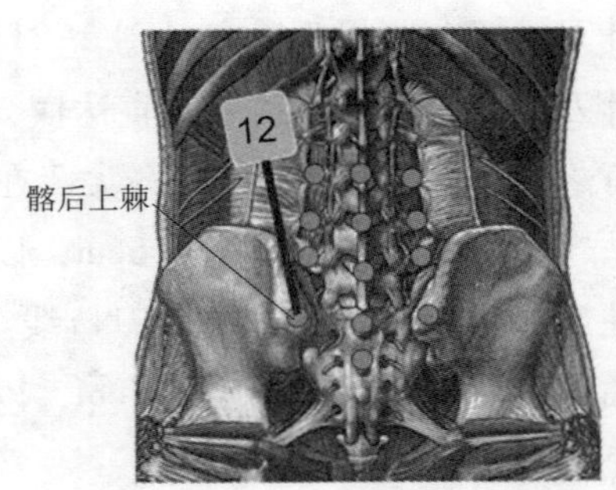

图 2-22　髂后上棘点针刀松解示意图

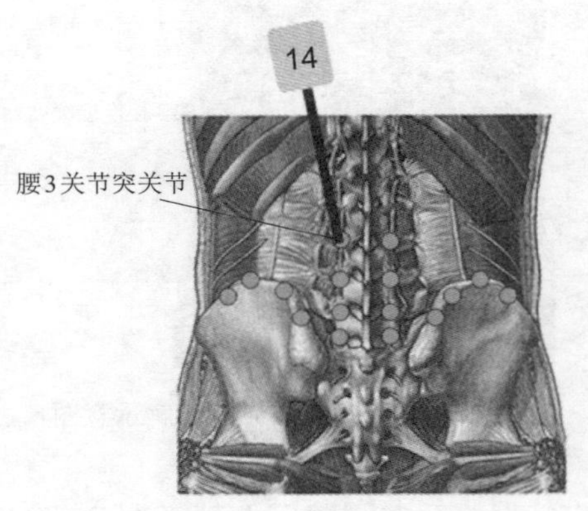

图 2-23　腰 3 关节突关节的针刀松解

按：传统的针刀治疗腰肌劳损是应用针刀压痛点治疗方法进行治疗，其是对局部 1~2 个病变点进行针刀松解治疗，可以取得显著疗效，但易复发。在腰部一个弓弦结合部附着有多个软组织，而腰部的软组织的行径路线又各不相同，因而局部一个病变点的病变会影响其临近的软组织，导致其临近的软组织亦受损，从而形成以点成线、以线成面、以面成体的整体网络状病理构架，针刀整体松解术通过对腰部软组织的整体松解，破坏了腰部整体网络状病理构架，为人体通过自我修复、自我代偿恢复腰部弓弦力学解剖系统力平衡创造了条件，因而其治疗疗效显著，且不易复发。

九、第三腰椎横突综合征临床表现是什么，针刀如何治疗

第三腰椎横突综合征是腰痛或腰腿痛患者中常见的一种疾病，好发于青壮年体力劳动者。针刀疗效显著。

应用解剖（图 2-24）：第三腰椎横突是腰椎横突最长的，有众多大小不等的肌肉附着于其上，相邻横突之间有横突间肌，横突尖端与棘突之间有横突棘肌，横突前侧有腰大肌及腰方肌，横突的背侧有竖脊肌，胸腰筋膜中层附于横突尖。

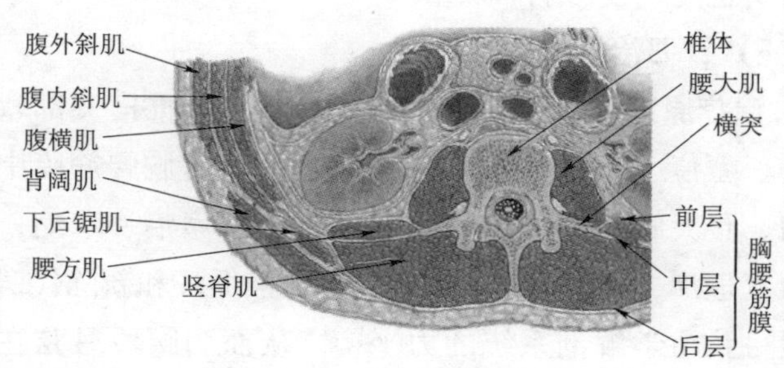

图 2-24 第三腰椎横突应用解剖

（一）病因病理

在腰椎所有横突中，第三腰椎横突最长，且水平位伸出，活动幅度也大，在正位上第三腰椎处于腰椎生理前凸弧度的顶点，为承受力学传递的重要部位，因此易受外力作用的影响造

成附着于该处的软组织损伤，从而引第三腰椎横突部软组织应力集中，人体则会通过粘连、瘢痕、挛缩等变化来进行自我修复、自我代偿，当这种修复代偿在人体承受范围内时，第三腰椎横突部软组织的异常应力得到有效分解，不产生临床表现；当这种修复代偿超过人体可承受范围时，第三腰椎横突部软组织的异常应力不能被有效分解，造成局部软组织拉力增大，卡压附近的血管神经，造成腰部弓弦力学解剖系统力平衡失调，引起相应的临床表现。

（二）临床表现及诊断

1. 腰部中段单侧或双侧疼痛。

2. 腰背强直，不能弯腰和久坐、久立，严重者行走困难，站立时，常以双手扶持腰部，休息后可缓解。

3. 一旦腰部做过多活动，疼痛又加重，重者生活不能自理，在床上翻身都感到困难，不能弯腰工作，站立工作不能持久，有时也受气候影响而加重。

（三）针刀治疗

1. 治疗原则 运用针刀整体松解第三腰椎横突部软组织的粘连、瘢痕、挛缩（点）；辅以手法，松解胸腰筋膜中层与腰方肌、腰大肌等弦（线）之间的粘连、瘢痕、挛缩；同时佐以康复理疗、药物治疗，促进局部血液循环和新陈代谢以恢复腰段弓弦力学解剖系统的力平衡。从而为腰段弓弦在冠状面、水平面、矢状面上所形成的立体网络状的力平衡失调创造自我修复条件。

2. 操作方法

（1）患者俯卧位，在第 3 腰椎横突尖定点，碘伏棉球于施术部位消毒。1% 利多卡因局部浸润麻醉，针刀操作采用 I 型 4 号直形针刀。

（2）针刀操作

①从 L_3 棘突上缘旁开 3cm 定位（图 2-25） 刀口线与脊柱纵轴平行，针刀经皮肤、皮下组织，直达横突骨面，针刀体向外移动，当有落空感时，即达 L_3 横突尖，在此用提插刀法切割横突尖的粘连、瘢痕 3 刀，深度 0.5cm，以松解腰肋韧带在横突尖部的粘连和瘢痕，然后，调转刀口线 90°，沿 L_3 横突上下缘用提插刀法切割 3 刀，深度 0.5cm，以切开横突间韧带。

②术毕，拔出针刀，局部压迫止血 3 分钟后，创可贴覆盖针眼。

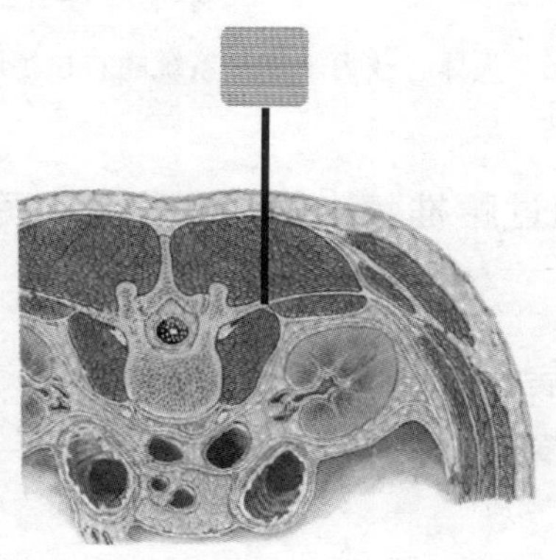

图 2-25　第三腰椎横突的针刀松解

按：第 3 腰椎横突综合征是临床上引起腰部疼痛的常见疾病之一。第 3 腰椎横突尖及横突中部有诸多软组织附着，如胸腰筋膜中层起始部、腰方肌、腰大肌起点、横突间肌等。由于第 3 腰椎横突是腰椎横突中最长的，所以受伤机会多。在进行针刀治疗时应注意：依据针刀医学慢性软组织损伤的网眼理论，一侧腰 3 横突受损伤，对侧必然代偿，也会产生粘连和瘢痕，其类似于斜拉桥结构，当斜拉桥的一侧拉索出现应力集中，桥塔必然被拉向应力集中的一侧，那么另外一侧的拉索为了保持桥塔在中立位，也必然会出现应力增大的情况（图 2-26），故针刀治疗要对双侧的第 3 腰椎横突进行松解，仅松解一侧第 3 腰椎横突易出现针刀治疗见效快、复发率高的问题。

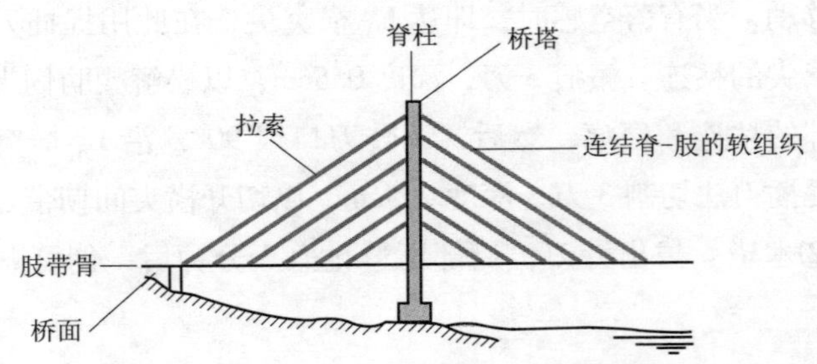

图 2-26　人体弓弦力学解剖系统的斜拉桥原理

十、如何通过腰椎棘突的体表投影确定腰椎横突的位置

答：腰椎疾病的针刀整体松解治疗中，横突的松解是很重要的部分。找到横突就必须掌握腰部体表标志与深部结构之间的相互对应关系。

腰部的骨性标志有髂嵴、髂嵴的最高点、髂后上嵴、腰椎棘突等。正确掌握这些体表标志与体内标志（图 2-27）的关系是找到腰椎横突的前提。

方法：患者俯卧位，腹部垫软枕，双侧髂嵴的最高点连线与后正中线的交点为腰 4 棘突，由此向上及向下分别可确定腰 1～腰 3 及腰 5 的棘突。有研究证实（《腰椎横突体表定位的解剖学研究》——崔清国）腰椎棘突的上缘与腰椎的横突在同一水平线上，因此在进行腰椎横突部针刀松解时，一般在相应椎体的棘突上缘旁开 3cm 处垂直进针刀，达到横突骨面后，再缓慢向外移动至横突尖部进行松解。

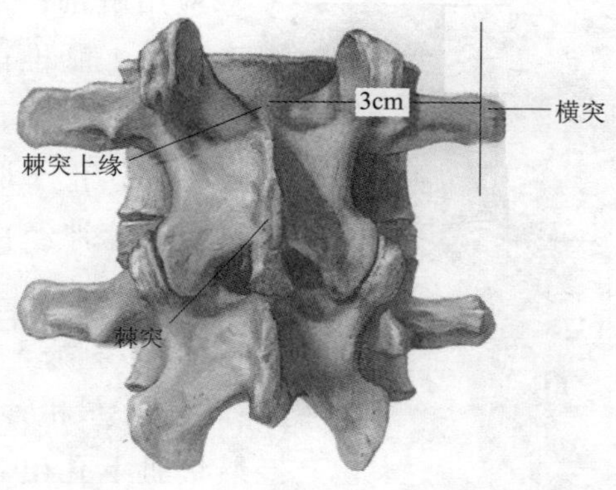

图 2-27 腰椎横突与棘突的关系

按：腰椎横突部有众多的软组织附着，如相邻横突之间有横突间肌，横突尖端与棘突之间有横突棘肌，横突前侧有腰大肌及腰方肌，横突的背侧有竖脊肌，胸腰筋膜中层附于横突尖，在腰4~腰5横突部还有髂腰韧带附着。在腰部活动过程中，横突部的软组织拉力增大，因此频繁的腰部活动容易引起横突部软组织牵拉受损造成局部弓弦结合部应力集中，当这种异常的应力超过人体可代偿范围时，则会引起相应的临床表现。因此在腰部疾病的针刀松解过程中，横突部的松解显得尤其重要，而准确掌握腰椎横突的体表投影则是针刀治疗腰部疾病的前提。

十一、梨状肌综合征是临床常见病吗，有何临床表现，针刀怎么治疗

梨状肌综合征在临床上并不常见，只有当各种损伤如骨盆挤压伤、髋关节脱位、髋臼骨折等，直接导致梨状肌粘连瘢痕纤维化，卡压坐骨神经，才会引起相应的临床表现。

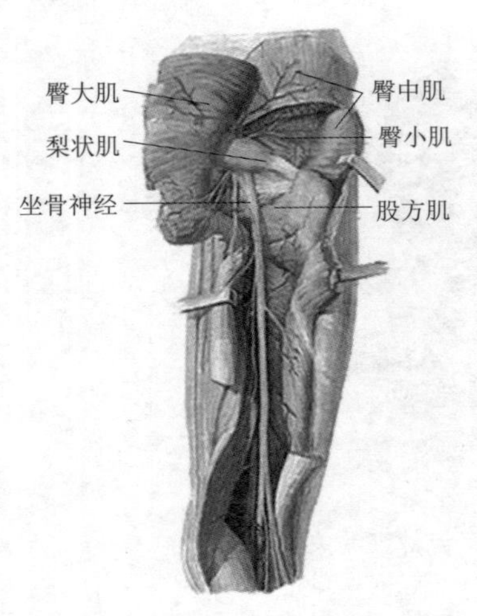

图 2-28　坐骨神经

应用解剖：梨状肌起于第 2、3、4 骶椎前面，分布于小骨盆的内面，经坐骨大孔入臀部，止于股骨大转子后面；坐骨神经由腰神经和骶神经组成。来自腰 4 ~ 腰 5 神经和骶 1 ~ 骶 3 神经根，是所有神经中最粗者。坐骨神经经梨状肌下孔出骨盆到臀部（图 2-28），在臀大肌深面向下行，依次横过闭孔内肌，上下孖肌及股方肌的后方，支配这些肌肉，并沿大收肌后面，半腱肌、半膜肌、股二头肌之间下降，途中发出肌支至大腿的屈肌，坐骨神经在到腘窝以前，分为胫神经和腓总神经，支配小腿及足的全部肌肉以及除隐神经支配区以外的小腿与足的皮肤感觉。

（一）病因病理

当骨盆挤压伤，髋关节脱位、髋臼骨折等原因造成梨状肌损伤时，则会引起梨状肌应力集中，人体则会通过粘连、瘢痕、挛缩等变化来进行自我修复、自我代偿，当这种修复代偿在人体承受范围内时，梨状肌的异常应力得到有效分解，不产生临床表现；当这种修复代偿超过人体可承受范围时，梨状肌的异常应力不能被有效分解，梨状肌拉力增大，卡压坐骨神经，造成臀部弓弦力学解剖系统力平衡失调，引起相应的临床表现。

（二）临床表现及诊断

1. 臀部疼痛并向下肢放射痛。

2. 疼痛位置较深，放射痛主要向同侧下肢的后面或后外侧，有的还会伴有小腿外侧麻木、会阴部不适等。严重时臀部呈现“刀割样”或“灼烧样”的疼痛。

由于梨状肌综合征与腰椎间盘突出症的症状极为相似，临床常需鉴别（表2-3）。

表2-3 梨状肌综合征与腰椎间盘突出症的鉴别

	腰部症状	梨状肌紧张试验	直退抬高试验	臀部压痛点封闭治疗
梨状肌综合征	腰部无明显压痛和畸形，活动不受限	阳性	阳性，直退抬高60°以前，下肢疼痛明显，超过60°疼痛减轻	症状减轻
腰椎间盘突出症	腰部常有明显压痛，活动受限	阴性	阳性，直退抬高时下肢出现疼痛，随着抬高角度增大，疼痛加重	症状没有明显缓解

（三）针刀治疗

1. 治疗原则 运用针刀整体松解梨状肌在骶骨前外侧面及股骨大转子尖弓弦结合部的粘连、瘢痕、挛缩（点）；辅以手法，松解坐骨神经与梨状肌等弦（线）之间的粘连、瘢痕、挛缩；同时佐以康复理疗、药物治疗，促进局部血液循环和新陈代谢以恢复臀部弓弦力学解剖系统的力平衡。从而为臀部弓弦在冠状面、水平面、矢状面上所形成的立体网络状的力平衡失调创造自我修复条件。

2. 操作方法

（1）患者俯卧位，在坐骨神经梨状肌下孔的体表投影处，即髂后上棘与尾骨尖连线的中点与股骨大转子连线的中内1/3

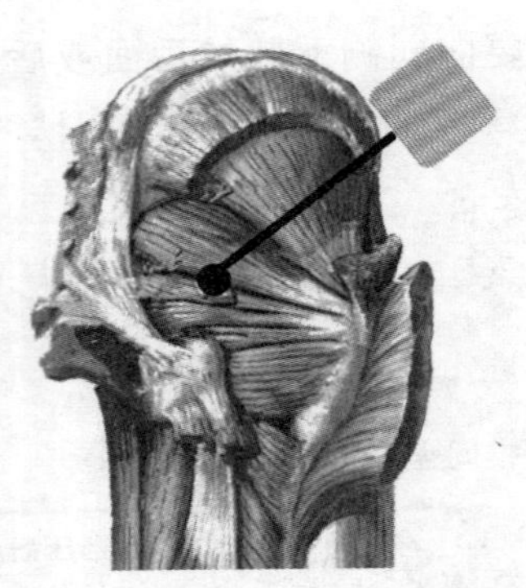
图 2-29　针刀治疗梨状肌综合征示意图

交点处定点。碘伏棉球于施术部位消毒，1% 利多卡因局部浸润麻醉，针刀操作采用Ⅰ型 3 号直形针刀。

（2）操作方法

如图 2-29。针刀松解坐骨神经在梨状肌下孔的卡压点。在定位处进针刀，针刀体与皮肤垂直，刀口线与下肢纵轴一致，按四步进针刀规程进针刀，针刀经皮肤、皮下组织、浅筋膜、肌肉，当患者有麻木感时，已到坐骨神经在梨状肌下孔的部位，退针刀 2cm，针刀体向内或者向外倾斜 10°～15°再进针刀，刀下有坚韧感时，即到坐骨神经在梨状肌下孔的卡压点，以提插刀法向下切割 3 刀，范围 0.5cm。术毕，拔出针刀，局部压迫止血 3 分钟后，创可贴覆盖针眼。

按：梨状肌综合征的症状表现为臀部疼痛并向下肢放射痛，其症状与腰椎间盘突出症极为相似，因此临床上常易误诊。事实上，临床上所发现的坐骨神经痛通常是由于腰椎间盘突出后卡压神经根而造成的，只有当梨状肌受到直接损伤如骨盆骨折、髋关节脱位、髋部挤压伤时，才会导致其形成粘连、瘢痕及挛缩，卡压坐骨神经而引起梨状肌综合征。而基层医生发现坐骨神经痛就认为是梨状肌综合征，然后按照梨状肌综合征进行治疗，疗效当然不好。

针刀治疗时应注意以下几点：①手术前将坐骨神经的体表投影画出来。②严格保持刀口线的方向与坐骨神经的走形方向一致。③严格按照四步进针刀规程进针刀，对梨状肌与坐骨神经之间的粘连进行松解。严格遵守以上3点注意事项，如针刀碰到坐骨神经，患者会马上有窜麻感，及时退针刀到浅层肌肉，然后调整针刀体的方向，再进针刀，即可避开坐骨神经，从而达到有效松解梨状肌与坐骨神经之间粘连的同时又能避免损伤坐骨神经，以确保针刀手术的有效性及安全性。

十二、臀肌挛缩综合征是什么原因引起的，有哪些临床表现，针刀如何治疗

臀肌挛缩综合征是由多种原因引起的臀肌及其筋膜纤维变性、挛缩，引起以髋关节功能受限及弹响为主要临床症状的疾病。

（一）病因病理：

西医学及针刀医学关于臀肌挛缩综合征的病因病理学认识及治疗（表2-4）：

表2-4 西医学及针刀医学关于臀肌挛缩综合征的病因学认识及治疗

	病因	治疗
西医学	注射因素、易感因素、外伤、感染等因素，遗传特发因素	手术治疗
针刀医学	臀部弓弦力学解剖系统力平衡失调	针刀整体松解臀部周围软组织的粘连、瘢痕、挛缩

1. 西医学关于臀肌挛缩的病因病理学认识 西医学认为臀肌及其筋膜纤维变性、挛缩是引起臀肌挛缩症的主要原因，而引起臀肌及其筋膜纤维变性、挛缩主要有以下几种：①注射因素：臀肌挛缩症与臀部接受反复多次的肌肉注射密切相关。其中的损伤因素包括机械性损伤和化学性损伤等，多数学者认

为注射药物的化学性损伤是主要病因。②易感因素：免疫因素；瘢痕体质。③外伤、感染等因素：先天性髋关节脱位术后并发症；臀肌筋膜间室综合征后遗症；臀部感染。④遗传特发因素。

2. 针刀医学关于臀肌挛缩的病因病理学认识 臀部慢性劳损及创伤等因素引起髂胫束后缘及臀大肌肌腱损伤，从而引起髂胫束后缘及臀大肌肌腱应力集中，人体则会通过粘连、瘢痕、挛缩等变化来进行自我修复、自我代偿，当这种修复代偿在人体承受范围内时，髂胫束后缘及臀大肌肌腱的异常应力得到有效分解，不产生临床表现；当这种修复代偿超过人体可承受范围时，髂胫束后缘及臀大肌肌腱的异常应力不能被有效分解，髂胫束后缘及臀大肌肌腱拉力增大，从而影响髋关节的活动，导致髋部弓弦力学解剖系统力平衡失调，从而产生相应的临床表现。

（二）临床表现及诊断

1. 髋关节功能障碍 患者髋关节内旋内收活动受限。站立时下肢外旋位，不能完全靠拢。行走常有外八、摇摆步态，快步呈跳跃状态。坐下时双腿不能并拢，双髋分开蛙式位，一侧大腿难以搁在另一侧大腿上（交腿试验）。下蹲活动时轻者蹲时双膝先分开，然后下蹲后再并拢（划圈征）。重者只能在外展、外旋位下蹲，蹲下时双髋关节呈外展、外旋姿势，双膝不能靠拢，足跟不着地，呈蛙式样。

2. 骨盆变型 病程长、程度重者可有髋臼底凸向盆腔。臀中小肌挛缩的患儿有大转子骨骺肥大。双侧不对称性臀肌挛缩患儿可有骨盆倾斜及继发性腰段脊柱侧凸。严重侧髂前上棘较轻侧低，重侧脐踝距离长于轻侧，而两侧大转子到踝部距离相等。

（三）针刀治疗

1. 治疗原则 运用针刀整体松解髂胫束后缘和臀大肌肌腱前缘的粘连、瘢痕、挛缩（点）；辅以手法，松解臀大肌、髂胫束与缝匠肌、股直肌、股外侧肌等弦（线）之间的粘连、瘢痕、挛缩；同时佐以康复理疗、药物治疗，促进局部血液循环和新陈代谢以恢复髋部弓弦力学解剖系统的力平衡。从而为髋部弓弦在冠状面、水平面、矢状面上所形成的立体网络状的力平衡失调创造自我修复条件。

2. 操作方法

（1）患者取健侧卧位，在股骨大转子及髂胫束行经路线定点，碘伏棉球于施术部位消毒，1%利多卡因局部浸润麻醉，针刀操作采用Ⅱ型斜刃针刀。

（2）操作方法

第 1 次针刀松解臀大肌与髂胫束之间的粘连和瘢痕（图 2-30）

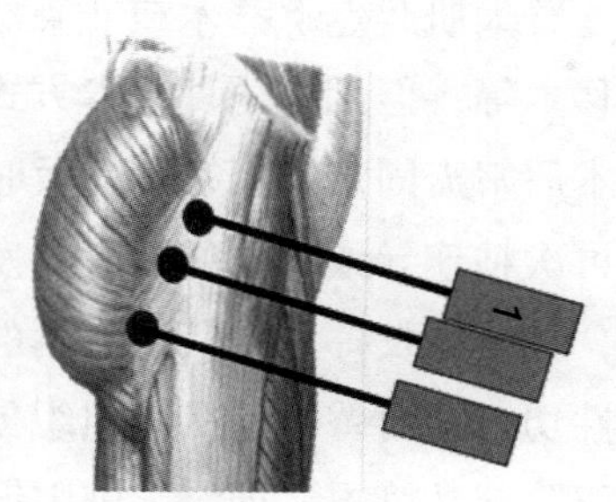

图 2-30 针刀松解股骨大转子处软组织示意图

①第 1 支针刀松解臀大肌与髂胫束的结合部前部的瘢痕挛缩点 将髋关节置于最大内收位，在股骨大粗隆上后方找到圆形的粘连、挛缩点的前部。刀口线与髂胫束走行方向一致，针刀经皮肤、皮下组织，刀下有坚韧感时，即到达臀大肌与髂胫束结合部挛缩点的前部，此时，调转刀口线 90°，向后用提插刀法切割粘连挛缩部，直到刀下有松动感，一般切割范围为 3cm。臀大肌与髂胫束的结合部后部的瘢痕挛缩点及臀大肌止点的挛缩点针刀松解方法同第 1 支针刀。

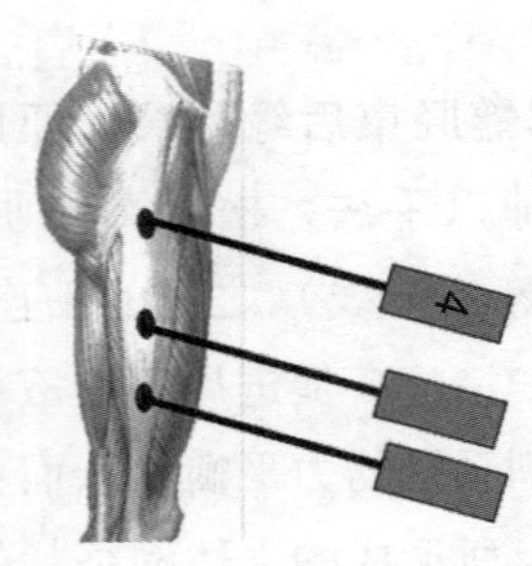

图 2-31　针刀松解髂胫束示意图

第 2 次针刀松解髂胫束的粘连和瘢痕（图 2-31）

②第 4 支针刀松解髂胫束在股骨大转子部的粘连和瘢痕　在股骨大转子尖部定位。刀口线与髂胫束走行方向一致，针刀体与皮肤垂直，针刀经皮肤、皮下组织，当刀下有韧性感时，即到达髂胫束，再向内刺入 1cm，提插切割 3 刀，范围 0.5cm。髂胫束中上段的针刀松解同第 4 支针刀。

按：目前该病的治疗以手术为主，主要的手术方式有臀肌挛缩带切断术、臀肌挛缩带“Z”形延长术、臀肌挛缩带切除术、臀大肌起点下移术或止点松解术、臀肌松解+臀大肌止点上移术等，但无论哪种手术方式都需要长形的开放性切口，加之术后常需固定二周，不能及时进行功能锻炼则可能造成臀肌的再次粘连导致疾病的再次复发。针刀是以针刺的方式刺入人体，在体内发挥刀的切割作用的医疗器械。其不需要长形的开放性切口，对臀部周围软组织创伤小，术后第二天即可进行被动双膝交叉练习，即跷二郎腿锻炼，并且针刀松解所产生的粘连在人体可以承受范围内，因此不会造成疾病的再次复发。

十三、跟痛症的原因是什么，针刀如何治疗

跟痛症主要是指患者在行走或者是站立时足底部疼痛。多由慢性损伤引起，常伴有跟骨结节前缘骨刺，本病多发生于中老年。

应用解剖（图 2-32）：跖腱膜由纵行排列的致密的结缔组织构成，其间有横向纤维交织，分为内外侧部和中央部，内外

侧部分别覆盖足拇趾和小趾的固有肌，中央部最强最厚，起于跟骨结节内侧突，继而呈腱膜状分为5个束支至各趾。在跖骨头的近端各束浅层支持带与皮肤相连。

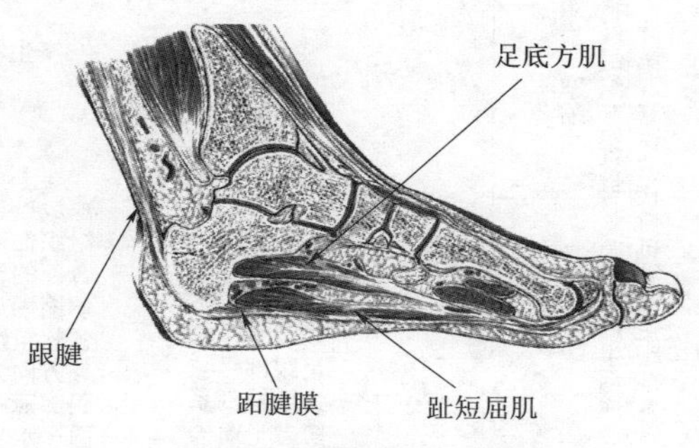

图2-32 跟痛症应用解剖

（一）病因病理

西医认为本病主要与劳损及退变有密切关系，常见的病因有：①足跟纤维脂肪垫炎；②跖腱膜炎；③跟骨骨刺。

针刀医学关于跟痛症病因病理学认识（图2-33）：跖腱膜本身没有主动收缩功能，但它是维持足纵弓的重要结构。人体在行走过程中，通过跖腱膜的形变改变足弓的形状来适应行走的力学变化。因此长期行走及站立会引起跖腱膜损伤，从而引起跖腱膜应力集中，人体则会启动第一套自我代偿机制，通过粘连、瘢痕、挛缩等变化进行自我修复、自我调节，当这种修复、调节在人体承受范围内时，足跟部应力被有效分解，则不产生临床表现。当这种修复、代偿超过人体第一套代偿范围时，则会有两条途径，第一直接产生临床表现；第二，人体会启动第二套自我代偿机制，通过硬化、钙化、骨化进一步代偿，当这种代偿在人体承受范围时，则足部的异常应力会通过弓变长、弦变短的方式被代偿，则不产生临床表现。当人体通过第二套自我代偿仍然不能代偿跖腱膜的异常应力时，则会产生相应的临床表现。

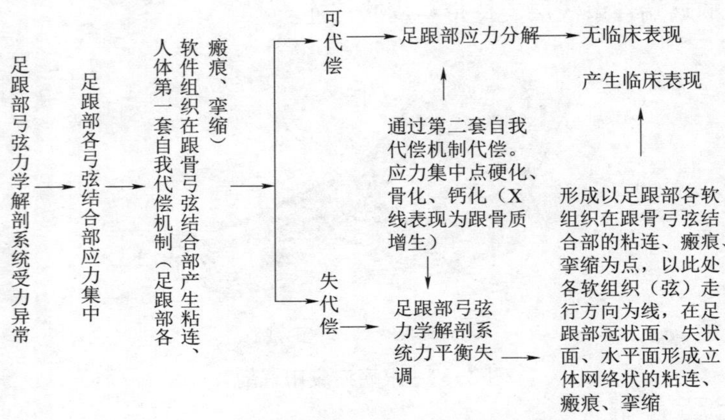

图2-33　针刀医学关于跟痛症病因病理学认识

（二）临床表现

1. 跟部局部疼痛、肿胀、走路时加重。

2. 足跟底前内侧压痛。

3. 有时有其他畸形，为平底足等。

（三）针刀治疗

1. 治疗原则　运用针刀整体松解足跟部各软组织在跟骨弓弦结合部的粘连、瘢痕、挛缩（点）；辅以手法，松解各弦（线）之间的粘连、瘢痕、挛缩；同时佐以康复理疗、药物治疗，促进局部血液循环和新陈代谢以恢复足跟部弓弦力学解剖系统的力平衡。从而为足跟部弓弦在冠状面、水平面、矢状面上所形成的立体网络状的力平衡失调创造自我修复条件。

2. 操作方法

（1）患者取俯卧位，在跟骨结节前下缘和内缘定点，碘伏棉球于施术部位消毒，1%利多卡因局部浸润麻醉，采用Ⅰ

型4号直形针刀。

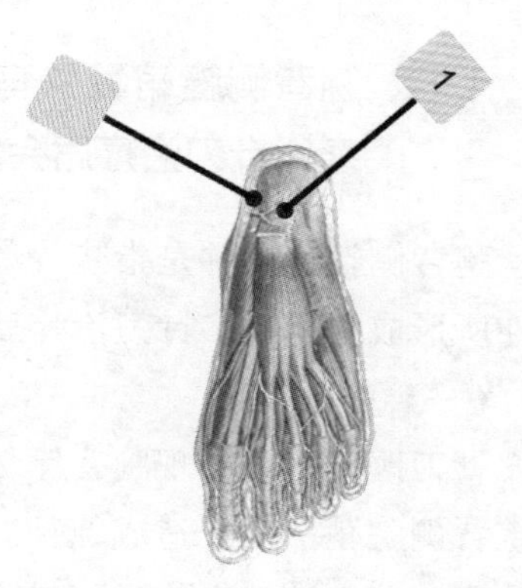

图2-34 针刀治疗跟痛症示意图

（2）操作方法（如图2-34）

①第1支针刀松解跟骨结节前下缘跖腱膜中央部（图2-34） 从跟骨结节前下缘进针刀，刀口线与跖腱膜方向一致，针刀体与皮肤垂直，针刀经皮肤、皮下、脂肪垫到达跟骨结节前下缘骨面，调转刀口线90°，在骨面上向前下方铲剥2~3刀，范围不超过0.5cm，跟骨结节内缘跖腱膜内侧部针刀松解方法同第1支针刀。

按：临床上跟痛症患者足部X线表现有的有跟骨骨刺的形成，有的没有跟骨骨刺的形成，还有一些患者没有跟痛症症状，但足部X线表现却有跟骨骨刺的形成。这从客观事实上证明跟痛症与跟骨骨刺没有直接关系，而是与跖腱膜的异常应力有关。由针刀医学关于跟痛症病因病理学认识可知，跟痛症是由于人体无法代偿跖腱膜的异常拉力导致足部弓弦力学解剖系统力平衡失调所致，跟骨骨刺只是人体代偿跖腱膜异常拉力的结果。因此在治疗跟痛症时，我们应以缓解跖腱膜的异常拉力，恢复足部弓弦力学解剖系统力平衡为目的治疗，而不是针对骨质增生。

因此，针刀治疗足跟痛是对以挛缩的跖腱膜为主的软组织进行松解，而不是用针刀去切断、刮除骨质增生。针刀通过对跖腱膜起点处的粘连、瘢痕松解后，缓解了跖腱膜的异常应力，疼痛则会消失，骨质增生也会逐渐变钝不再影响患者的功能。

十四、腕背侧腱鞘囊肿有哪些临床表现，针刀如何治疗，针刀治疗后会复发吗

腕背侧腱鞘囊肿是指腕关节囊及腱鞘附近某些组织的黏液变性所形成的囊肿，针刀治疗后不会复发。

（一）病因病理

针刀医学研究发现腕背侧腱鞘囊肿是腕部反复屈伸活动造成腕背侧腱鞘损伤，造成腕背侧腱鞘应力集中，人体会通过粘连、瘢痕、挛缩等变化进行自我修复、自我代偿，当这种修复代偿在人体可承受范围内时，腕背侧腱鞘的异常应力被有效分解，不产生临床表现；当这种修复代偿超过人体可承受范围时，腕背侧腱鞘的异常应力不能被有效分解，造成腕部弓弦力学解剖系统力平衡失调，而引起相应的临床表现。

（二）临床表现及诊断

1. 临床表现 囊肿生长缓慢，患者自觉局部酸痛或胀痛，发生于皮下，呈圆形或椭圆形，大小不一，发生于腕部背侧的一般在 2~3cm。手握物或按压时疼痛。

2. 诊断

①有腕背侧腱鞘囊肿的临床表现。

②X 线摄片示骨关节无改变。

（三）针刀治疗

1. 治疗原则 运用针刀整体松解腕背侧腱鞘的粘连、瘢痕、挛缩，佐以康复理疗、药物治疗，促进局部血液循环和新陈代谢以恢复腕部弓弦力学解剖系统的力平衡。

2. 操作方法

（1）患者取坐位，患肢屈腕位，用记号笔在手腕背侧囊肿突出处定位。碘伏棉球于施术部位消毒，1% 利多卡因局部

浸润麻醉，针刀操作采用Ⅰ型4号直形针刀。

（2）针刀操作：于定位点进针刀，刀口线与伸指伸腕肌腱走行方向一致，针刀体与皮肤呈90°角刺入（图2-35）。通过皮肤达皮下组织，刺破囊壁，即有一落空感，此时，缓慢进针刀，感觉刀下有轻微阻塞感时，即达腱鞘囊肿的基底部（图2-36），也是囊肿的生发组织层，纵疏横剥3刀，范围0.5cm，以破坏囊肿的生发细胞层，然后稍提针刀，按“十”字形分别穿破囊壁四周后出针刀。术毕，拔出针刀，局部压迫止血3分钟后，创可贴覆盖针刀孔。

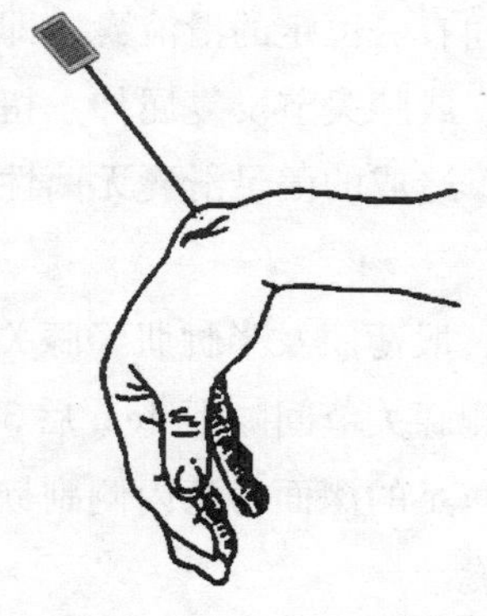

图2-35　针刀刺入腱鞘囊肿

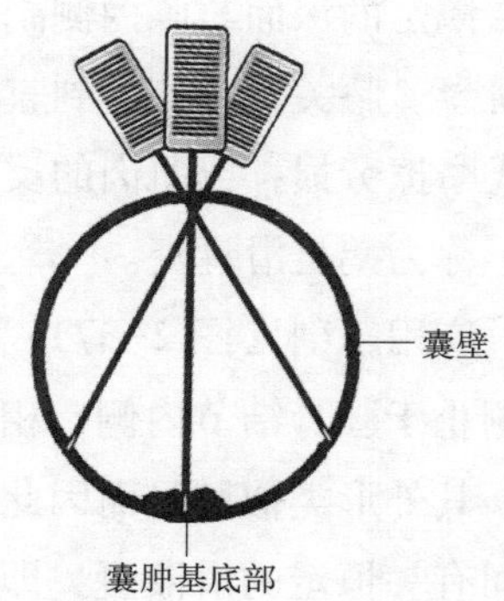

图2-36　针刀松解囊肿基底部

3. 针刀术后手法治疗　针刀术后于屈腕位，医生用拇指强力按压囊肿2次，用纱布块压在囊肿表面，加压包扎5天后再松开。

针刀治疗腱鞘囊肿不易复发，其治疗不单纯是放出囊肿里面的液体，更对腱鞘囊肿的深发层细胞进行破坏，使囊液的分泌功能受到破坏，从而达到治疗该疾病的目的。

按：针刀治疗腱鞘囊肿的原理类似于往水池里注水，注水的水龙头相当于囊肿的基底部，水池的四个面相当于腱鞘的囊壁，那么要使这个水池的水放出，需要进行两步操作，首先要关闭水龙头，其次要在水池的壁上凿洞。针刀松解腱鞘囊肿的基底部就相当于关闭水龙头，而刺破囊壁则相当于在水池的壁上凿洞，只有兼顾这两个方面，才有可能治愈该疾病。

十五、膝关节内侧下方疼痛是什么病，针刀可以治疗吗，如何治疗

膝关节内侧下方疼痛常见于鹅足滑囊炎患者。针刀治疗疗效显著。

鹅足的深面与膝内侧副韧带之间有一恒定的滑液囊，即鹅足滑囊。膝关节内侧受到直接打击，或膝关节反复屈伸、扭转造成摩擦劳损，或肌肉的反复牵拉，造成的鹅足滑囊无菌性炎症，称为鹅足滑囊炎。

应用解剖（图 2-37）：缝匠肌、股薄肌及半腱肌经膝关节内侧止于胫骨结节内侧，相当于内侧膝关节间隙下 4cm 后 3cm 处，其外形类似鹅足而因此得名。鹅足的深面与膝内侧副韧带之间有一恒定的滑液囊，即鹅足滑囊。

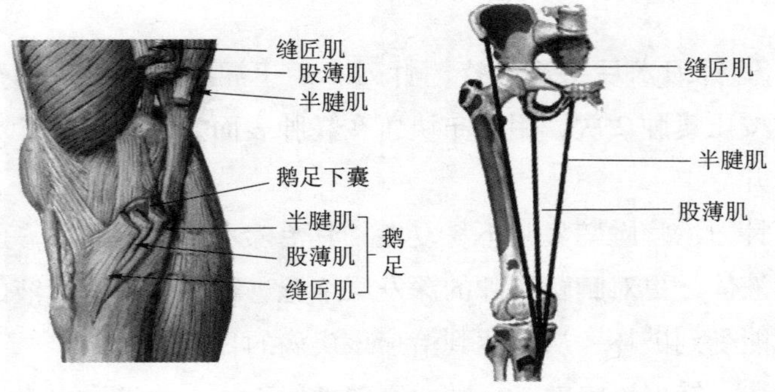

图 2-37　鹅足示意图

（一）病因病理

膝关节内侧受到直接打击，或膝关节反复屈伸、扭转易导致鹅足损伤，从而引起鹅足弓弦结合部应力集中，人体则会通过粘连、瘢痕、挛缩等变化来进行自我修复、自我代偿，当这种修复代偿在人体承受范围内时，鹅足的异常应力得到有效分解，不产生临床表现；当这种修复代偿超过人体可承受范围时，鹅足的异常应力不能被有效分解，则造成膝部弓弦力学解剖系统力平衡失调，从而产生相应的临床症状。

（二）临床表现及诊断

1. 临床表现

（1）在膝关节内侧，相当于胫骨结节水平处出现肿胀、疼痛。

（2）用力屈膝时，疼痛加重。严重者可出现跛行。

（3）被动伸直、外展及外旋膝关节时，局部疼痛加重，有时可有波动感。

2. 诊断

（1）有上述鹅足滑囊炎的临床表现。

（2）X 线检查对本病可辅助诊断，并可排除其他膝关节病变。

（三）针刀治疗

1. 治疗原则　运用针刀整体松解缝匠肌、股薄肌、半腱肌在鹅足弓弦结合部的粘连、瘢痕、挛缩（点）；辅以手法，松解鹅足与鹅足下囊、半膜肌、内侧副韧带等弦（线）之间的粘连、瘢痕、挛缩；同时佐以康复理疗、药物治疗，促进局部血液循环和新陈代谢以恢复膝部弓弦力学解剖系统的力平衡。从而为膝部弓弦在冠状面、水平面、矢状面上所形成的立体网络状的力平衡失调创造自我修复条件。

2. 操作方法

（1）患者取仰卧位，膝关节屈曲 60°。在胫骨上段内侧部定点，碘伏棉球于施术部位消毒，1% 利多卡因局部浸润麻醉，针刀操作采用Ⅰ型 4 号直形针刀。

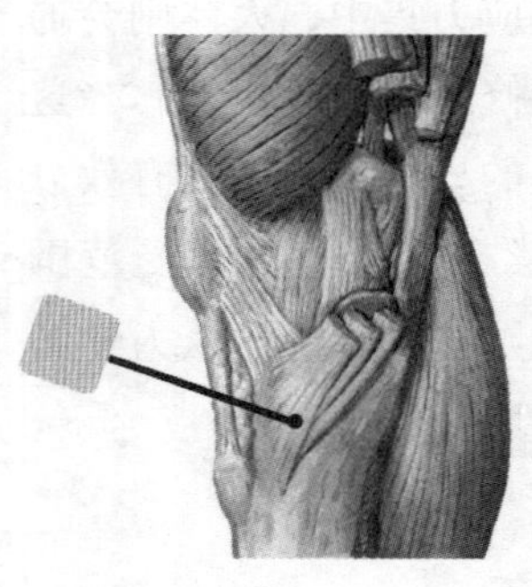

图 2-38　针刀对鹅足的松解示意图

（2）针刀操作（图 2-38）：针刀松解鹅足的挛缩点，在胫骨上段内侧部定位。刀口线与下肢纵轴方向一致，针刀经皮肤、皮下组织，到达胫骨内侧骨面，先提插刀法切割 3 刀，然后贴骨面分别向上、中、下做扇形铲剥 3 刀，范围 0.5cm。术毕，拔出针刀，局部压迫止血 3 分钟后，创可贴覆盖针刀孔。

按：西医治疗肩胛背神经卡压综合征主要采用痛点封闭及手术治疗。痛点封闭治疗近期疗效较好，但存在治疗后易复发的问题。手术治疗鹅足滑囊炎需要的开放性切口，容易损伤膝关节周围正常的软组织，术后引起的局部软组织广泛再粘连容易引起膝关节活动障碍的问题。针刀闭合性手术以针的方式刺入人体，直达病变部位，对病变组织进行切割分离，其对周围正常组织损伤较小，不会引起膝关节周围软组织的广泛再粘连，也就不会引起膝关节活动障碍的问题。因此，针刀是治疗鹅足滑囊炎行之有效的方法。

十六、肩胛提肌损伤有哪些临床表现，针刀如何治疗

肩胛提肌损伤的临床表现有患侧上肢后伸受限，患侧肩胛骨脊柱缘内侧上端和颈上段疼痛等。

应用解剖（图 2-39）：肩胛提肌起自上 4 个颈椎横突的后结节，止于肩胛骨脊柱缘内侧角的上部，作用是上提肩胛骨并使肩胛骨转向内上方。

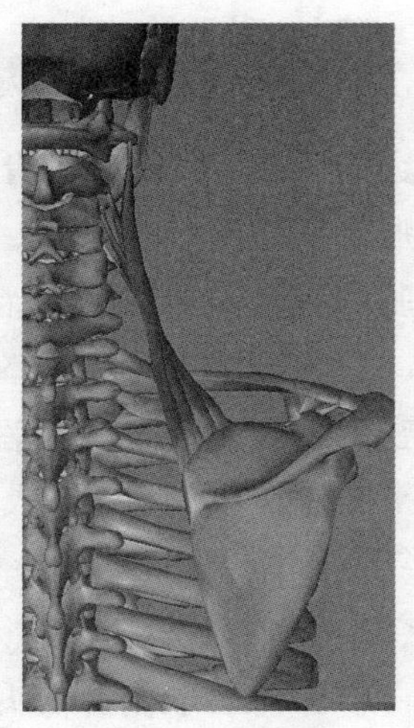
图 2-39　肩胛提肌

（一）临床表现及诊断

1. 临床表现

（1）患侧上肢后伸受限，患侧肩胛骨脊柱缘内侧上端和颈上段疼痛，不敢舒展躯干上段。

（2）睡眠时健侧向下，翻身困难，白天常有患侧抬肩畸形。

2. 诊断

（1）有肩胛提肌损伤的临床表现。

（2）在肩胛骨内上角或上 4 个颈椎横突处有压痛。

（3）上肢后伸，并将肩胛骨上提或内旋，可引起疼痛加剧，或不能完成此动作。

（4）X 线摄片排除颈椎及肩胛骨器质性病变。

（二）病因病理

上肢突然过度后伸，使肩胛骨上提和向内上方旋转，肩胛提肌突然强烈收缩，导致肩胛提肌损伤，从而肩胛提肌弓弦结合部应力集中，人体则会通过粘连、瘢痕、挛缩等变化来进行自我修复、自我代偿，当这种修复代偿在人体承受范围内时，肩胛提肌的异常应力得到有效分解，不产生临床表现；当这种修复代偿超过人体可承受范围时，肩胛提肌的异常应力不能被有效分解，则造成颈肩段弓弦力学解剖系统力平衡失调，从而产生相应的临床症状。

（三）针刀治疗

1. 治疗原则 运用针刀整体松解肩胛提肌在上 4 个颈椎横突的后结节和肩胛骨脊柱缘内侧角上部弓弦结合部的粘连、瘢痕、挛缩（点）；辅以手法，松解肩胛提肌与头夹肌、头半棘肌等弦（线）之间的粘连、瘢痕、挛缩；同时佐以康复理疗、药物治疗，促进局部血液循环和新陈代谢以恢复颈、肩段弓弦力学解剖系统的力平衡。从而为颈、肩段弓弦在冠状面、水平面、矢状面上所形成的立体网络状的力平衡失调创造自我修复条件。

2. 操作方法

（1）患者取俯卧低头位，在肩胛提肌起点与止点处定点，碘伏棉球于施术部位消毒，1% 利多卡因局部浸润麻醉，针刀操作采用Ⅰ型 4 号直形针刀

（2）操作方法

①第 1 支针刀松解肩胛提肌止点（图 2-40） 在肩胛骨内上角的边缘，刀口线方向和肩胛提肌肌纤维方向平行，针刀体和背部皮肤呈 90°角，按照四步进针刀规程进针刀，针刀经皮肤、皮下组织，达肩胛骨内上角边缘骨面，调转刀口线 90°，向肩胛骨内上角边缘骨面铲剥 3 刀，范围 0. 5cm。

②第 2 支针刀松解肩胛提肌起点（图 2-41） 在肩胛提肌的起点处，在颈椎横突部进针刀，刀口线方向和颈椎纵轴平行，针刀体和颈部皮肤呈 90°角，按照四步进针刀规程进针刀，针刀经皮肤、皮下组织、筋膜达横突尖部时，先做纵行疏通，再做横行剥离（刀刃始终在横突尖部骨面上活动），范围 0. 5cm。

③术毕，拔出针刀，局部压迫止血 3 分钟后，创可贴覆盖针刀孔。

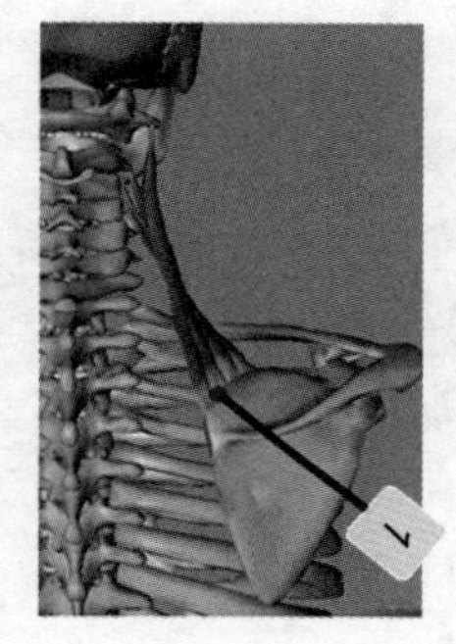

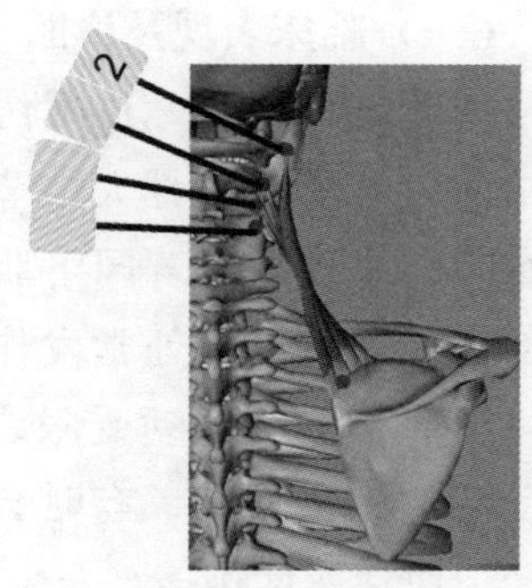

图 2-40　肩胛提肌止点的针刀松解　图 2-41　肩胛提肌起点的针刀松解

按：肩胛提肌损伤在临床上较为常见，针刀治疗时应该注意以下注意事项：①对肥胖患者肩胛提肌止点松解，确定肩胛骨内上角很困难。让患者上下活动肩关节，医生用拇指先摸到肩胛冈，然后向上寻找到肩胛骨的内上角。如不能确定解剖位置，不能盲目做针刀松解，否则会造成创伤性气胸等严重后果。针刀操作时，铲剥应在骨面上进行，不能脱离骨面。②对肩胛提肌起点松解时，必须熟悉颈部的精细解剖和立体解剖，掌握局部神经血管的走向，否则会造成椎动脉损伤或者神经根损伤等严重并发症。

十七、冈上肌损伤有哪些临床表现，针刀如何治疗

冈上肌损伤的临床表现有在冈上窝及肱骨大结节处多有明显胀痛，上肢活动受限，若被动活动患侧上肢，有时会引起冈下肌痉挛性疼痛。

应用解剖（图 2-42）：冈上肌起自冈上窝内 2/3 及冈上筋膜，止于肱骨大结节上面，是肩袖的组成部分。冈上肌受肩胛上神经支配。肩胛上神经来自臂丛颈 5、6 神经的锁骨上支。

冈上肌的作用是使上臂外展。

（一）临床表现及诊断

1. 临床表现 ①损伤初期，在冈下窝及肱骨大结节处多有明显胀痛。②若冈下肌起始部损伤，冈下窝处常发作钻心样疼痛。上肢活动受限，若被动活动患侧上肢，有时会引起冈下肌痉挛性疼痛。

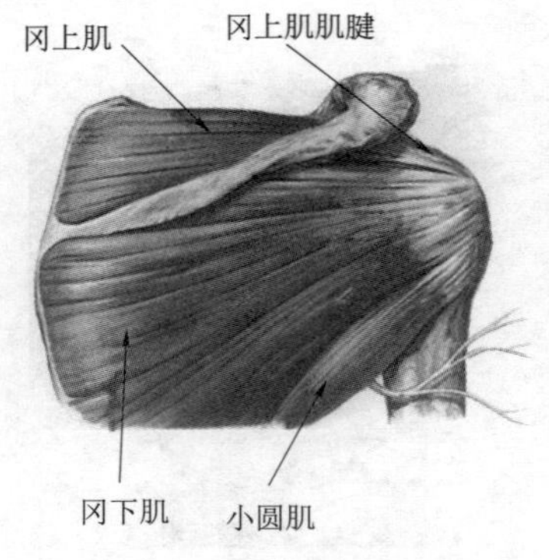

图 2-42 冈上肌

2. 诊断 ①多有劳损或受凉史。②肩背部和上臂酸胀不适，逐渐发展为疼痛、剧痛。③肩关节收展与旋转活动受限，渐加重。④有的患者有肩背部沉重或背部、上臂凉麻及蚁行感，也有些患者上臂内侧有麻木感。⑤冈下窝触及块状或条索状物，压痛明显。⑥肩外展，内旋牵拉冈下肌而疼痛加重，内收、外旋阻抗力试验阳性，冈下窝处有压痛点，相当于肩胛冈中点下 3~4cm 处。

（二）病因病理

摔跤、抬重物，或其他体力劳动均可导致冈上肌损伤或慢性劳损，从而引起冈上肌弓弦结合部应力集中，人体则会通过粘连、瘢痕、挛缩等变化来进行自我修复、自我代偿，当这种修复代偿在人体承受范围内时，冈上肌的异常应力得到有效分解，不产生临床表现；当这种修复代偿超过人体可承受范围时，冈上肌的异常应力不能被有效分解，则造成肩部弓弦力学解剖系统的力平衡，从而产生相应的临床症状。

（三）针刀治疗

1. 治疗原则 运用针刀整体松解冈上肌在冈上窝内三分之二及冈上筋膜，和肱骨大结节上面弓弦结合部的粘连、瘢痕、挛缩（点）；辅以手法，松解冈上肌与斜方肌等弦（线）之间的粘连、瘢痕、挛缩；同时佐以康复理疗、药物治疗，促进局部血液循环和新陈代谢以恢复肩部弓弦力学解剖系统的力平衡，从而为肩部弓弦在冠状面、水平面、矢状面上所形成的立体网络状的力平衡失调创造自我修复条件。

2. 操作方法

（1）患者取端坐位。在冈上肌起点与止点处定点，碘伏棉球于施术部位消毒，1%利多卡因局部浸润麻醉，针刀操作采用Ⅰ型4号直形针刀。

（2）针刀操作

①第1支针刀松解冈上肌起点（图2-43）　在冈上肌起点定位，刀口线与冈上肌肌纤维走行方向一致，针刀体与皮肤呈90°角，按四步进针刀规程进针刀，经皮肤、皮下组织，达冈上窝骨面，纵疏横剥3刀。

②第2支针刀松解冈上肌止点（图2-44）　在肱骨大结节冈上肌止点处定位，刀口线与冈上肌肌纤维方向走行一致，针刀体与皮肤呈90°角，按四步进针刀规程进针刀，直达骨面，纵疏横剥3刀。

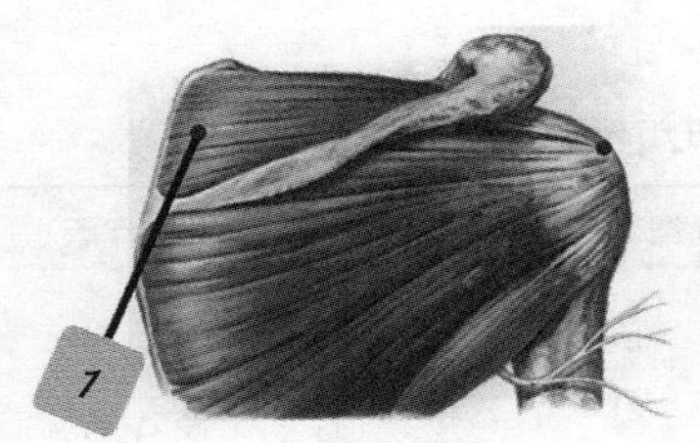

图2-43　冈上肌起点的针刀松解

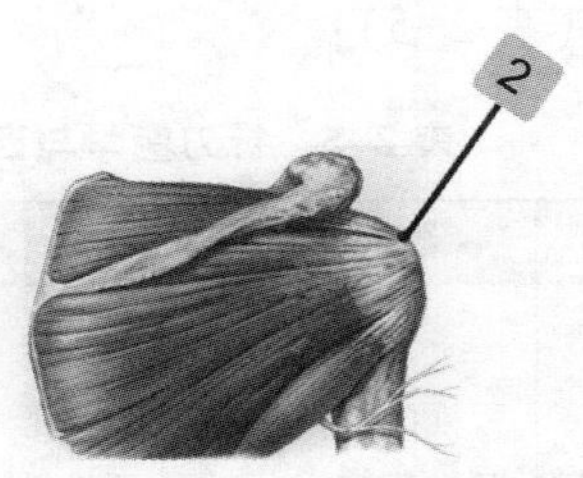

图2-44　冈上肌止点的针刀松解

③术毕，拔出针刀，局部压迫止血3分钟后，创可贴覆盖针刀孔。

按：冈上肌损伤在临床上较常见，其临床表现为冈上窝及肱骨大结节处多有明显胀痛，上肢活动受限，常易被误诊为肩周炎。单纯的冈上肌损伤发病缓慢，肩部外侧渐进性疼痛，上臂外展60°~120°（疼痛弧）时肩部疼痛剧烈，活动受限以肩关节外展为主。而肩周炎患者肩关节外展时，疼痛弧不仅限于中间范围，而且从开始活动到整个运动幅度内均有疼痛及局部压痛，其肩关节活动向各个方向均受限，在临床上应注意鉴别。

第二节　骨关节疾病

一、针刀医学与西医学对颈椎病的认识有何不同

颈椎病又称颈椎综合征，是颈椎骨关节炎、增生性颈椎炎、颈神经根综合征、颈椎间盘脱出症的总称，病程缠绵难愈，已经成为与现代社会相伴的一种常见病和多发病。

针刀医学与西医学对颈椎病认识的不同之处，共有以下几点（表2-5）：

表2-5　针刀医学与西医学对颈椎病的认识的对比表

	病因	病理	分型	诊断	治疗方法
西医学	颈椎间盘及颈椎骨骼退行性变	颈椎骨质增生、骨赘形成，颈椎椎间盘突出、黄韧带肥厚	颈型、椎动脉型、神经根型、脊髓型、交感型及混合型	影像学表现+临床症状	不同分型治疗方法不同

续表

	病因	病理	分型	诊断	治疗方法
针刀医学	颈部软组织应力异常	颈部弓弦力学解剖系统力平衡失调	软组织损伤型、骨关节移位型	影像学表现+临床症状	以针刀整体松解颈部软组织为主，治疗方法统一

（一）病因病理

1. 西医学对颈椎病病因病理的认识 西医认为颈椎病是因颈椎间盘退化引起骨质增生、骨赘形成，黄韧带肥厚，以及后纵韧带骨化等因素刺激神经根或者颈脊髓，造成颈、肩、项背、上肢疼痛，甚至发生脊髓受压的临床表现。

2. 针刀医学对颈椎病病因病理的认识 针刀医学研究发现长期低头工作等原因会导致颈部软组织慢性劳损，从而引起颈部软组织应力集中，人体则会启动通过粘连、瘢痕、挛缩等变化来进行自我修复、自我代偿，当这种修复代偿在人体承受范围内时，颈部软组织的异常应力得到有效分解，不产生临床表现；当这种修复代偿超过人体可承受范围时，人体颈部软组织的异常应力不能被有效分解，导致颈部软组织的拉力增大，导致颈部弓弦力学解剖系统力平衡失调，刺激或压迫邻近的神经根、脊髓、椎动脉及颈部交感神经等组织，引起一系列症状和体征。

（二）临床表现及诊断分型

1. 临床表现 颈椎病的临床表现主要有颈背疼痛、上肢无力、手指发麻、下肢乏力、行走困难、头晕、恶心、呕吐，甚至视物模糊、心动过速及吞咽困难等。

2. 诊断分型

（1）西医对颈椎病的分型：西医对颈椎病的分型主要分为六型，即颈型、椎动脉型、神经根型、交感神经型、脊髓型、混合型。

西医分型有以下不足：西医这种分型与影像学脱节，临床上常出现影像学上明显变化，如骨质增生，关节错位，多发性颈椎间盘突出，但患者没有明显的临床表现；其次西医分型与治疗脱节，如神经根型颈椎病，西医手术切除了压迫神经根的骨质增生，扩大了椎间孔，但术后症状没有改善，甚至加重；再如交感神经型颈椎病所造成的自主神经功能紊乱，西医用药物治疗，收效甚微。

（2）针刀医学对颈椎病的分型：针刀医学将颈椎病分为两型：软组织损伤型及骨关节移位型。

针刀医学对颈椎病的分型与病情的发生发展紧密联系，即首先是软组织损伤型，颈部软组织慢性劳损以后，造成颈部软组织应力集中，人体通过代偿无法代偿这种异常的应力，从而引发临床表现，此型颈椎病症状轻，预后好。随着病情发展，软组织的异常应力导致骨关节错位，此型颈椎病症状重，预后较差。

（三）颈椎病的治疗

1. 西医治疗颈椎病主要分保守治疗和手术治疗。保守治疗主要的方法是扩血管、脱水、消炎等方法；手术治疗主要是切除颈椎间盘解除其对神经根的压迫。

2. 针刀整体松解术治疗颈椎病是利用针刀整体松解颈部软组织的粘连、瘢痕、挛缩，打开颈部整体网络状病理构架，为人体通过自我代偿、自我修复恢复颈部弓弦力学解剖系统力平衡创造条件，其充分认识和发挥人体的自我代偿及自我修复能力。

按：针刀医学研究发现颈椎病并非是颈椎骨退行性变的结果，而是颈部周围软组织（主要是项韧带、斜方肌、头夹肌、头半棘肌、胸锁乳突肌、椎枕肌等）受损伤以后，人体自我代偿、自我修复的结果。换句话讲，颈椎病并非是颈椎骨骼的问题，而是颈部软组织出了问题。其病因病理可以用下图（2-45）给予解释。

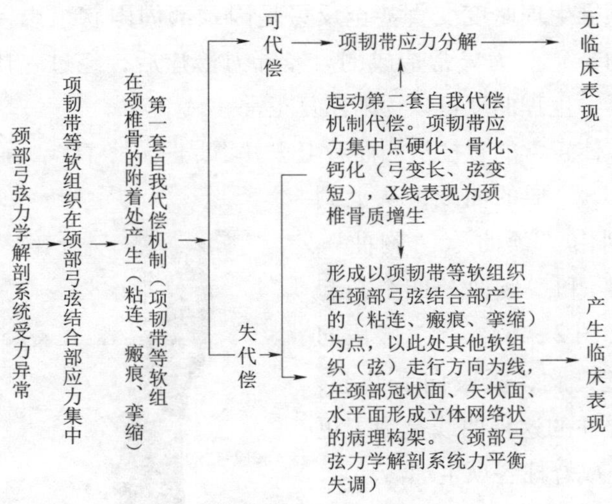

图 2-45　颈椎病病因病理示意图

当颈椎弓弦力学解剖系统受力异常，颈部软组织（主要是项韧带、斜方肌、头夹肌、头半棘肌、胸锁乳突肌、椎枕肌等）在颈部弓弦结合部应力集中，人体启用第一套自我代偿机制，如果能代偿这种异常应力，就不会出现临床表现，此时不需要针刀治疗。如果不能代偿这种异常应力时，人体就会启用第二套自我代偿与修复机制，应力集中点就会产生硬化、骨化、钙化（也就是弓变长、弦变短）来代偿异常应力。在影像学上表现为颈椎骨质增生，颈部骨关节移位、颈椎间盘突出等。此时就需要用针刀松解颈部周围软组织的异常应力，使颈部弓弦应力分散，恢复正常的力学平衡，临床症状消失。

二、颈椎生理曲度变直甚至反弓是如何形成的，针刀治疗后生理曲度能恢复正常吗

颈椎生理曲度变直甚至反弓是因颈部周围软组织（主要是项韧带）应力异常造成的。经针刀治疗后，经过一段时间的修复，生理曲度可以逐渐恢复正常。

人体正常的脊柱从侧面看上去并不是呈一条直线，而是呈一条“S”形的曲线，从上到下分别由“颈曲”、“胸曲”、“腰曲”和“骶曲”四个凸起构成（图 2-46），颈、腰段向前凸起，胸、骶段向后凸起，人体脊柱的这种曲线是为了更好地完成脊柱各项生理活动。

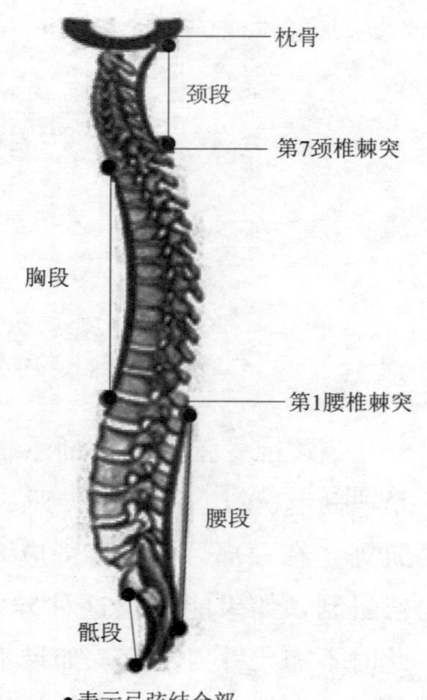

图 2-46　脊柱生理曲度示意图

颈椎由 7 位椎体组成，形成一段向前凸起的弧线，然而临床上许多患有颈椎病患者的 X 线片上反映出，颈椎的生理曲度变直甚至出现反弓的现象。(图 2-47)

有学者研究发现，颈椎出现上诉征象，是由于颈椎退行性变、骨关节错位、椎体不稳

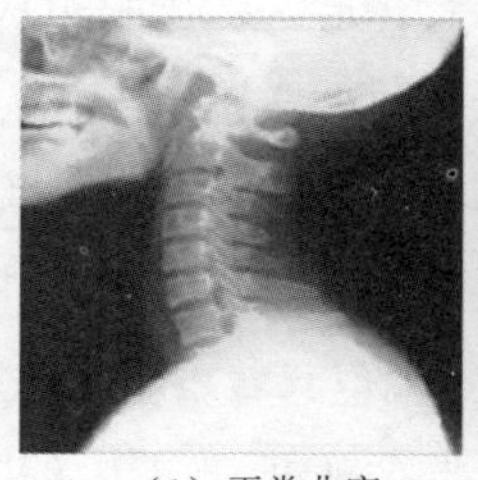
（1）正常曲度

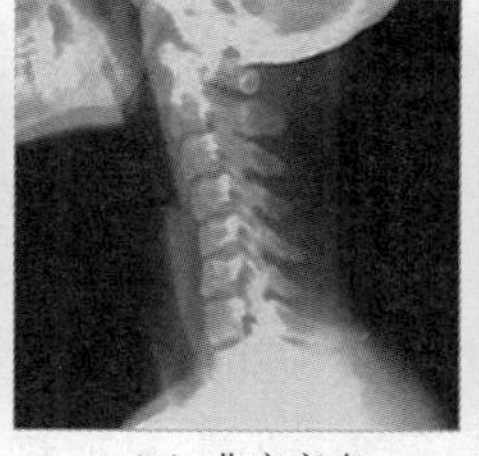
（2）曲度变直

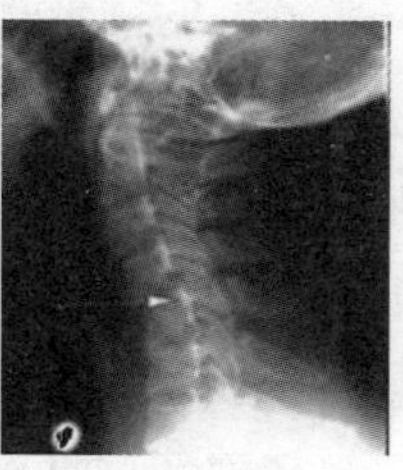
（3）曲度反弓

图 2-46 颈椎生理曲度变化 X 线片

等原因造成的。

针刀医学研究发现，颈椎生理曲度变直甚至反弓是由于颈椎周围软组织的牵拉造成的，具体分析如下：

按照人体弓弦力学解剖系统，颈段弓弦力学解剖子系统是脊柱弓弦力学解剖系统的一个组成部分，它是以枕骨、7 个颈椎为弓，连接枕骨、颈椎的关节囊，韧带、肌肉、筋膜为弦，形成颈部弓弦力学解剖子系统。（图 2-48）

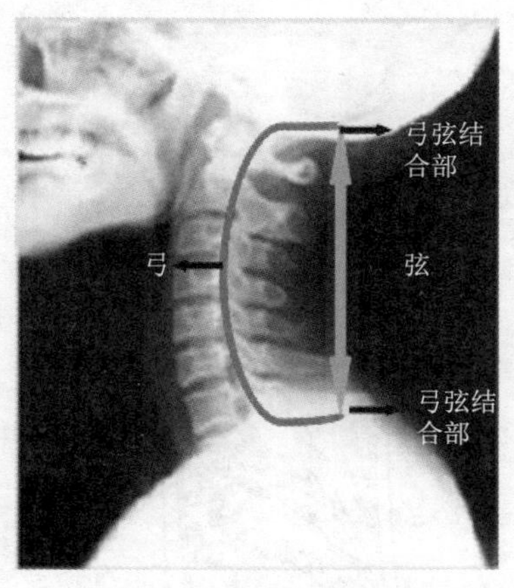

图 2-48 颈椎弓弦力学解剖系统示意图

头颈部的韧带是头颈部静态弓弦力学单元——弦的组成部分，其作用是连接两个或两个以上骨骼、软骨或其他结构，从而加强关节的稳固性。同时在关节承受最大范围运动时，可以防止关节过伸或过屈。因此，其在维持头颈部正常生理曲度中起着重要的作用。同时其在头颈部弦力学传导中也起着重要的作用。

头颈部的韧带以项韧带为主，项韧带位于项部正中线上，呈三角形，它的基底部向上，附着于枕外粗隆和枕外嵴，尖部向下，同寰椎后结节及 C_1 ~ C_6 棘突的尖部相连，后缘游离而肥厚，有斜方肌附着。项韧带是一个双层弹性纤维肌间隔，常被认为与棘上韧带和颈部棘突间韧带同源，但结构不同。结构上是双层致密弹性纤维板，其间由一层网状组织所分离，两板层的后游离缘结合，后者延伸于枕外隆凸到 C_7 棘突，弹性纤维板从此处附着于枕外嵴的正中部，C_1 后结节和颈椎分叉棘突的内侧面。它的功能主要是维持头颈部的直立体位，控制颈部过度前屈和头的左右旋转。（图 2-49）

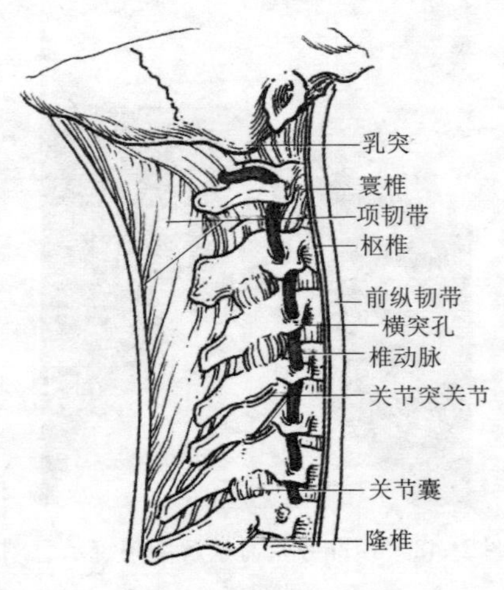

图 2-49　项韧带示意图

项韧带本身并没有主动收缩的功能。头颈部的运动是由头颈部肌肉收缩引起的。因此当头颈部肌肉主动收缩产生拉力，颈部关节就会运动，关节的运动使维持关节稳定的韧带也受到拉力的作用，此时韧带就会产生一个拉应力作用于关节，以保证关节的运动在其所能承受的正常范围内。当头颈部肌肉不收缩，关节不运动时，其又能保持关节的正常对合并维持关节的稳定，在维持人体正常姿势中发挥重要作用。设想如果没有韧带的力学作用，当肌肉收缩使关节产生运动后，关节的运动就有可能超过其所能承受的最大范围，而造成一系列临床症状。在关节不运动时，没有韧带的固定作用，也会导致关节不能正常对合而失稳。因此项韧带是维持颈部生理曲度重要组织结构。

长期低头工作或颈部频繁的活动会导致项韧带频繁地被牵拉而损伤，从而引起项韧带应力集中，此时人体则会通过粘连、瘢痕、挛缩等变化来进行自我修复、自我代偿，当这种修复代偿在人体承受范围内时，项韧带的异常应力得到有效分解，当这种修复代偿超过人体可承受范围时，项韧带的异常应力不能被有效分解，导致项韧带的拉力增大，从而导致颈椎棘突受到项韧带的拉力增大，最终被项韧带的异常拉力给拉直甚至是被拉反弓，从而出现相应的颈椎病的临床表现。

按：目前大多数临床医生见到颈椎生理曲度变直甚至是反弓的 X 线表现时，均仅仅注意到颈椎骨骼的问题，认为其是由于颈椎退行性变、骨关节错位、椎体不稳等原因造成的。但对于出现骨关节错位、椎体不稳根本原因并没有深究。人体是“骨与肉”的结合体，人体的软组织附着于骨骼上，会对骨骼产生牵拉作用，骨骼的任何形态学改变均离不开软组织的牵拉作用。人体弓弦力学解剖系统将骨骼定义为弓，连接骨骼的软组织定义为弦。骨骼肌的收缩使关节产生运动，韧带、筋膜、关节囊维持关节的稳定，因此骨骼的形态学变化离不开骨关节周围软组织的牵拉。由此可见，在看到骨骼形态学变化时，我们首先应该考虑骨骼周围软组织的问题。

三、针刀治疗颈椎病的原理是什么

针刀医学将颈椎病分为软组织损伤型及骨关节移位型，治疗上通过对颈部软组织粘连、瘢痕的整体松解，破坏颈部以点成线、以线成面、以面成体的整体网络状病理构架，为人体通过自我代偿、自我修复恢复颈部弓弦力学解剖系统力平衡创造条件，以达到治愈疾病的目的。

（一）病因病理

针刀医学研究发现长期低头工作等原因会导致颈部软组织慢性劳损，从而引起颈部软组织应力集中，人体则会启动通过粘连、瘢痕、挛缩等变化来进行自我修复、自我代偿，当这种修复代偿在人体承受范围内时，颈部软组织的异常应力得到有效分解，不产生临床表现；当这种修复代偿超过人体可承受范围时，人体颈部软组织的异常应力不能被有效分解，导致颈部软组织的拉力增大，导致颈部弓弦力学解剖系统力平衡失调，刺激或压迫邻近的神经根、脊髓、椎动脉及颈部交感神经等组织，引起一系列症状和体征。

（二）针刀治疗

针刀对颈椎病的治疗是基于针刀医学对颈椎病的病因病理学认识的基础上形成的。

1. 治疗原则 运用针刀整体松解颈部软组织在颈椎骨的附着处产生粘连、瘢痕、挛缩（点）；辅以手法，松解颈部各弦（线）之间的粘连、瘢痕、挛缩；同时佐以康复理疗、药物治疗，促进局部血液循环和新陈代谢以恢复颈段弓弦力学解剖系统的力平衡，从而为颈段弓弦在冠状面、水平面、矢状面上所形成的立体网络状的力平衡失调创造自我修复条件（图 2-50）。

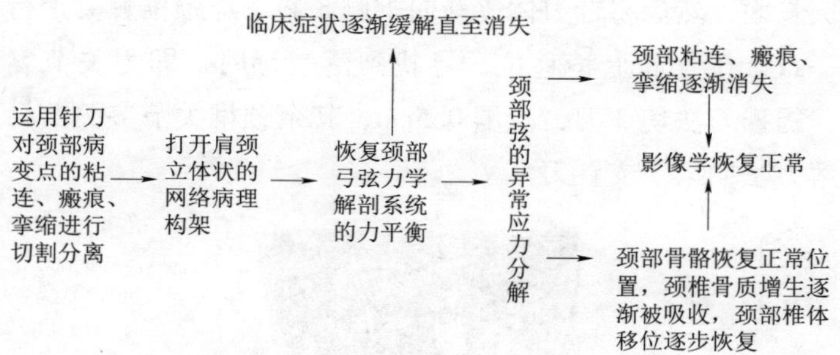

图 2-50　颈椎病治疗原理示意图

2. 操作方法　针刀医学将颈椎病分为软组织损伤型及骨关节移位型。

软组织损伤型：针刀操作参照第二章第二节第四题中“T”形针刀整体松解术的操作方法。

骨关节移位型：针刀治疗需要 1 个疗程 3 次完成。

（1）第 1 次“T”形针刀整体松解术

（2）第 2 次针刀松解两侧肩胛提肌止点、颈椎及上、下相邻关节突关节囊及关节突韧带

1）患者取俯卧低头位，在双侧 C_2~C_3、C_3~C_4、C_4~C_5、C_5~C_6、C_6~C_7 颈椎的关节突关节，关节突关节的定位为颈椎棘突顶点旁开 2cm 处及双侧肩胛骨内上角定点。碘伏棉球于施术部位消毒，1% 利多卡因局部浸润性麻醉，针刀操作采用 I 型 4 号针刀。

2）操作方法

①第 1 支针刀松解左侧 C_2~C_3 关节突关节囊韧带（图 2-51）

从 C_2 棘突定点旁开 2cm 处进针刀，刀口线与人体纵轴一致，针刀体先向头侧倾斜 45°，与颈椎棘突呈 60°，严格按照四步进针刀规程进针刀。针刀经皮肤、皮下组织、筋膜肌肉直达关节突骨面，然后将针刀体逐渐向脚侧倾斜，与颈椎棘突走行方向一致，在骨面上稍移位，寻找到落空感时，即为关节囊韧带，提插刀法切 3 刀，范围 0.5cm，其余颈椎关节突关节针刀松解方法同第 1 支针刀。

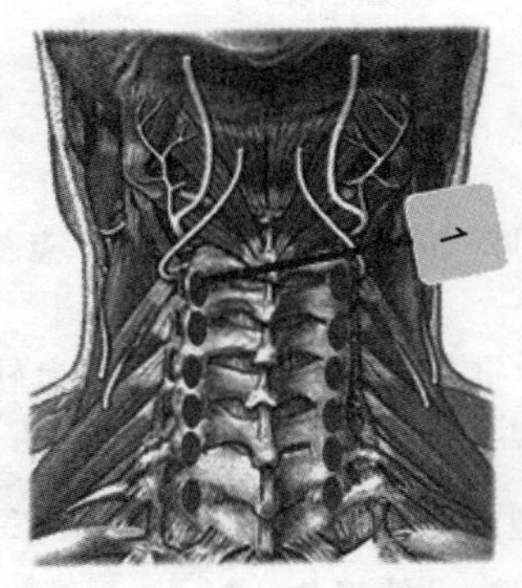

图 2-51　左侧 C_2~C_3 关节突关节囊韧带针刀的松解

②第 11 支针刀松解左侧肩胛骨内上角（图 2-52）　刀口线方向与脊柱纵轴平行，针刀体和颈部皮肤垂直，严格按照四步进针刀规程进针刀，针刀经皮肤、皮下组织、筋膜肌肉达肩胛骨内上角骨面，调转刀口线 90°，向肩胛骨内上角边缘铲剥 3 刀，范围 0.5cm。右侧肩胛骨内上角针刀松解方法与左侧相同。术毕，拔出全部针刀，局部按压止血 5min，创可贴覆盖针刀口。

（3）第 3 次针刀松解两侧颈椎横突后结节及结节间沟软组织附着处的粘连

1）患者取仰卧位，做左侧横突松解时，头偏向右侧，做右侧横突松解时，头偏向左侧，在颞骨乳突与锁骨连线上。从乳

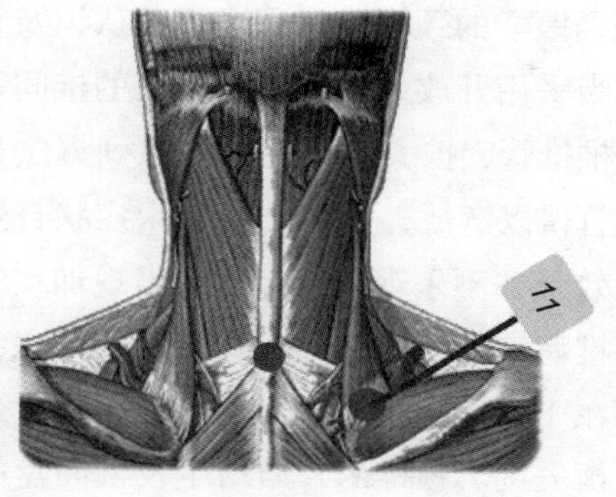

图 2-52　左侧肩胛骨内上角针刀的松解

突斜下 2cm 为寰椎横突，然后每间隔 1.5cm 为下一位颈椎横突。将选定的治疗点用记号笔标明。碘伏棉球于施术部位消毒，1%利多卡因局部浸润麻醉，针刀操作采用Ⅰ型 4 号直形针刀。

2）针刀操作

第 1 支针刀松解右侧寰椎横突处组织的粘连和瘢痕（图 2-53）　刀口线与人体纵轴一致，严格按照四步进针刀规程进针刀，从右侧寰椎横突体表定位处进针刀。针刀经过皮肤、皮下组织、筋膜、肌层达寰椎横突骨面，然后沿骨面调转刀口线 90°，分别沿横突上下缘骨面铲剥 3 刀，范围 0.5cm。其余颈椎横突的针刀松解方法同第 1 支针刀。

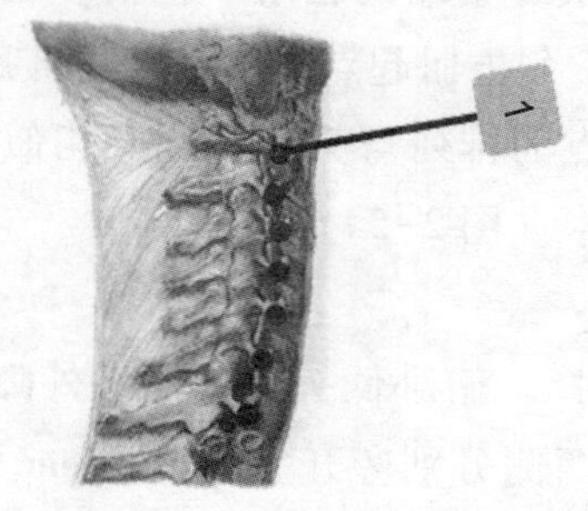

图 2-53　右侧寰椎横突处针刀的松解

按：按照西医学的颈椎病病因病理的认识及临床分型，颈椎病的治疗应当采用开放性手术摘除突出的椎间盘、切除骨质增生、扩大颈椎椎管、扩大横突孔等一系列方法，目的是让受压的神经、血管得以解放，则相应的临床症状自然会消除，但临床上其治疗效果并不乐观，甚至部分出现加重的情况。鉴于针刀医学对颈椎病病因病理及临床分型的新认识，其认为颈椎病的根本原因在于颈部软组织的力学异常，导致颈部弓弦力学解剖系统力平衡失调。颈椎的骨质增生及椎间盘的突出只是颈部软组织力学平衡失调后所引起的，因此只针对骨质增生及突出的椎间盘进行治疗，收效甚微。因此，针刀医学提出以上治疗原则，并且在临床上取得了良好的治疗效果。

四、"T" 形针刀整体松解术治疗颈椎病的具体操作步骤是什么

"T" 形针刀整体松解术是治疗颈椎病的基本术式。

(一) "T" 形针刀整体松解术的术式设计

"T" 形针刀整体松解术所定的点分别为：横线分别为枕外隆凸、上项线上距离后正中线向两侧分别旁开 2.5cm、5cm 处，竖线为 $C_2 \sim C_7$ 棘突顶点。其主要是对枕部及颈后侧主要软组织粘连、瘢痕、挛缩的松解。包括项韧带部分起点及止点、头夹肌起点、斜方肌起点、部分椎枕肌起点与止点及颈夹肌起点。各松解点的排列与英文字母 T 相似，故称之为 "T" 形针刀整体松解术（图 2-54）。

操作方法：

（1）体位选择　俯卧低头位，在枕外隆凸点、上项线上距离后正中线向两侧分别旁开 2.5cm、5cm 处及 $C_2 \sim C_7$ 棘突顶点定点，碘伏棉球于施术部位消毒，1% 利多卡因局部浸润

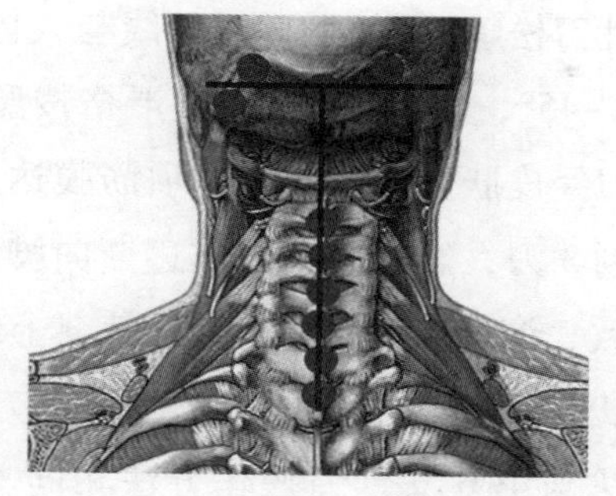

图 2-54 “T”形针刀整体松解术术式设计

麻醉，针刀操作采用 I 型 4 号直形针刀。

（2）针刀操作（图 2-55）

①第 1 支针刀在枕外隆凸定点，刀口线与人体纵轴一致，针刀体向脚侧倾斜 45°，与枕骨垂直，严格按照四步进针刀规程进针刀。针刀经皮肤、皮下组织、项筋膜达枕骨骨面后，纵疏横剥 3 刀，然后调转刀口线 90°，向下铲剥 3 刀，范围 0. 5cm。然后提针刀于皮下组织，向左右呈 45°角贴枕骨向下铲剥 3 刀，范围 0. 5cm，以松解斜方肌起点和头半棘肌止点。枕外隆凸左右旁开 2. 5cm、5cm 处针刀松解方法同第 1 支针刀。

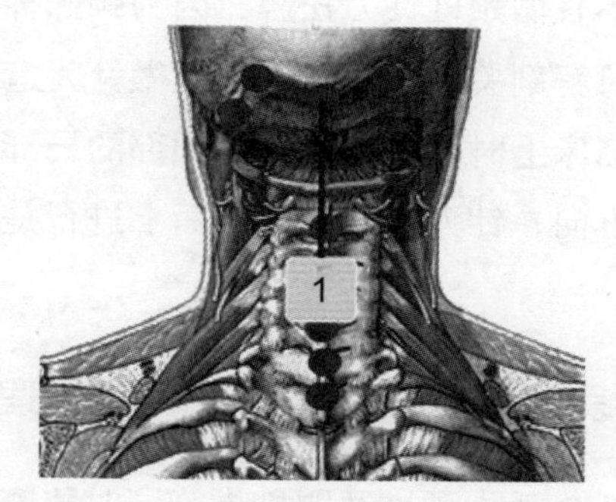

图 2-55 枕外隆凸部针刀的松解示意图

②第 6 支针刀松解 C_2 棘突，刀口线与人体纵轴一致，针刀体向头侧倾斜 45°，与棘突呈 60°，严格按照四步进针刀规程进针刀。针刀经皮肤、皮下组织、项筋膜达 C_2 棘突顶点骨面后，纵疏横剥 3 刀，然后将针刀体逐渐向脚侧倾斜与 C_2 棘突走行方向一致，调转刀口线 90°，沿棘突上缘向内切 2 刀，范围 0. 5cm，以切开棘间韧带。第 7~11 支针刀松解 C_3~C_7 棘突点，操作方法与第 6 支针刀操作方法相同。术毕，拔出针刀，局部压迫止血 3 分钟后，创可贴覆盖针眼。

按："T" 形针刀整体松解术是治疗颈椎病的基础术式。与西医对颈椎病的分型无关，其针对的不是某一个点神经或是血管的卡压，而是通过对项韧带部分起点及止点、头夹肌起点、斜方肌起点、部分椎枕肌起点与止点及颈夹肌起点的粘连、瘢痕的整体松解，缓解颈部周围软组织的异常应力，改善颈部周围软组织的力学状态，为人体通过自我代偿、自我修复恢复颈部弓弦力学解剖系统力平衡创造了条件，最终达到治愈疾病的目的。

"T" 型针刀整体松解术是治疗颈椎病的基本术式。初学针刀的医生，不宜做颈椎针刀松解，因为颈部神经血管多，结构复杂，由于对解剖关系不熟悉，勉强做针刀造成的严重并发症和后遗症在临床上时有发生。熟悉颈部的局部解剖，牢记神经、血管走行方向，针刀操作均在骨面上进行是保证针刀手术安全性的前提。

五、颈腰综合征针刀"颈腰同治"的原理是什么

颈腰综合征，系指颈椎及腰椎椎管同时狭窄，并同时或先后出现椎管内神经受压并有临床症状表现者。临床上颈腰综合

征是疑难病症，多采用西医手术治疗。

西医治疗颈腰综合征主要采用手术治疗，目的是实施椎管减压，通常采用的方法是切除椎板，扩大椎管，以缓解脊髓受压的情况，但往往疗效有限，且容易引起椎体不稳等并发症的问题。

针刀医学研究发现颈腰综合征是由于脊柱周围软组织损伤或慢性劳损后，引起脊柱周围软组织弓弦结合部及弦的行经路线应力集中，人体则会启动通过粘连、瘢痕、挛缩等变化来进行自我修复、自我代偿，当这种修复代偿在人体承受范围内时，脊柱周围软组织的异常应力得到有效分解，不产生临床表现；当这种修复代偿超过人体可承受范围时，脊柱软组织的异常应力不能被有效分解，导致脊柱周围软组织的拉力增大，导致脊柱弓弦力学解剖系统力平衡失调，刺激或压迫邻近的神经根、脊髓等组织，引起一系列症状和体征。

脊柱弓弦力学解剖系统是以颅骨、脊柱为弓，连结这些骨骼的关节囊、韧带、筋膜、肌肉为弦所构成的力学解剖系统。脊柱是人体的中轴线，人体为了生存的需要，在脊柱的矢状面上逐渐形成了一个曲线形状，也就是我们常说的脊柱的生理曲度。

在正常情况下，脊柱弓弦力学解剖系统为了维持人体正常功能就形成了不同的脊柱生理曲度，即我们通常所说的颈曲、胸曲、腰曲和骶曲。由于脊柱弓弦力学解剖系统是一个整体，因此四个生理曲度在生理病理上相互影响。脊柱的生理曲度可以类比为图 2-56 所示几段连续的弧线，根据曲率变化原理，曲线 AB 的曲率变大，此时曲线 BC 的曲率变小；同理可得知曲线 CD 的曲率变大。具体到人体身上 BC 段有胸廓进行固定，其曲度不易变化，则 AB 段曲率的变化会直接影响 CD 段曲率变化。因此，在脊柱弓弦力学解剖系统中，当颈段弓弦力学解剖系统弓曲率发生改变，并且超出人体自我代偿与修复范围时就会引起腰段弓弦力学解剖系统中弓的曲率变化。反之亦然。即脊柱弓弦力学解剖系统是一个整体，它的各节段的弓弦力学解剖系统在生理病理上相互影响。同时脊柱周围有众多软组织将颈、胸、腰、骶段连接为一个整体，最典型的为竖脊肌，其下起骶骨背面，上达枕骨后方，因此腰骶段竖脊肌力学的变化同样会引起颈胸段竖脊肌力学的变化。由此可见，颈部的疾病必然发展到腰部，而腰部的疾病也必然发展到颈部。

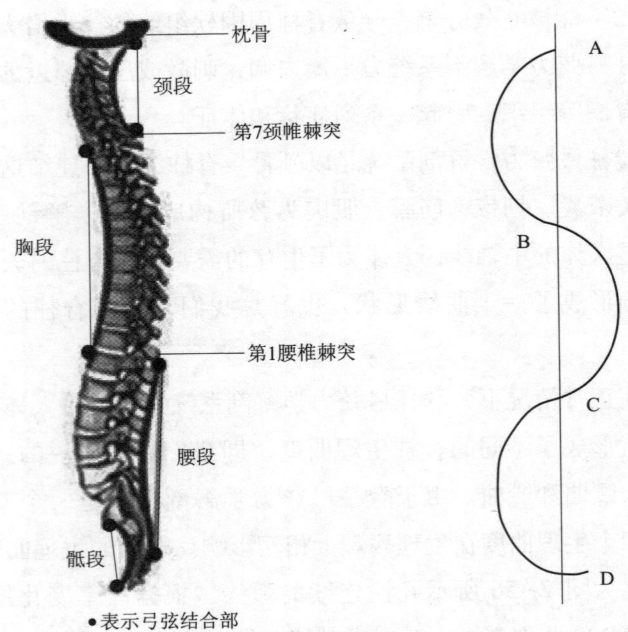

图 2-56　脊柱弓弦力学解剖系统及曲率示意图

针刀治疗颈腰综合征的治疗原则：运用针刀整体松解脊柱周围软组织在脊柱骨附着处产生的粘连、瘢痕、挛缩（点）；辅以手法，松解脊柱周围各弦（线）之间的粘连、瘢痕、挛缩；同时佐以康复理疗、药物治疗，促进局部血液循环和新陈代谢以恢复脊柱弓弦力学解剖系统的力平衡。从而为脊柱弓弦在冠状面、水平面、矢状面上所形成的立体网络状的力平衡失调创造自我修复条件。其没有进行椎板切除以扩大椎管，缓解椎管的压力，而是通过对脊柱周围软组织的松解，改变脊柱弓弦力学解剖系统的力学状态，从而达到扩大椎管，缓解椎管内压力的目的。

按：临床上许多医生在治疗疾病时只重局部，忽略整体，使得治疗的效果大大降低。由对颈腰综合征的“颈腰同治”的原理分析可以看出，临床上在治疗疾病时，一定要从解剖层面上去整体分析疾病的发生、发展，把疾病的治疗从“头痛医头，脚痛医脚”的局部治疗提高到对疾病整体治疗的高度上来，这样才能达到“既病防变”的效果。

六、针刀医学如何认识腰椎间盘突出症

腰椎间盘突出症是较为常见的疾患之一，主要是因为腰椎间盘各部分（髓核、纤维环及软骨板），尤其是髓核，有不同程度的退行性改变后，在外力因素的作用下，椎间盘的纤维环破裂，髓核组织从破裂之处突出（或脱出）于后方或椎管内，导致相邻脊神经根遭受刺激或压迫，从而产生腰部疼痛，一侧下肢或双下肢麻木、疼痛等一系列临床症状。腰椎间盘突出症以腰 4~5、腰 5~骶 1 发病率最高。

（一）病因病理

1. 西医对腰椎间盘突出症的病因病理学认识 西医认为腰椎间盘突出症是由于髓核组织突出于后方或椎管内，导致相邻的神经根遭受到刺激及压迫所致。而椎间盘髓核突出的主要因素有：①腰椎间盘的退行性改变是基本因素：髓核的退变主要表现为含水量的降低，并可因失水引起椎节失稳、松动等小范围的病理改变；纤维环的退变主要表现为坚韧程度的降低。②损伤：长期反复的外力造成轻微损害，加重了退变的程度。③椎间盘自身解剖因素的弱点：椎间盘在成年之后逐渐缺乏血液循环，修复能力差。④遗传因素。⑤腰骶先天异常：包括腰椎骶化、骶椎腰化、半椎体畸形、小关节畸形和关节突不对称等。

表 2-6 西医学及针刀医学关于腰椎间盘突出症的病因病理学认识及治疗

	病因	腰椎间盘突出	病理过程	分型	治疗对象	治疗方法	并发症
针刀医学	软组织损伤	腰部弓弦力学解剖系统力平衡失调的结果	腰部弓弦力学解剖系统力平衡失调	不分型	软组织	整体松解	少，损伤小
西医医学	腰椎间盘退行性改变	腰椎间盘突出症的原因	机械压迫，化学刺激	突出型、膨出型、脱垂游离型、Schmorl结节	椎间盘	手术切除或者微创切除	多，易复发

2. 针刀医学关于腰椎间盘突出症的病因病理学认识 针刀医学从人体弓弦力学解剖结构的角度重新认识腰突症病因及病理机制，提出腰椎间盘突出与腰椎间盘退化没有必然联系，而是腰段脊柱弓弦力学解剖系统软组织的力平衡失调所引起（图 2-57、2-58）。

（1）脊柱弓弦力学解剖系统的力学分析

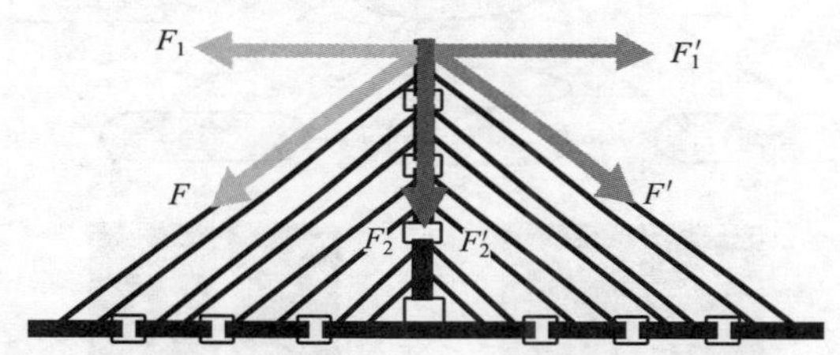

图 2-57 正常脊柱弓弦力学解剖系统力学分析

F 和 F' 分别为左边和右边拉索所受的力。F_1、F_2 为 F 的分力。F_1'、F_2' 为 F' 的分力。F_1、F_1' 形成一对相互平衡的力（$F_1 = F_1'$）共同维持桥塔的稳定。中间部分的力为 F_2、F_2' 的合力。

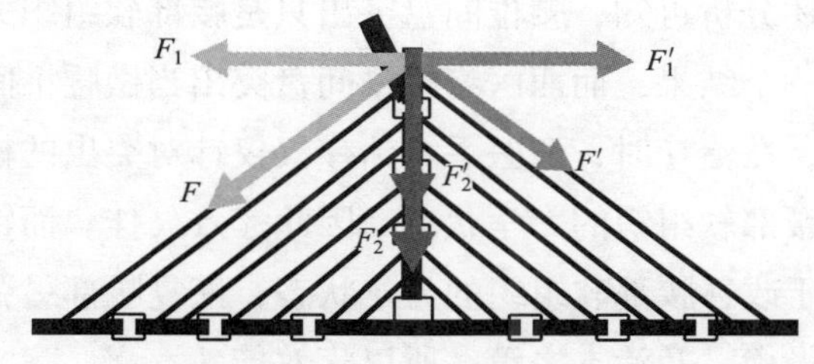

图 2-58 异常弓弦力学解剖系统力学分析

当一边拉索出现问题（拉索拉力过大或过小）时，$F_1 \neq F_1'$，两者不能平衡，即桥塔出现倾斜，久之影响桥墩，也会出现桥墩的倾斜。

(2) 腰椎间盘突出的力学分析（图 2-59）

根据上述脊柱弓弦力学解剖系统的力学分析可知，当腰段脊柱两侧受力不平衡时，腰椎椎体向受力大的一侧倾斜，此时受力大的一侧挤压椎间盘突向对侧，形成腰椎间盘突出。

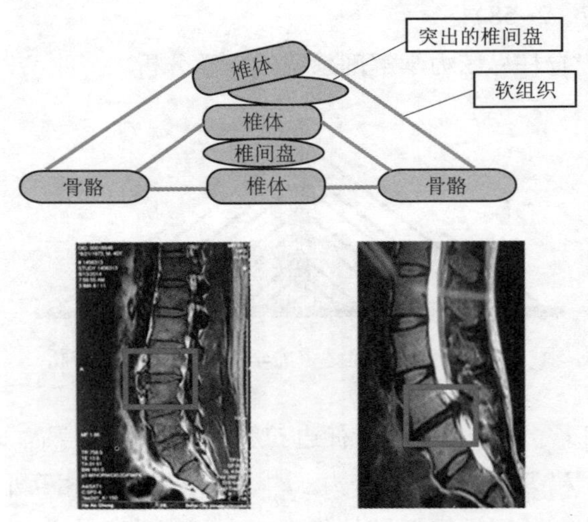

图 2-59　腰部软组织力学不平衡引起腰椎间盘突出

由上述分析可知，腰椎间盘突出只是腰部软组织力学不平衡引起的一个结果，而西医将腰椎间盘突出当做腰椎间盘突出症的病因，在治疗时，西医手术治疗仅仅针对突出的椎间盘而没有改善腰部软组织的力学状态，因此疗效欠佳。而针刀治疗的目的在于改善腰部软组织的力学状态，恢复腰部弓弦力学解剖系统力平衡，乃治本之策，所以疗效佳。

（二）治疗

1. 西医对腰椎间盘突出症的治疗　西医治疗腰椎间盘突出症主要针对突出的髓核进行治疗。其治疗方式分为：①传统手术方式：后路椎间开窗椎间盘切除术、半椎板切除椎间盘切除术、全椎板切除椎间盘切除术。②腰椎融合术：椎弓根钉系统短节段内固定加横突间植骨融合术、经后路腰椎间融合术、经前路腰椎间融合术。③显微腰椎间盘切除术。④微创治疗技术。⑤人工椎间盘置换术。⑥人工髓核置换术。⑦椎间盘移植。

2. 针刀医学对腰椎间盘突出症的治疗 运用针刀整体松解腰部软组织在腰部弓弦结合部的粘连、瘢痕、挛缩（点）；辅以手法，松解腰部各弦（线）之间的粘连、瘢痕、挛缩；同时佐以康复理疗、药物治疗，促进局部血液循环和新陈代谢以恢复腰段弓弦力学解剖系统的力平衡。从而为腰段弓弦在冠状面、水平面、矢状面上所形成的立体网络状的力平衡失调创造自我修复条件。

针刀医学认识到力学因素在腰椎间盘突出症发展中的作用，针刀医学研究发现，腰椎间突出症是由于腰部软组织应力异常超过人体代偿范围时，腰部弓弦力学解剖系统力平衡失调引起的。因此针刀治疗主要是针对腰部软组织弓弦结合部及弦的行经路线的粘连、瘢痕、挛缩进行松解，以恢复腰部弓弦力学解剖系统力平衡为目的的治疗，通过改变腰部的力学状态，可以有效扩大椎管的容积，解除神经卡压的症状。

按：腰椎间盘突出症临床上较为常见，西医学认为腰椎间盘突出症主要是由于突出的椎间盘压迫神经所致，对椎间盘突出的原因主要解释为退行性变的结果，治疗上选择摘除突出的髓核。但临床上常可见到病变椎间盘髓核摘除后，患者上位或下位的椎间盘再次突出。这是什么原因呢？针刀医学研究发现椎间盘髓核突出仅仅是个结果，其原因是由于腰部软组织劳损后，引起腰部软组织应力异常，软组织附着在腰椎骨上，导致腰椎椎骨受力异常，椎体压迫椎间盘而导致其突出，而单纯的只针对突出髓核的治疗并不能改善腰部软组织的异常应力，因此在临床上常可见到做完手术的患者髓核再次突出或相邻的椎间突出的现象，针刀治疗整体松解腰部软组织弓弦结合部及弦的行经路线的粘连、瘢痕、挛缩，为人体可以通过自我修复、自我代偿恢复腰部弓弦力学解剖系统力平衡创造条件，其才是对腰椎间盘突出症根本病因的治疗。

七、腰椎间盘突出症有哪些临床表现，需与哪些疾病相鉴别

腰椎间盘突出症的临床表现纷繁复杂，但针刀医学执简御繁，发现所有临床表现都是由于腰部弓弦力学解剖系统力平衡失调所引起。具体分析如下。

（一）临床表现

1. 两大主要症状分析

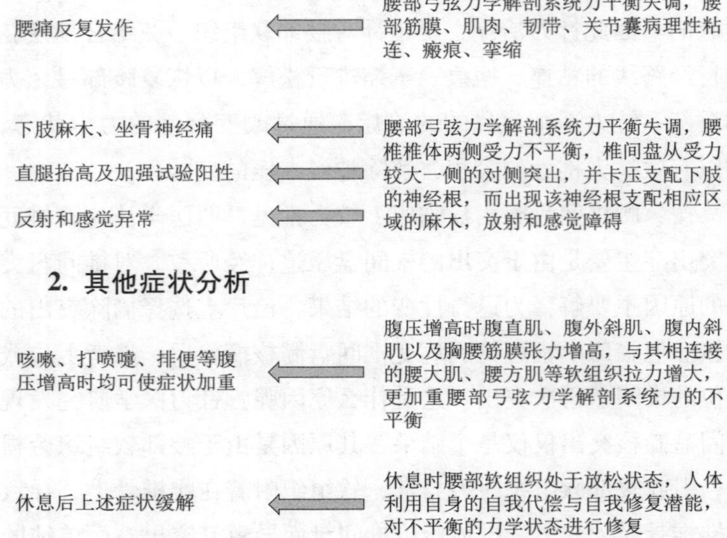

2. 其他症状分析

在正位平片上表现为脊柱侧弯，侧弯多数是由突出的间隙开始向健侧倾斜，患侧间隙较宽

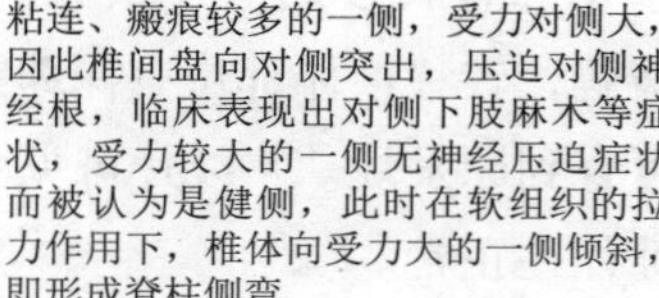

粘连、瘢痕较多的一侧，受力对侧大，因此椎间盘向对侧突出，压迫对侧神经根，临床表现出对侧下肢麻木等症状，受力较大的一侧无神经压迫症状而被认为是健侧，此时在软组织的拉力作用下，椎体向受力大的一侧倾斜，即形成脊柱侧弯

（二）腰椎间盘突出症的鉴别诊断

腰椎间盘突出症需要与下列疾病相鉴别。

1. 强直性脊柱炎　发病年龄较轻，早期多表现为腰部、腰骶部或髋部疼痛，腰部板直。病变向上发展（少数病例自上向下发展）可波及胸椎及颈椎，最后整个脊柱都可能僵直。X线片可见骨质疏松，小关节间隙模糊、骶髂关节间隙模糊或呈锯齿状改变，晚期小关节融合，周围韧带钙化呈“竹节样”改变。活动期血沉可增快，少数患者有低热，据报道类风湿因子阳性者占20%左右。95%的患者HLA-B27阳性。

2. 腰椎结核　发病年龄较轻。腰痛无反复发作的特点，仅少数腰4~5或腰5骶1靠近椎管处的结核可产生放射性坐骨神经痛。多伴有低热、盗汗、食欲减退等结核中毒症状。血沉多增快，并伴有寒性脓肿。X线可见椎间隙变窄、骨质破坏出现死骨并伴有腰大肌阴影增宽，有时在肺内可查到原发病灶。

3. 腰骶管内肿瘤　腰骶管内以神经鞘瘤、脊膜瘤、脊索瘤等为常见，此类肿瘤可引起腰、骶、臀、腿痛，亦可因压迫、刺激马尾神经，导致双下肢感觉、运动或括约肌功能障碍（即使在早期，亦多表现出两条以上神经根受累的症状及体征），因此常与中央型椎间盘突出症鉴别，前者的特点是发病较缓慢，症状及体征多呈进行性加重。脊索瘤有时做肛诊可察觉，当瘤体较大时在腹部可触到。此外，X线片、CT、脊髓造影、核磁共振等对鉴别此类疾患有重要价值。

4. 椎体转移癌　年龄较大，疼痛为持续性，休息往往不能缓解，转移椎体部位有深叩痛。晚期可出现恶病质。部分患者可查到原发灶。X 线片可见骨质破坏，椎体压缩变扁，但椎间隙往往正常。

5. 椎体原发肿瘤　椎体可发生血管瘤、骨巨细胞瘤等。但少见。腰椎 X 线片可为诊断提供依据。

6. 退行性腰椎滑脱　此类患者可出现腰、臀、腿痛。其特点是多见于老年女性。X 线片可见腰椎小关节退变比较重，多发生在腰 4~5，腰 5 上关节宽且常向前增厚、突出，压迫神经根，故有时称“上关节突综合征”。近年来用 CT 扫描可清楚显示神经根受压情况，并可对神经根管做出测量。

7. 腰椎管狭窄症　腰椎管狭窄症常需与中央型椎间盘突出症鉴别，前者发病较隐蔽，疼痛相对轻，常具有所谓“间歇性跛行”“主观症状重、客观体征少”及“腰后伸试验阳性”三大主征。不典型者可借助 CT、脊髓造影或核磁共振等检查加以鉴别。

8. 腰椎后关节滑膜嵌顿症　此症发作时多有腰部前屈加旋转的动作为诱因。疼痛剧烈，以腰部为主。压痛部位多在小关节处，放散不明显。推拿手法治疗立竿见影。

9. 梨状肌综合征　可表现为臀部及下肢痛，一般无腰痛，常为慢性亦可有急性发作，但此症感觉异常具干性分布特点。梨状肌紧张试验阳性，梨状肌触诊异常。

10. 臀上皮神经综合征　此症可表现为臀、腿痛，其特点是腿痛多不过膝，在臀部可触及直径约数毫米，长数厘米的痛性筋束。无神经根受累体征。

按：腰椎间盘突出症临床症状众多，但究其原因都是由于腰部软组织的异常应力不能通过人体的自我代偿机制进行有效分解的结果，临床上许多腰椎间盘突出症患者腰部症状不明显，通常仅仅表现为腿部症状，这就要求我们在治疗时要对疾病诊断清楚，切不可仅在出现症状的地方进行治疗，而是要利用针刀对腰部软组织进行整体松解，调节腰部弓弦力学解剖系统力平衡，最终达到治愈该疾病的目的。

八、“以痛为输”针刀治疗腰椎间盘突出症疗效有限，原因何在

当原发病灶受到外力压迫时使原来的刺激增加而产生更为显著的定位疼痛感觉，即为压痛，受外力压迫的部位即是压痛点。它常与较表浅的筋膜炎或深部的损伤部位相符合，压痛较集中、固定、明显。

（一）临床中一般把压痛分四种情况

1. 轻度压痛 表示为一个“+”号，即（+）。单纯压痛，患者没有任何姿态改变和动作反应，只有疼痛的感觉。

2. 中度压痛 以两个“+”号表示，即（++）。压痛感觉明显，患者有一定的姿态和动作反应。

3. 重度压痛 以三个“+”号表示，即（+++）。压之疼痛感觉剧烈，难以忍受，患者出现逃避动作。极度压痛：以四个“+”号表示，即（++++）。压之，患者感觉疼痛异常剧烈，可出现明显的抵抗动作，譬如用手推开检查者压痛之手，全身出冷汗等。

（二）针刀压痛点治疗的优势

“以痛为输”的压痛点治疗方法是针对局部1~2个病变点的治疗，针刀可以有效松解局部病变组织粘连、瘢痕、挛缩等病理变化，故其对缓解腰椎间盘突出症局部疼痛疗效显著，但其存在治愈率低，易复发的缺点。究其原因，主要是由于对腰

椎间盘突出症的整体网络状病理构架没有清晰的认识的缘故。

（三）针刀压痛点治疗的不足

1. 压痛点定位不客观，定位模糊，疗效有限。目前对疼痛的研究学说及理论众多，但只注重疼痛的特殊性，不具有普遍性，以此导致痛点治疗有效高，而治愈率低。换句话说，疼痛的部位与疼痛的原因往往不一致。腰椎间盘突出症引起坐骨神经痛，痛在下肢，但问题在腰。如按照压痛点治疗，疗效有限就不奇怪了。

2. 压痛点定位不能保证针刀手术的安全，痛点定位把解决疼痛症状作为首要目标，而忽略了治疗部位的人体解剖结构及重要血管、神经的位置，容易损伤人体的重要解剖结构及器官，而导致医疗事故。

（四）针刀整体松解术的优势

腰椎间盘突出症不仅仅是一两个压痛点的问题，而是由于腰部弓弦力学解剖系统力平衡失调，在冠状面、矢状面、水平面形成以点成线、以线成面、以面成体的立体网络状的病理构架。以“回”字形针刀整体松解术为主的腰椎间盘突出症针刀整体松解方法主要是运用针刀对腰部软组织应力集中部位——软组织在骨骼上的附着部（弓弦结合部）及软组织行经路线交叉部分的粘连、瘢痕、挛缩进行切割分离，破坏腰部立体网络状的病理构架，从而达到通过人体自我修复、自我代偿恢复腰段弓弦力学解剖系统的力平衡的目的，最终使临床症状逐步得到缓解直至消失。针刀切割、分离并没有将腰部的粘连、瘢痕、挛缩全部松解完全，也没有将移位的骨关节恢复到正常位置。而是在人体的自我代偿与修复作用下使腰部弓弦力学解剖系统恢复到正常，腰部的异常应力逐步得到分解，腰部的粘连、瘢痕、挛缩逐步消失，腰部骨骼逐步恢复到正常位置，腰椎骨质增生逐步被吸收，腰椎椎体移位逐步恢复到正常位置，最终使影像学表现恢复正常。

按：针刀医学人体弓弦力学解剖系统和慢性软组织损伤的病因病理机制——网眼理论，为我们提供了具有物质基础的疾病网络状病理构架，压痛点只是这种病理构架中病变比较严重的某个部位的外在反映，因此，仅仅通过针刀松解压痛点，并不能够破坏疾病的病理构架，将导致针刀治疗有效率高、治愈率低的局面。以人体弓弦力学解剖系统为物质基础，慢性软组织损伤的病因病理机制——网眼理论为依据制定的针刀整体松解术式，通过松解弓弦结合部和弦的应力集中部位的粘连、瘢痕和挛缩，彻底破坏疾病的立体网络状病理构架，从而达到治愈疾病的目的。

九、“回”字形针刀整体松解术的术式设计原理是什么，为什么针刀术后要绝对卧床7天

“回”字形针刀整体松解术是在人体弓弦力学解剖系统及慢性软组织损伤网眼理论的基础上创立的治疗腰椎间盘突出症的基础术式。适用于$L_3 \sim L_4$、$L_4 \sim L_5$、$L_5 \sim S_1$的腰椎间盘突出症的治疗。

（一）“回”字形针刀整体松解术的术式设计原理

腰椎间盘突出症各个病变关键节点的连接起来就像一个“回”字形状（图2-60）。如为$L_3 \sim L_4$椎间盘突出症，椎管内外口松解为$L_3 \sim L_4$、$L_4 \sim L_5$间隙，如为$L_4 \sim L_5$、$L_5 \sim S_1$椎间盘突出症，椎管内外口松解为$L_4 \sim L_5$、$L_5 \sim S_1$间隙。腰部的整体松解包括$L_3 \sim L_5$棘上韧带、棘间韧带；左右$L_3 \sim L_5$横突部横突间肌肉、横突棘肌、胸腰筋膜中层、横突间韧带、髂腰韧带的松解，在骶正中嵴上和两侧骶骨后面竖脊肌起点的松解以及

$L_4 \sim L_5$、$L_5 \sim S_1$ 两侧黄韧带松解。通过对腰部应力集中部位即弓弦结合部的松解，打开腰部整体网络状的病理构架，最终使人体可以通过自我修复、自我代偿恢复腰部弓弦力学解剖系统力平衡创造了条件。

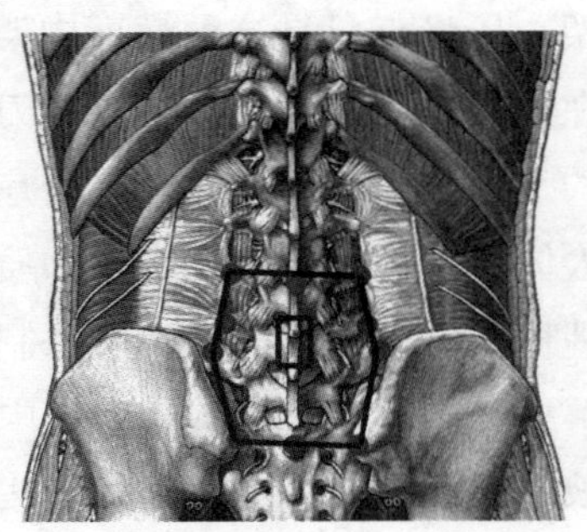

图 2-60　“回”字形针刀整体松解术术式

（二）腰椎间盘突出症的病因病理

针刀医学研究发现腰椎间盘突出症是由于脊柱腰段软组织损伤或慢性损伤后，引起腰部软组织弓弦结合部应力集中，人体通过第一套自我代偿机制使腰部软组织在腰部弓弦结合部产生粘连、瘢痕、挛缩。当这种代偿机制能够代偿异常应力时，腰段弓弦异常应力分解，就不会出现临床表现；当这种代偿机制不能代偿异常应力时，人体就会启用第二套自我代偿机制，使腰部软组织在腰部弓弦结合部产生硬化、骨化、钙化（也就是弓变长、弦变短）来代偿异常应力。在影像学上表现为腰椎骨质增生，或发生腰椎椎骨关节移位、腰椎间盘突出等。当第一、二套自我代偿机制均不能代偿异常应力时，就会出现腰段弓弦力学解剖系统力平衡失调，从而形成以腰部软组织在腰部弓弦结合部产生的粘连、瘢痕、挛缩为点，以此处各软组织（弦）走行方向为线，在腰部冠状面、矢状面、水平面形成立体网络状的粘连、瘢痕、挛缩。此时就会产生腰椎间盘突出症的临床表现，即我们通常所见到的腰痛反复发作、下肢麻木等，甚则可见患者有程度不同的脊柱侧弯，侧弯多突向健侧。

（三）针刀治疗

1. 治疗原则 运用针刀整体松解腰部软组织在腰部弓弦结合部的粘连、瘢痕、挛缩（点）；辅以手法，松解腰部各弦（线）之间的粘连、瘢痕、挛缩；同时佐以康复理疗、药物治疗，促进局部血液循环和新陈代谢以恢复腰段弓弦力学解剖系统的力平衡，从而为腰段弓弦在冠状面、水平面、矢状面上所形成的立体网络状的力平衡失调创造自我修复条件。

2. 操作方法

（1）患者俯卧位，腹部置棉垫，使腰椎前屈缩小，在 L_3、L_4、L_5 棘突及棘间，L_3、L_4、L_5 横突，骶正中嵴及骶骨后面，L_3~L_4 或 L_4~L_5、L_5~S_1 黄韧带定点，碘伏棉球于施术部位消毒，1%利多卡因局部浸润麻醉，针刀操作采用Ⅰ型3、4号直形针刀。

（2）操作方法

①第1支针刀松解腰3棘上韧带及棘间韧带（图2-61） 从腰3棘突顶点进针刀，刀口线与脊柱纵轴平行，针刀体与皮肤垂直，严格按四步进针刀规程进针刀，针刀经皮肤、皮下组织，直达棘突骨面，在骨面上纵疏横剥3刀，范围0.5cm，贴骨面向棘突两侧分别用提插刀法切割3刀，然后调转刀口线90°，沿棘突上缘或下缘切割2~3刀，以松解两侧棘肌及棘间韧带的粘连、瘢痕，深度0.5cm。其他棘突松解方法与此相同。

②第5支针刀松解左侧腰3横突（图2-62） 刀口线与脊

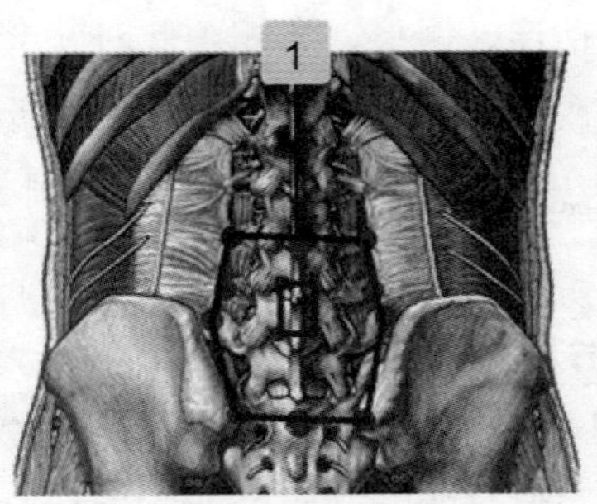

图 2-61　针刀对腰 3 棘突的松解

柱纵轴平行，针刀经皮肤、皮下组织，直达横突骨面，针刀体向外移动，当有落空感时，即达 L_3 横突尖，在此用提插刀法切割横突尖的粘连、瘢痕 3 刀，深度 0.5cm，以松解腰肋韧带在横突尖部的粘连和瘢痕，然后，调转刀口线 90°，沿腰 3 横突上下缘用提插刀法切割 3 刀，深度 0.5cm，以切开横突间韧带。其余横突松解方法同第 6 支针刀。

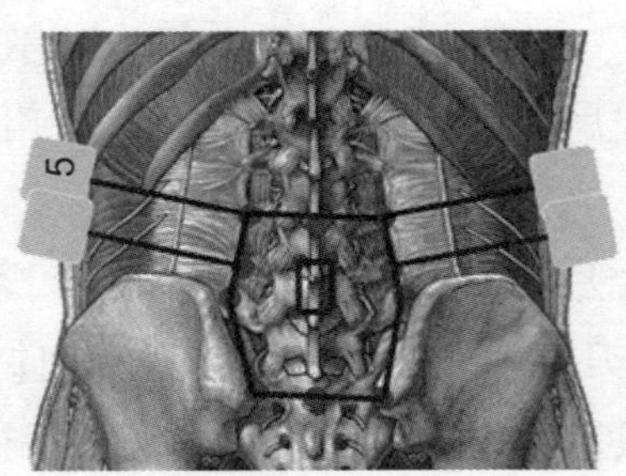

图 2-62　针刀对腰 3 横突的松解

③第 11 支针刀松解黄韧带，以松解 L_4 ~ L_5 椎管内口为例（图 2-63）　摸准 L_4 ~ L_5 棘突间隙，从间隙中点旁开 1cm 定位。刀口线与脊柱纵轴平行，针刀体向内，与矢状轴呈 20°角。针刀经皮肤、皮下组织、胸腰筋膜浅层、竖脊肌，当刺

到有韧性感时，即达黄韧带。稍提针刀，寻找到 L_5 椎板上缘，调转刀口线 90°，在 L_5 椎板上缘切开部分黄韧带。当有明显落空感时，停止进针刀。其他节段黄韧带松解与此相同。术毕，拔出全部针刀，局部按压止血 5min，创可贴覆盖针刀孔。

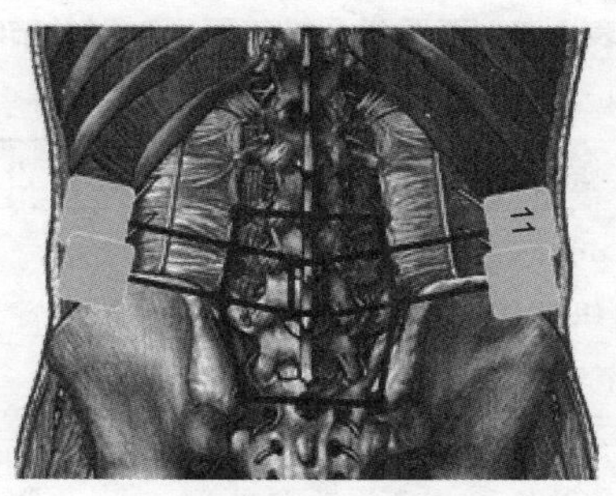

图 2-63　针刀对黄韧带的示意图

注意事项：“回”字形针刀整体松解术“内口”的松解要切开黄韧带，对椎间盘与神经根的粘连进行松解，这个过程如同西医麻醉中的腰麻穿刺，有可能刺穿硬脊膜，如果不平躺站起行走，就可能出现因重力等因素出现脑脊液漏而出现头晕、恶心、呕吐等低颅压性综合征表现及其他的临床并发症。因此必须要求患者绝对卧床休息 7 天，以免发生意外。

按：腰椎间盘突出症是临床常见疾病，针刀治疗疗效明确，但很多临床医生认为针刀手术是闭合性手术，黄韧带的松解风险较大。其实针刀对黄韧带的松解类似于西医的硬膜外穿刺，只要弄清楚解剖层次，严格按照四步进针刀规程进针刀，保持刀口线的方向与神经走形方向一致，并且针刀术后严格保持绝对卧床 7 天，针刀手术是安全的。

十、与西医外科手术治疗肘关节强直相比，针刀治疗有哪些优势

各种原因造成肘关节活动部分或全部丧失，固定于某一特定位置，称肘关节强直。

表 2–7 西医学及针刀医学对肘关节强直病因的认识及治疗

	病因	治疗
西医学	1. 肘关节骨折 2. 软组织粘连肌肉、肌腱韧带、关节囊等损伤引起广泛严重粘连 3. 肘关节创伤后治疗不当 4. 肘关节感染	手术治疗
针刀医学	肘部弓弦力学解剖系统力平衡失调	针刀整体松解病变肘部弓弦结合部软组织的粘连、瘢痕、挛缩

（一）病因病理

西医学对肘关节强直的病因学认识：①肘关节骨折：关节内骨折后复位不当。②软组织粘连肌肉，肌腱韧带关节囊等损伤引起广泛严重粘连。③肘关节创伤后治疗不当，如长期固定强力活动按摩治疗等。④肘关节感染。

针刀医学对肘关节强直的病因病理学认识：肘关节创伤、骨折等原因均可造成肘关节周围软组织受力异常，从而引起肘关节周围软组织应力集中，人体则会通过粘连、瘢痕、挛缩等变化来进行自我修复、自我代偿，当这种修复代偿在人体承受范围内时，肘关节周围软组织的异常应力得到有效分解，不产生临床表现；当这种修复代偿超过人体可承受范围时，肘关节

周围软组织的异常应力不能被有效分解，肘关节周围软组织拉力增大，造成肘部弓弦力学解剖系统力平衡失调，引起肘关节屈伸障碍的临床表现。

（二）临床表现及诊断

1. 肘关节伸直减少 30°，屈曲小于 120°。

2. 肘关节疼痛，夜间或功能锻炼时疼痛加剧。

3. 肘关节在伸屈活动时有尺神经刺激症状。

（三）治疗

1. 西医对肘关节强直的治疗　主要采取手术治疗，治疗方法主要分为以下几种：肘关节松解术、肘关节置换术、关节融合术及肘关节成形术，肘关节成形术又分为肘关节叉形成形术及鹰嘴窝冠状窝贯通成形术，但无论哪种手术方式都需要开放性切口，因此有可能造成手术后形成大范围再粘连从而导致肘关节二次强直的可能，并且肘关节成形术需要切除肘关节的骨质结构，这样不仅可造成创伤性关节炎等严重并发症，而且还可使肘关节不稳，影响功能。

2. 针刀治疗

（1）治疗原则　运用针刀整体松解肘部各软组织在骨骼弓弦结合部以及各软组织交汇处产生粘连、瘢痕、挛缩（点）；辅以手法，松解各弦（线）之间的粘连、瘢痕、挛缩；同时佐以康复理疗、药物治疗，促进局部血液循环和新陈代谢以恢复肘部弓弦力学解剖系统的力平衡。从而为肘部弓弦在冠状面、水平面、矢状面上所形成的立体网络状的力平衡失调创造自我修复条件。

（2）操作方法

①患者取坐位，患肢肩关节前屈外展，置于手术台上，在肱骨外上髁（桡侧副韧带起点）、肱骨内上髁（尺侧副韧带起点）、桡骨头（桡侧副韧带止点）、尺骨上端（尺侧副韧带止

点）以及肘横纹肱二头肌腱外侧定点，碘伏棉球于施术部位消毒，1% 利多卡因局部浸润麻醉，针刀操作采用Ⅱ型直形和弧形针刀。

②操作方法

第 1 支针刀松解桡侧副韧带起点（图 2-64） 使用Ⅱ型直形针刀。刀口线与前臂纵轴平行，针刀体与皮肤呈 90°角，按照四步进针刀规程进针刀，从定位处刺入，针刀经皮肤、皮下组织，达肱骨外上髁骨面的桡侧副韧带起点处，在骨面上铲剥 3 刀，范围 0.5cm。桡侧副韧带止点及尺侧副韧带针刀的松解方法同第 1 支针刀。

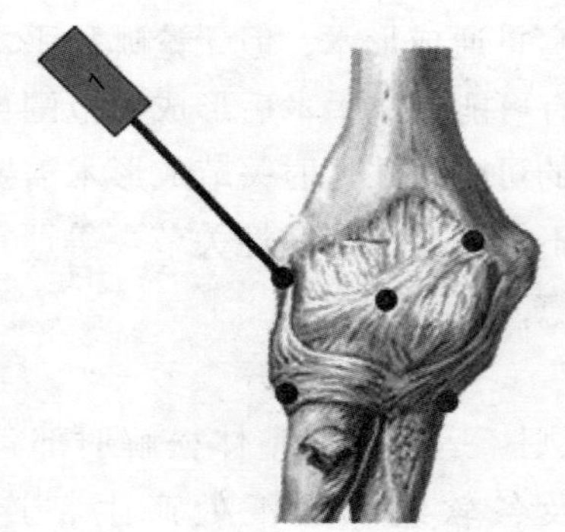

图 2-64 桡侧副韧带起点针刀的松解

第 5 支针刀松解肘关节后侧关节囊（图 2-65） 使用Ⅱ型弧形针刀。从肘横纹肱二头肌腱外侧进针刀，刀口线与前臂纵轴平行，针刀体与皮肤呈 90°角，按照四步进针刀规程进针刀，从定位处刺入，针刀经皮肤、皮下组织，达肱骨髁间骨面，调转刀口线 90°，弧形向上，在骨面上向下铲剥 3 刀，刀下有落空感时停止。术毕，拔出针刀，局部压迫止血 3 分钟后，创可贴覆盖针眼。

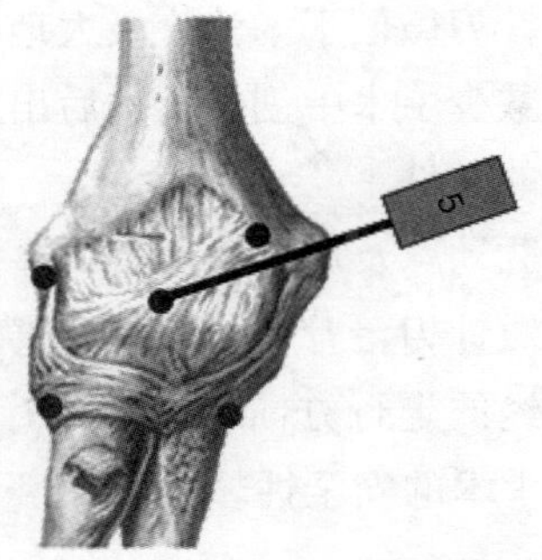

图 2-65　肘关节后侧关节囊针刀松解示意图

（3）针刀术后手法治疗

患者坐位，一助手握上臂，术者握前臂上段，做肘关节伸屈活动 3 次，在屈肘关节到达最大位置时，再做一次弹拨手法，术后用石膏将肘关节固定在手法搬动后的屈曲最大位置 6 小时，然后松开石膏，做肘关节主动屈伸功能锻炼。每次针刀术后，手法操作相同。

按：开放性手术的缺点：西医治疗肘关节强直主要采用开放性手术治疗，其手术方式众多，但无论哪种手术方式都需要长形的开放性切口，术后常需石膏固定 2 周，这样就可能导致肘关节周围软组织广泛的再粘连而导致肘关节二次强直的可能。并且西医所使用的肘关节成形术需要切除肘关节的骨质结构，这样不仅可造成创伤性关节炎等严重并发症，而且还可使肘关节不稳，影响功能。

针刀手术的优点：与西医开放性手术相比，针刀治疗是以针的方式刺入人体，在体内发生刀的切割作用的微创手术治疗，其能准确松解关节囊及关节周围韧带等软组织的粘连和瘢痕，创伤小。另一方面，针刀手术治疗没有开放性手术的切口，避免了由于开放性手术切口形成大范围再粘连导致的二次强直的可能；同时针刀微创手术治疗极大地减少了局部皮肤及皮下组织的创伤，减少了术中创伤及术后出血，为术后早期功能锻炼创造了良好的条件。

肘关节周围有肱动脉及尺神经通过，在做针刀治疗时，可能造成其损伤。在做针刀治疗前，应首先摸出肱动脉的搏动，画出肱动脉及尺神经的走行方向，针刀治疗时予以有效避开，这样才能保证针刀手术的安全性。

十一、针刀医学对膝关节骨性关节炎的病因及发病机理有哪些新认识

膝关节骨性关节炎是指膝关节关节面软骨发生原发性或继发性退变及结构紊乱，伴随软骨下骨质增生、软骨剥脱，从而使关节逐渐破坏、畸形，最终发生膝关节功能障碍的一种退行性疾病。

（一）病因病理

表2-8 针刀医学与西医学对膝关节骨性关节炎的认识

	病因	病理	诊断	治疗	并发症
针刀医学	软组织力平衡失调	软组织力学异常引起骨组织异常	清楚	针刀整体松解术	少
西医学	膝关节关节面软骨退行性改变	骨组织的退变引起膝关节周围软组织的病变	模糊： 1. 依临床表现诊断 2. 依X线评分诊断 3. X线评分+临床表现诊断	换关节	多

1. 西医学关于膝关节骨性关节炎的病因病理学认识 西医学认为膝关节关节面软骨退行性改变是引起膝关节骨性关节

炎的主要原因，而引起膝关节关节面软骨退变的因素主要有以下几种：①肥胖。②关节创伤。③体育运动伤。④免疫学因素。⑤遗传因素。⑥先天及后天畸形。

2. 针刀医学关于膝关节骨性关节炎的病因病理学认识 针刀医学从人体力学角度出发，运用弓箭的组成结构和受力模式、力学传导方式，去认识人体解剖结构，将人体骨骼定义为弓，连接骨骼的软组织定义为弦，在副骨、籽骨、滑囊、脂肪、皮下、皮肤、神经、血管等组织结构辅助下，完成人体力学传导，将人体联系为一个有机生命整体。指出膝关节股性关节炎的发生主要是由于膝部弓弦力学解剖系统受力异常所致。其病理过程主要是由于膝部软组织在膝部弓弦结合部应力集中，人体通过第一套自我代偿机制，即膝关节的软组织在股骨、胫骨、腓骨和髌骨的附着处产生粘连、瘢痕、挛缩。当这种代偿机制能够代偿膝关节周围软组织的异常应力时，就不会出现临床表现；当这种代偿机制不能代偿异常应力时，人体就会启用第二套自我代偿机制，即在应力集中点产生硬化、骨化、钙化（也就是弓变长、弦变短）来代偿异常应力。在影像学上表现为膝关节骨质增生。当第一、二套自我代偿机制均不能代偿异常应力时，就会出现膝部弓弦力学解剖系统力平衡失调，从而形成以膝部软组织在膝部弓弦结合部产生的粘连、瘢痕、挛缩为点，以此处各软组织（弦）走行方向为线，在膝部冠状面、矢状面、水平面形成立体网络状的粘连瘢痕挛缩。此时就会产生膝关节骨性关节炎的临床表现。

同时我们通过临床观察发现，膝关节骨性关节炎患者双侧膝关节均会有相应的临床表现。究其原因是由于一侧膝关节病变后，产生疼痛、活动障碍等症状，人体必然会产生保护性反应，减少患侧膝关节用力，这样对侧膝关节的受力必然加重。久之，必然导致健侧膝关节周围软组织慢性劳损，当人体通过粘连、瘢痕、挛缩等病理变化无法代偿健侧膝关节软组织的异常应力时，则健侧膝关节亦会出现病变。而这种力学传导是通过骶髂关节、腰部传到对侧膝关节的，因此针刀整体松解术治疗膝关节骨性关节炎是对双侧膝关节周围软组织及腰部软组织进行整体松解的，这是针刀整体松解术相比于针刀“压痛点”治疗方法的一大优势。

（二）临床表现及诊断

1. 发病缓慢，多见于中老年肥胖女性，往往有劳累史。

2. 膝关节活动时疼痛加重，其特点是初起疼痛为阵发性，后为持续性，劳累及夜间更甚，上下楼梯疼痛明显。

3. 膝关节活动受限，甚则跛行。极少数患者可出现交锁现象或膝关节积液。

4. 关节活动时可有弹响、摩擦音，部分患者关节肿胀，日久可见关节畸形。

5. 严重者甚至有肌萎缩的表现。

（三）治疗

西医学对膝关节骨性关节炎的治疗：药物治疗：①非甾体类抗炎药。②硫酸软骨素。③关节腔注射玻璃酸钠。手术治疗：①膝关节镜下探查并清理术。②人工膝关节置换术。

针刀治疗：运用针刀整体松解膝关节的软组织在股骨、胫骨、腓骨和髌骨的附着处产生粘连、瘢痕、挛缩（点），辅以手法，松解膝关节周围各弦（线）之间的粘连、瘢痕、挛缩，从而为膝部弓弦在冠状面、水平面、矢状面上所形成的立体网络状的力平衡失调创造自我修复条件。

其治疗原理是运用针刀对膝关节病变关键点的粘连、瘢痕、挛缩进行切割分离，从而打开膝部立体网络状的病理构架，在人体自我代偿与修复能力下，使膝部弓弦力学解剖系统的力平衡逐步恢复，临床症状逐步得到缓解直至消失。针刀切割、分离并不是将膝部的粘连、瘢痕、挛缩全部松解完全，也不是将增生的骨质进行刮除，而是在人体自我代偿与修复作用下使膝部弓弦力学解剖系统恢复到正常，膝部的异常应力逐步得到分解，膝部的粘连、瘢痕、挛缩逐步消失，膝部骨质增生逐步被吸收，最终使影像学表现恢复正常。

针刀整体松解术治疗膝关节骨性关节炎的优势：传统针刀治疗膝关节骨性关节炎的治疗方法是“以痛为输”的压痛点治疗。由上述针刀医学对膝关节骨性关节的病因病理学认识可知，膝关节骨性关节炎是由于膝关节创伤或慢性劳损后，人体通过粘连、瘢痕、挛缩进行自我修复、自我代偿，当这种修复代偿超过人体可承受范围时，则引起相应的临床表现。传统的针刀压痛点治疗方法对局部 1~2 个痛点的粘连、瘢痕的松解，其对缓解局部疼痛有一定疗效，对改善关节功能疗效不明显，究其原因是由于传统的针刀治疗并没有对膝关节病理性网络构架进行整体松解的缘故。而针刀整体松解术是对膝关节周围网络状病理性粘连、瘢痕、挛缩进行整体松解，破坏了膝关节周围立体网络状病理构架，是对因的整体治疗，因而其疗效更好。

按：西医对膝关节骨性关节炎的诊断通常采用 KL 分级量表来进行。0 级：正常；1 级：可能有骨赘；2 级：有明确的骨赘及可能有关节间隙缩小；3 级：中度骨赘和关节间隙明确的减小；4 级：重度骨赘形成，明显的关节间隙狭窄，严重硬化和一定的关节磨损。其将 KL 等级为 0~1 的定义为没有膝关节骨性关节炎，而 KL 等级为 2~4 的定义为有膝关节骨性关节炎。而在临床上许多膝关节骨性关节炎患者并没有骨质增生的表现，这是由于膝关节周围软组织损伤后，人体通过粘连、瘢痕等进行修复、调节，而这种修复调节无法使膝部软组织异常应力被有效分解。

十二、针刀治疗股骨头坏死的机理是什么，针刀治疗后坏死的骨质会重新长出来吗

股骨头缺血性坏死是由不同病因导致股骨头血液供应破坏而引起软骨下骨变性、坏死，继而造成股骨头塌陷，最终导致髋关节退行性破坏性改变的疾病。

表 2-9　西医学及针刀医学关于股骨头坏死的病因病理学认识及治疗

	病因	病理	病情发展	治疗
西医学	缺血	股骨头缺血性骨坏死	不可逆	换股骨头
针刀医学	压迫	髋关节周围软组织应力异常 股骨头压迫性骨坏死	可逆	针刀整体松解治疗，腰髋同治

（一）病因病理

1. 西医学关于股骨头坏死的病因病理学认识　西医学认为股骨头血液供应破坏而引起软骨下骨变性、坏死是引起股骨头坏死的主要原因，而引起股骨头血液供应破坏的因素主要有以下几种：①大量使用激素。②长期过量饮酒。③基因缺陷。④遗传易感因素合并使用激素、饮酒、吸烟等。

2. 针刀医学关于股骨头坏死的病因病理学认识　针刀医学研究发现股骨头坏死由于创伤及慢性劳损等因素引起髋部弓弦力学解剖系统受力异常，进而就会造成髋部弓弦力学解剖系统应力集中，此时人体则会启动自我代偿机制，通过粘连、瘢痕、挛缩等变化进行自我修复、自我调节，当这种修复、调节在人体承受范围内时，髋部的异常应力被有效分解，则不产生临床表现。当这种修复调节超过人体承受范围时，则形成以髋

关节软组织在髋部骨骼弓弦结合部的粘连、瘢痕、挛缩为点，以此处各软组织（弦）走行方向为线，在髋部冠状面、矢状面、水平面形成立体网络状的粘连、瘢痕、挛缩，进而导致髋部弓弦力学解剖系统力平衡失调，从而产生相应的临床表现。

（二）临床表现

1. 疼痛　开始时都多为活动后疼痛，而后才发生夜间痛或休息痛。

2. 放射痛　疼痛常向腹股沟区、臀后区或外侧放射，个别人还有麻木感。有时可向膝部及膝内侧放射痛。

3. 髋关节僵硬或活动受限　早期为关节屈伸不灵活，有的人不能跷二郎腿，或患肢外展外旋活动受限，“盘腿”困难。到晚期则关节活动极度受限甚至强直。

4. 由于疼痛而致的跛行为保护性反应，而股骨头塌陷者则是短缩所致；在晚期可由髋关节半脱位所致。

5. 下肢无力　行走、劳作均感力不从心。

6. 下蹲、展腿困难　下蹲时髋关节疼痛，下蹲的度数越来越小。下肢的外展距离逐渐缩小，以至外展大腿极度困难，甚至丧失外展功能。

（三）治疗

1. 西医学对股骨头坏死的治疗　非手术治疗：①药物治疗：主要是针对髋关节疼痛采用对症治疗。②避免负重。③电刺激治疗以促进骨再生及新血管的形成。手术治疗：①中心减压术。②截骨术。③植骨术。④带血供的骨移植。⑤髋关节置换术。

2. 针刀治疗　运用针刀整体松解髋关节软组织在髋部骨骼弓弦结合部的粘连、瘢痕、挛缩（点）；辅以手法，松解髋关节周围各弦（线）之间的粘连、瘢痕、挛缩。从而为髋部弓弦在冠状面、水平面、矢状面上所形成的立体网络状的力平衡失调创造自我修复条件。

针刀治疗后坏死的骨质会重新长出来吗：针刀医学研究发现股骨头坏死是由于髋关节周围软组织损伤、慢性劳损后，人体会通过粘连、瘢痕、挛缩等病理变化对其进行自我修复、自我调节，当这种代偿调节超过人体的代偿范围时，髋关节周围的异常应力则不能被有效分解，髋关节周围的软组织拉力则会增大，从而使股骨头与髋臼之间的压力增大，最终导致髋部弓弦力学解剖系统力平衡失调，而导致相应的临床症状，由此可见股骨头坏死的根本原因是髋部软组织的异常应力超过人体的代偿范围所导致的，股骨头塌陷只是其结果，针刀通过对髋部软组织的松解，利用人体强大的自我修复、自我代偿能力，有效分解髋部软组织的拉力，减小股骨头与髋臼之间的压力，从而达到改善髋关节疼痛及功能的目的。应该说通过针刀治疗后首先可以预防股骨头的进一步塌陷，改善髋关节的功能，坏死的骨质因为髋关节周围软组织压力减小而有可能重新长出来。

按：西医学治疗股骨头坏死通常仅仅对坏死侧股骨头进行治疗，但我们通过临床观察发现，股骨头坏死患者双侧髋关节均会有相应的临床表现。究其原因是由于一侧股骨头坏死后，产生疼痛、跛行等症状，人体必然会产生保护性反应，减少患侧髋关节用力，这样对侧髋关节的受力必然加重。久之，必然导致健侧髋关节周围软组织慢性劳损，当人体通过粘连、瘢痕、挛缩等病理变化无法代偿健侧髋关节周围软组织的异常应力时，则健侧股骨头亦会出现坏死。

十三、针刀治疗强直性脊柱炎的原理是什么，强脊炎晚期脊柱骨性融合，针刀还能松解吗

强直性脊柱炎是以骶髂关节和脊柱附着点炎症为主要症状的疾病。与 HLA－B27 呈强关联。某些微生物（如克雷伯杆菌）与易感者自身组织具有共同抗原，可引发异常免疫应答。

是以四肢大关节、椎间盘纤维环及其附近结缔组织纤维化和骨化，以及关节强直为病变特点的慢性炎性疾病。强直性脊柱炎属风湿病范畴，是血清阴性脊柱关节病的一种。

表 2-10 西医学及针刀医学关于强直性脊柱炎的病因病理学认识及治疗

	病　因	治　疗
西医学	遗传因素 环境因素 免疫学异常	1. 对症治疗 2. 应用生物制剂进行治疗
针刀医学	脊柱、头-脊-肢、内脏弓弦力学解剖系统力平衡失调	针刀整体松解病变部位弓弦结合部软组织的粘连、瘢痕、挛缩

（一）病因病理

1. 西医学对强直性脊柱炎的病因学认识

（1）遗传：一级亲属中遗传率达 11%～25%，但遗传方式不明。

（2）环境学说：环境因素中肠道及泌尿系统的肺炎克雷伯杆菌、致病性肠道细菌和衣原体造成的感染和强直性脊柱炎的发病关系密切。

（3）免疫学异常：患者炎性细胞因子水平升高。因此在治疗上主要在于控制炎症，减轻或缓解症状，维持正常姿势和最佳功能位置，防止畸形。药物主要运用非甾体类药物、生物抑制剂等。严重者行脊椎截骨术矫正驼背。只是取到暂时缓解疼痛以及达到影像学上的正常状态，有时还会造成严重的肝肾功能损害，以及严重的手术后遗症。

2. 针刀医学对强直性脊柱炎的病因学认识　针刀医学研究发现本病的发生主要是由于腰骶部弓弦力学解剖系统力平衡

失调，局部出现粘连、瘢痕、挛缩，导致局部活动受限，进一步出现整个脊柱弓弦力学解剖系统力平衡失调，影响头-脊-肢弓弦、四肢弓弦力学解剖系统力平衡失调，最后发展为中轴关节和四肢关节活动受限。

（二）治疗

1. 西医对强直性脊柱炎的治疗 治疗上主要在于控制炎症，减轻或缓解症状，维持正常姿势和最佳功能位置，防止畸形。药物主要运用非甾体类药物、生物抑制剂等。严重者行脊椎截骨术矫正驼背。

2. 针刀治疗 其治疗原则是运用针刀整体松解病变部位软组织在弓弦结合部的粘连、瘢痕、挛缩（点）；辅以手法，松解病变部位各弦（线）之间的粘连、瘢痕、挛缩；同时佐以康复理疗、药物治疗，促进局部血液循环和新陈代谢以恢复病变部位弓弦力学解剖系统的力平衡。从而为病变部位弓弦在冠状面、水平面、矢状面上所形成的立体网络状的力平衡失调创造自我修复条件。其治疗原理是运用针刀对病变部位的粘连、瘢痕、挛缩进行切割、分离，打开病变部位立体网络状病理构架从而恢复病变部位弓弦力学解剖系统的力平衡，此时临床症状就会逐渐缓解，直至消失，同时在人体的自我代偿与修复作用下，病变部位的异常应力得到分解，粘连、瘢痕、挛缩逐渐消失，骨骼逐渐恢复到正常位置，骨质增生逐渐被吸收，从而使影像学表现恢复正常。

3. 强直性脊柱炎晚期脊柱骨性融合针刀可以治疗 针刀医学研究发现强直性脊柱炎是由于腰骶部软组织受力异常后，导致局部软组织应力集中，人体通过第一套自我代偿机制粘连、瘢痕、挛缩进行自我代偿、自我修复，当这种修复代偿在人体承受范围内时，腰骶部软组织的异常应力被有效分解，则不产生临床表现，当这种修复代偿超过人体可承受范围时，人体就会启用第二套自我代偿机制，即在应力集中点产生硬化、骨化、钙化来代偿异常应力。在影像学上表现为脊柱骨性融合。当第一、二套自我代偿机制均不能代偿异常应力时，就会出现腰骶部活动受限的临床表现，进一步发展则会出现整个脊柱弓弦力学解剖系统力平衡失调，影响头-脊-肢弓弦、四肢弓弦力学解剖系统力平衡失调，最后发展为中轴关节和四肢关节活动受限。

由此可见，强直性脊柱炎晚期骨性融合也是人体代偿软组织异常应力的一种结果，针刀治疗不是去敲断融合的骨质，而是通过对脊柱周围软组织粘连、瘢痕、挛缩的松解，使人体可以通过自我代偿、自我修复分解病变部位的异常应力，改善临床症状，并最终使骨质增生逐渐被吸收，从而使影像学表现恢复正常。

按：西医学认为此病的发生主要是由于人体免疫系统问题所引起，并与遗传因素和环境因素有很大的相关性，这种分析思维模式下对疾病病因病理的认识使治疗变得十分局限，因此，此病在西医学被认为是世界不治之症，是医学界的一大难题。针刀医学从人体力学出发，研究软组织与骨组织的力学关系，从其临床表现上分析，可以发现此病的发生主要是由于人体弓弦力学解剖系统力平衡失调所引起，骨组织在软组织的牵拉下逐步变形，直至融合，因此治疗上从软组织力学入手，对病变部位的软组织运用针刀整体松解，使其恢复到正常的力学状态，并调动人体的自我代偿与修复能力使变形的脊柱逐渐恢复到正常位置，从而使该病变不治为可治，解决了困扰医学界的一大难题。

第三节 周围神经疾病

一、针刀医学与西医学对神经卡压综合征的分类有何不同，原因何在

周围神经卡压性疾病是危害人类健康的最常见的疾病之一。至今已引起广大医务工作者的高度重视。它们是一组独特的疾病，但却常常被认为是神经内科的功能性疾病或不典型的颈椎病、软组织病变等，从而延误了治疗。

表 2-11 针刀医学与西医学对神经卡压综合征认识的异同点

	理论基础	分类	治疗目的	治疗方法	并发症
西医学	周围神经病学	感觉神经受累型 运动神经受累型 交感神经受累型	切开压迫神经的软组织	手术刀开放手术（直视条件下）	手术切口愈合形成的粘连、瘢痕和挛缩会引起神经的再卡压
针刀医学	闭合性手术理论及网眼理论	骨纤维管卡压型 软组织卡压型	切开压迫神经的软组织	针刀闭合手术（非直视条件下）	神经损伤

西医学将神经卡压综合征分为：感觉神经受累型：表现为神经支配皮节发生感觉缺失或异常。运动神经受累型：表现为神经支配区肌肉萎缩、无力、运动不协调。交感神经受累型：表现为发汗及营养障碍。

针刀医学对神经卡压的分型：针刀医学根据神经卡压的

部位将周围神经卡压综合征分为骨纤维管卡压型和软组织卡压型（图 2-66）。

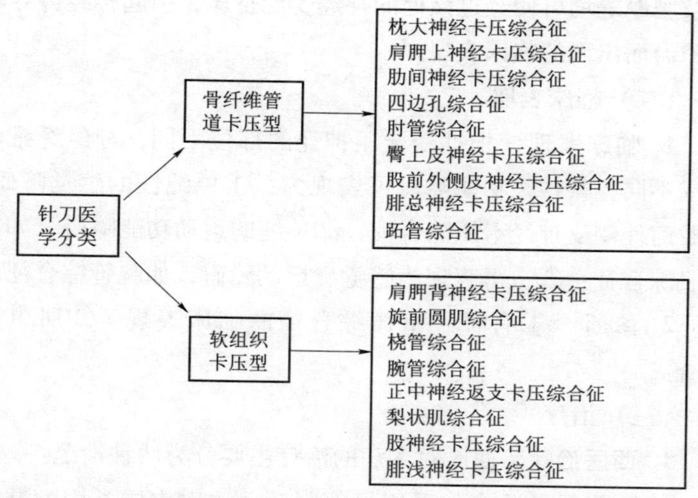

图 2-66　针刀医学对周围神经卡压综合征的分型示意图

周围神经卡压综合征是指周围神经在其行经过程中，经过某些骨纤维隧道，或者跨越腱膜、筋膜时，其活动空间均会受到明显限制而引发的一系列临床表现。针刀医学将周围神经在其行经过程中经过骨纤维隧道的卡压类型定义为骨纤维管卡压型，将周围神经跨越腱膜、筋膜时活动空间受限称为软组织卡压型。其在指导针刀治疗过程中起着重要的作用，软组织卡压型利用针刀对神经周围软组织的粘连、瘢痕、挛缩的松解，以缓解神经卡压的目的，骨纤维管卡压型是利用针刀对骨纤维管周围软组织的卡压的松解，降低骨纤维管道的压力以达到治愈疾病的目的。

（一）病因病理

周围神经卡压综合征是指周围神经在其行经过程中，经过某些骨纤维隧道，或者跨越腱膜、筋膜时，其活动空间均会受到明显限制，当这些隧道、腱膜由于各种原因增生、狭窄、粘连及肥厚等均可使经过该处的神经受到挤压，引起神经传导功能障碍而出现的临床表现。

（二）临床表现

1. 临床表现 根据受卡压神经的部位不同，神经纤维的组成不同，其神经功能障碍可表现为：①单纯性的感觉障碍，如股前外侧皮神经卡压综合征；②单纯的运动功能障碍，如旋后肌综合征；③也可表现为感觉、运动障碍，如腕管综合征。

2. 诊断 ①有神经卡压综合征的临床表现。②肌电图检查。

（三）治疗

1. 西医治疗 西医对本病的治疗主要分为两种情况：

（1）非手术治疗　采用局部制动，注射皮质类固醇减轻卡压病变的炎性反应，缓解症状。但本病为缓慢进行性疾病，很少自愈。

（2）手术治疗　对于本病的患者，较常进行的是手术治疗，一般经手术切开骨-纤维通道，使神经得以减压松解。此时应注意避免手术粗暴，进一步损伤神经。

2. 针刀治疗 采用针刀闭合性手术方式，切开骨-纤维通道、松解粘连的软组织，解除其对神经的压迫。

按：周围神经卡压性疾病是危害人类健康的最常见的疾病之一。也是引起疼痛的重要原因之一。常常被误诊为颈椎病、软组织损伤及神经功能性疾病等，从而延误了治疗。西医对周围神经卡压综合征的治疗以开放性手术治疗为主，但开放性手术本身切口愈合所产生的粘连、瘢痕有引起神经二次卡压的可能。针刀医学依据闭合性手术理论及网眼理论，设计了针刀治疗该病的整体松解术式。其以针刺的方式刺入人体，在体内发挥刀的切割作用，以达到对卡压神经软组织的粘连、瘢痕进行精确松解，取得了非常满意的疗效。由于针刀闭合性手术对正常组织结构的损伤小，不会形成神经局部软组织的广泛再粘连，也就不会造成神经的二次卡压。

针刀闭合性手术治疗神经卡压综合征是在非直视条件下进行的，手术过程应该注意以下几点：①准确掌握松解部位神经的体表投影及走向。②严格保持刀口线的方向与神经的走形方向一致。③严格按照四步进针刀规程进针刀。严格遵守以上3点注意事项，针刀则很难损伤到神经。即使针刀触及到神经，患者会马上有窜麻感，我们可以及时调整进针刀的方向，以确保针刀手术的安全性。

二、偏头痛的原因是什么，针刀治疗效果如何

引起偏头痛的原因很多，头部的神经卡压是其主要原因。其中，枕大神经卡压、耳颞神经卡压是最常见的原因。针刀闭合性手术松解这些神经卡压，疗效好，见效快，效果显著。针刀闭合性手术为临床治愈偏头痛这一顽疾开辟了一条绿色治疗手段，完全可以取代西医药物治疗该病。

枕大神经、枕动脉及耳颞神经的局部解剖，如图2-67。

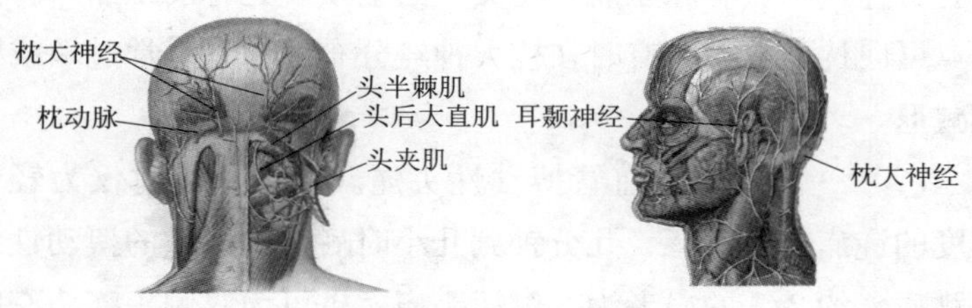

图2-67 枕大神经、枕动脉及耳颞神经局部解剖

（一）病因病理

低头工作，颈肌痉挛，深筋膜肥厚，炎症渗出，粘连，可压迫枕大神经、枕动脉、耳颞神经、耳颞动脉，从而引起以上神经及血管支配区域的感觉及营养障碍，因此产生后枕部及一侧头痛。

（二）临床表现及诊断

偏头痛是一类发作性且常为单侧的伴血管搏动性头痛，可分为普通型偏头痛和典型偏头痛。疼痛多始于一侧眶上，眶后部或额颞区，逐渐加重可扩展至半侧头部，甚至整个头部及颈部。头痛为搏动性，呈跳痛或钻凿样。疼痛程度逐渐加重发展成持续性剧痛。一般可出现先兆期和头痛期，但是大多数患者可不经历先兆期直接出现偏头痛。

1. 先兆期 视觉症状最常见，如畏光，眼前闪光、火花，或复杂视幻觉，继而出现视野缺损、暗点、偏盲或短暂失明。少数患者可出现偏身麻木、轻度偏瘫或言语障碍。先兆大多持续5~20分钟。

2. 头痛期 常在先兆开始消退时出现。

（1）后枕部头痛伴血管搏动性头痛。后枕部阵发性或持续性疼痛，也可在持续痛基础上阵发性加剧。在枕外隆凸与乳突连线的内1/3处（即枕大神经穿出皮下处）及第2颈椎棘突与乳突连线中点有深压痛。在其上的上项线处有浅压痛。各压痛点可向枕颈放射，有时在枕大神经分布区尚有感觉过敏或感觉减退。

（2）一侧头痛伴血管搏动性头痛。发作开始时仅为轻到中度的钝痛或不适感，几分钟到几小时后达到严重的搏动性痛或跳痛。约2/3的患者为一侧性头痛，也可为双侧头痛，有时疼痛放射至上颈部及肩部。

头痛可持续4~72小时，睡眠后常见缓解，体力活动使头痛加剧。除外颅内外各种器质性疾病后方可做出诊断（颅脑CT或MRI检查，具有重要的鉴别诊断意义）。

（三）针刀治疗

1. 治疗原则 运用针刀整体松解后枕部及患侧头部软组织与枕大神经、枕动脉、耳颞神经、耳颞动脉之间的粘连、瘢痕及挛缩（点）；辅以手法，松解头部各软组织（线）之间的粘连、瘢痕及挛缩；同时佐以康复理疗、药物治疗，促进局部血液循环和新陈代谢，通过人体的自我代偿和自我修复恢复，使疼痛痊愈。

2. 针刀操作

后枕部头痛伴血管搏动性头痛的治疗

（1）患者取俯卧位，在枕大神经穿出皮下处（枕外隆凸与左侧乳突连线的内1/3）处定点，碘伏棉球于施术部位消毒，1%利多卡因局部浸润麻醉，针刀操作采用Ⅰ型4号直形针刀。

（2）操作方法（图2-68）

①第1支针刀松解左侧枕大神经穿出皮下处的卡压 在枕大神经穿出皮下处定位。刀口线与人体纵轴一致，针刀体向脚侧倾斜45°，与枕骨垂直，押手拇指贴在上项线进针刀点上，从押手拇指的背侧进针刀，针刀到达上项线骨面后，纵疏横剥3刀，调转刀口线90°，针刀体向头侧倾斜45°，铲剥3刀，范围0.5cm。

②第2支针刀松解右侧枕大神经穿出皮下处的卡压 针刀松解方法参照第1支针刀松解操作。

术毕，拔出针刀，局部压迫止血3分钟后，创可贴覆盖针刀孔。

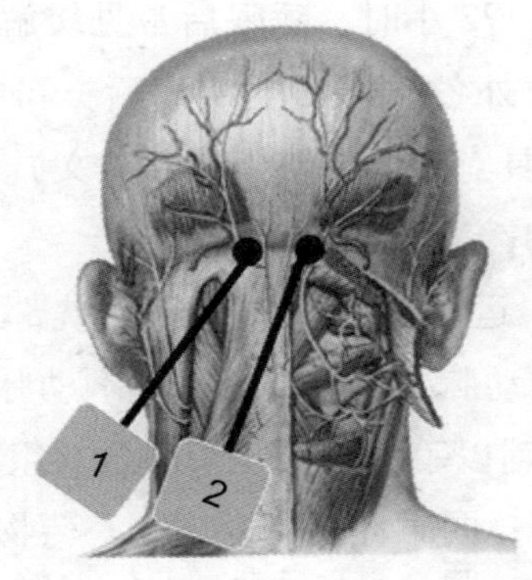

图 2-68　枕大神经卡压针刀松解体表定位

一侧头痛伴血管搏动性头痛的治疗

（1）患者取坐位，在患侧颞下颌关节与耳屏前耳颞神经卡压处定点，碘伏棉球于施术部，1% 利多卡因局部浸润麻醉，针刀操作采用Ⅰ型 4 号直形针刀。

（2）操作方法（图 2-69）

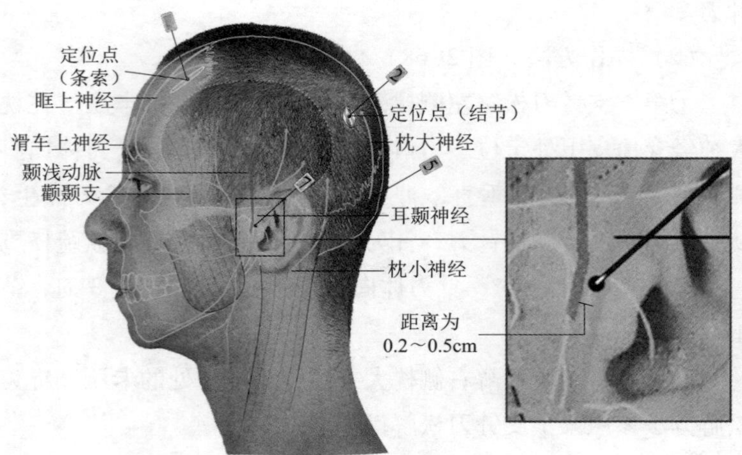

图 2-69　耳颞神经卡压针刀松解体表定位

第 1 支针刀松解患侧耳颞神经穿出皮下处的卡压，在患侧颞下颌关节与耳屏前耳颞神经卡压处定点。刀口线与颞浅动脉及耳颞神经走行方向平行，针刀体与皮肤垂直，严格按四步进针刀规程进针刀，针刀经皮肤，皮下组织，直达骨面，纵疏横剥 3 刀。

术毕，拔出针刀，局部压迫止血 3 分钟后，创可贴覆盖针刀孔。

3. 针刀术后手法治疗 患者俯卧位，一助手牵拉双侧肩部，术者正对患者头项，右肘关节屈曲并托住患者下颌，左手前臂尺侧压在患者枕骨上，随颈部的活动施按揉法。用力不能过大，以免造成新的损伤。最后，提拿两侧肩部，并从患者肩至前臂反复揉搓 3 次。

按：偏头痛是临床常见病多发病之一，引起偏头痛的病因甚多，西医对偏头痛的确切病因及发病机制仍无定论。目前西医学尚没有较好的治疗方法，多采用非特异性药物治疗，包括简单的止痛药，非甾体消炎药及麻醉药，对于严重的偏头痛患者给予抗抑郁药药物治疗，效果一般，而且极易产生耐药性。

在针刀医学闭合性手术理论的指导下，运用针刀对卡压神经血管的软组织进行准确松解，解除其对神经和伴随血管的压迫，其治疗效果立竿见影，副作用少，避免了化学药物对人体的伤害。

在做针刀松解后枕部软组织与枕大神经卡压时，针刀体应向脚侧倾斜，与纵轴呈 45°角，与枕骨面垂直，不能与纵轴垂直，否则针刀有进入椎管损伤脊髓的危险（图 2-70）。

另外，在松解耳颞神经卡压时，应注意耳颞神经与颞浅动脉的体表投影，颞浅动脉与耳颞神经伴行，二者距离为 0. 2~0. 5cm（图 2-69）。在定位时首先于耳屏前摸出颞浅动

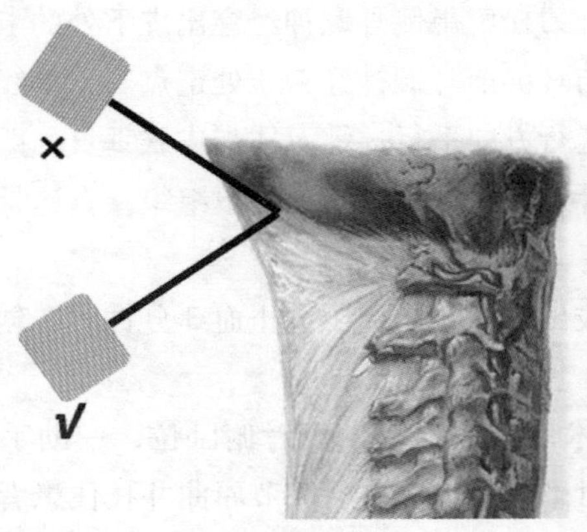

图 2-70　针刀治疗枕大神经卡压时刀体方向

脉的搏动，并用记号笔标出，然后在颞下颌关节与耳屏前定点，刀口线与颞浅动脉走形方向一致，严格按四步进针刀规程进针刀达骨面进行纵疏横剥。如果在进针刀过程中，患者有向颞部放射麻木的感觉，说明碰到了耳颞神经，此时应该调整进针刀的方向，以免造成耳颞神经的损伤。

三、大腿前外侧麻木、感觉异常是什么病，针刀如何治疗

大腿前外侧麻木、感觉异常是股前外侧皮神经卡压综合征的最常见临床表现。针刀治疗的方法是利用针刀将股前外侧皮神经在髂前上棘处与软组织的粘连和瘢痕分离，从而解除了神经的卡压，达到治疗目的。

应用解剖（图 2-71）：股外侧皮神经自腰大肌外缘走出后，在髂肌表面、肌筋膜之下走向外下方，在髂前上棘内侧越过旋髂深动、静脉，于腹股沟韧带外端附着点下后方通过，进入大腿，穿过缝匠肌和阔筋膜，布于大腿外侧面皮肤，其下端

可达膝关节附近。

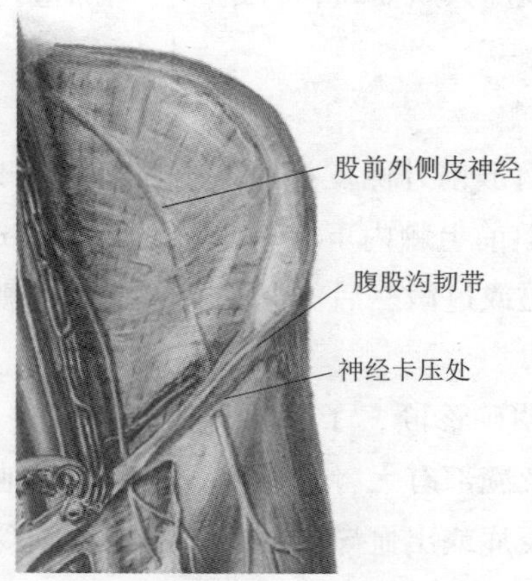

图 2-71　股前外侧皮神经解剖示意图

（一）病因病理

1. 由于股前外侧皮神经在骨盆内行程长，出骨盆入股部时形成的角度大，穿过缝匠肌的途径有变异，而且在穿腹股沟韧带的纤维性管道和阔筋膜时神经亦相对固定，因此当肢体活动或体位不当时，容易使其受到持续性牵拉、摩擦、挤压等，造成局部组织水肿，瘢痕形成，肌筋膜鞘管增厚，引起神经卡压。此外，肥胖的中老年女性易发生骶髂脂肪疝嵌顿，压迫股前外侧皮神经。

2. 骨盆骨折、肿瘤、异物、石膏固定，均可引起股外侧皮神经卡压。

3. 手术切取髂骨时，刺激或局部瘢痕粘连可压迫神经。

4. 外伤发生的髂腰肌筋膜内血肿，亦可引起卡压。

（二）临床表现及诊断

1. 临床表现　患者主诉股前外侧麻木，有针刺或灼样疼痛，但不超过膝关节，患侧臀部可有麻木感，无下肢麻木，有些患者还伴有股四头肌萎缩，行走时疼痛加重，卧床休息症状可缓解。

2. 诊断

（1）患者有股前外侧皮神经卡压的临床表现。

（2）患侧髂前上棘内下方有压痛，该处 Tinel 征阳性，股前外侧感觉减退或过敏。后伸髋关节牵拉股外侧皮神经时，症状加重。

（3）为了明确诊断，了解致压原因，应进一步用 X 线检查腰椎、骨盆及髋部有无骨性病变，或采用其他诊断技术排除肿瘤、结核、炎症或出血导致的股外侧皮神经受压等。

（三）针刀治疗

1. 治疗原则 运用针刀整体松解腹股沟韧带在髂前上棘和耻骨前缘弓弦结合部的粘连、瘢痕及挛缩（点）；辅以手法，松解腹股沟区软组织（线）之间的粘连、瘢痕及挛缩；同时佐以康复理疗、药物治疗，促进局部血液循环和新陈代谢以恢复腹股沟区弓弦力学解剖系统的力平衡。

2. 操作方法

（1）患者取仰卧位，在髂前上棘压痛点处定点，碘伏棉球于施术部位消毒，1%利多卡因局部浸润麻醉，针刀操作采用Ⅰ型4号直形针刀。

（2）针刀操作

①针刀松解股前外侧皮神经髂前上棘卡压点（图 2-72）在髂前上棘压痛点定位，针刀体与皮肤垂直，刀口线与下肢纵轴一致，按四步进针刀规程进针刀，针刀经皮肤、皮下组织、筋膜，直达髂前上棘内侧骨面，针刀在骨面上向下铲剥 3 刀，范围 0.5cm。

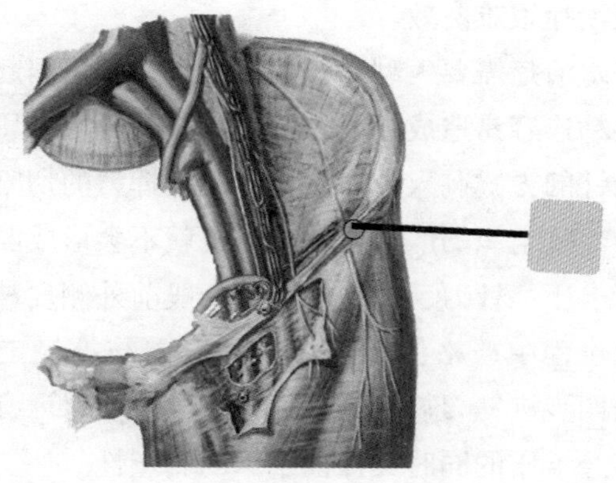

图 2-72 针刀治疗股前外侧皮神经卡压综合征示意图

②术毕，拔出针刀，局部压迫止血 3 分钟后，创可贴覆盖针刀孔。

3. 针刀术后手法治疗 在做针刀松解时，针刀松解一定在骨面上操作，不可脱离骨面，否则可能刺破腹壁，损伤腹腔内脏器官。

按：股前外侧皮神经自腰大肌外缘走出后，在髂肌表面、肌筋膜之下走向外下方，在髂前上棘内侧越过旋髂深动、静脉，于腹股沟韧带外端附着点下后方通过，进入大腿，穿过缝匠肌和阔筋膜，布于大腿外侧面皮肤，其下端可达膝关节附近。有时，神经穿过腹股沟韧带外端附着点两部分纤维之间的狭窄裂隙中向下进入股外侧部。该神经在髂前上棘下穿过腹股沟韧带时，几乎由水平位骤然转变成垂直位下降。穿过缝匠肌处时可有变异，走行于该肌的上面、浅层或深层。大约在髂前上棘下 10cm 处，分成前、后两支，前支分布于股前外侧皮肤，向下达膝部；后支分布于臀外侧面和股上 2/3 外侧皮肤。股外侧皮神经在髂前上棘处极易受到卡压，而引起相应的临床症状，一般治疗很难奏效。

西医手术治疗需要大型的开放性切口，术后引起的局部软组织广泛再粘连容易造成股前外侧皮神经的再次卡压。针刀闭合性手术以针的方式刺入人体，在体内发挥刀的切割作用，其不会引起局部软组织的广泛再粘连，也就不会形成股前外侧皮神经的再次卡压。针刀手术前应弄清楚股前外侧皮神经的走行方向，手术过程中严格保持刀口线的方向与神经走行方向一致，严格按四步进针刀规程进针刀，这样才能保证有效松解股前外侧皮神经卡压的同时又保证手术的安全性。

四、肘关节外伤后，前臂及小指麻木、感觉过敏，是什么病，针刀如何治疗

肘关节外伤后，前臂及小指麻木、感觉过敏，是尺神经在肘部被卡压后引起的临床表现，临床诊断为肘管综合征。针刀治疗的方法是用针刀以闭合性手术的方式将尺神经在肘部尺神经沟处与弓状韧带的粘连和瘢痕分离，从而解除了神经的卡压，达到治疗目的。

应用解剖（图 2-73）：肘管是位于肘关节后内侧的一椭圆形纤维骨性通道。尺神经通过“肘管”，离开肘部。其前壁

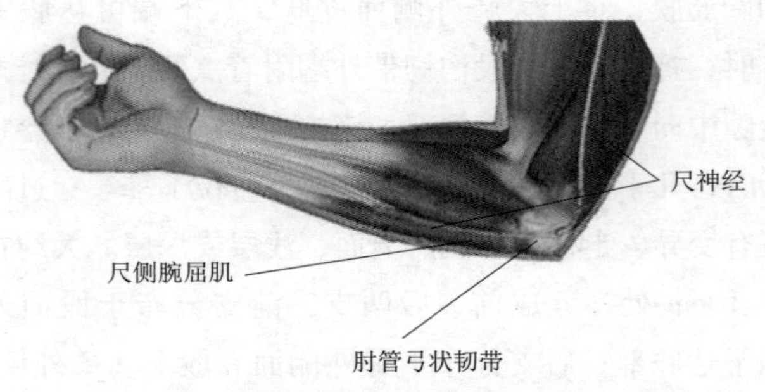

图 2-73　肘管解剖结构图

（即底）为肘关节的尺侧副韧带，内侧壁是肱骨内上髁及尺侧腕屈肌的肱骨头，外侧壁是尺骨鹰嘴和尺侧腕屈肌的尺骨头，后壁（即顶）为连接尺侧腕屈肌两个头即肱骨头、尺骨鹰嘴头之间的横行纤维束带，Wadsworth 把连接肱骨头、尺骨鹰嘴头之间的纤维束带称作弓状韧带。其内有尺神经通过。

肘管综合征又称创伤性尺神经炎、迟发性尺神经炎等，是指尺神经在肘部尺神经沟处受压而产生的一系列神经损伤症候群，如尺神经支配区感觉障碍，手部无力，骨间肌及拇收肌萎缩，爪形手畸形，手指内收外展受限等。

（一）病因病理

肘后内侧各种急性、亚急性损伤和慢性劳损均可引起弓状韧带受损而形成瘢痕组织增生，粘连等病理变化，最终导致弓状韧带张力增大，肘管内压力增高，卡压尺神经而导致相应的临床症状。

（二）临床表现及诊断

1. 临床表现 患者最常见的症状是环指、小指麻木和刺痛感。

2. 诊断

（1）有肘管综合征的临床表现。

（2）尺神经支配区感觉障碍（手部尺侧 1 个半手指、小鱼际及尺侧手背部感觉障碍）、肌肉萎缩、肌力减退、肘部尺神经滑脱或增粗、肘外翻畸形、屈肘试验阳性、肘部 Tinel 征阳性。

（3）X 线检查可发现肘部骨性结构的异常。

（三）针刀治疗

1. 治疗原则 运用针刀整体松解肘管弓状韧带在肱骨内上髁及尺骨鹰嘴内侧缘弓弦结合部的粘连、瘢痕、挛缩，有效降低弓状韧带的张力，缓解肘管内压力，恢复肘部弓弦力学解剖系统力平衡，从而使尺神经被卡压的情况得到缓解，临床症状得以改善甚至消失。

2. 操作方法

（1）患者取坐位，患侧肩关节外展 90°，肘关节屈曲 90°，在肱骨内上髁、尺骨鹰嘴处定点，碘伏棉球于施术部位消毒，1% 利多卡因局部浸润麻醉，针刀操作采用Ⅰ型 4 号直形针刀。

（2）针刀操作（图 2-74）

①第 1 支针刀松解肘管弓状韧带起点　在肱骨内上髁定位。针刀体与皮肤垂直，刀口线与尺侧腕屈肌纤维方向一致，按四步进针刀规程进针刀，从定位处刺入，针刀经皮肤、皮下组织，直达肱骨内上髁骨面，针刀沿骨面向后铲剥 3 刀，范围 0. 5cm。

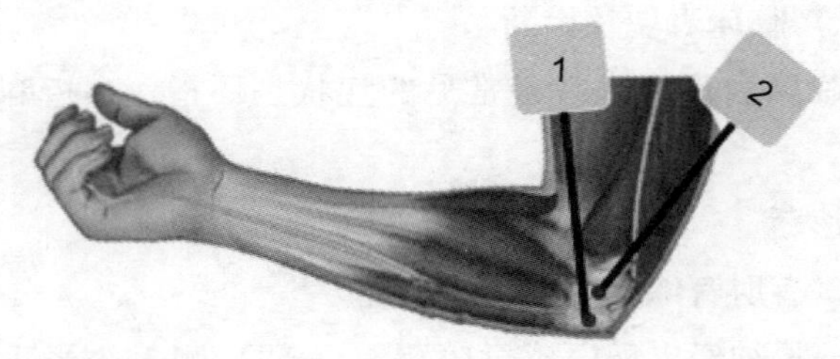

图 2-74　针刀治疗肘管综合征示意图

②第 2 支针刀松解肘管弓状韧带止点　在尺骨鹰嘴内缘定位。针刀体与皮肤垂直，刀口线与尺侧腕屈肌纤维方向一致，按四步进针刀规程进针刀，从定位处贴尺骨鹰嘴内缘进针刀，针刀经皮肤、皮下组织，直达尺骨鹰嘴骨面，针刀沿骨面向前铲剥 3 刀，范围 0. 5cm。

③术毕，拔出针刀，局部压迫止血 3 分钟后，创可贴覆盖针刀孔。

按：目前肘管综合征的治疗方法有保守疗法和手术治疗方法。肘管综合征早期保守治疗有一定的效果，主要是将患肢用石膏或者夹板固定于伸直位，此方法虽简单，但严重影响患者的正常生活，患者一般难以接受并坚持治疗，并且长时间使肘关节处于被动伸直位，解除固定后，易照成肘关节的主动屈曲活动功能障碍。手术治疗是目前肘管综合征的主要治疗方法，常用手术方式有肘管切开减压术和尺神经前置术，但无论哪种手术方式都需要长形的开放性切口，其对肘关节周围软组织创伤大，术后容易引起广泛粘连、瘢痕，从而造成新的卡压和肘关节屈伸活动障碍等后遗症问题。针刀“两点”松解法是闭合性手术，刀刃仅为 1mm，其无需长形切口，对肘关节周围软组织创伤小，不会造成肘关节周围软组织的广泛再粘连，也就不会形成新的卡压。并且针刀术后，无需进行肘关节的固定，不会影响到患者的正常生活，更不会引起因肘关节长时间被固定而造成的肘关节活动障碍等问题。

五、腕管综合征的临床表现有哪些，针刀能治愈吗

腕管综合征的临床表现有桡侧 3 个半指麻木、疼痛和感觉异常，病变严重者可发生大鱼际肌萎缩，拇对掌肌功能受限。针刀可以治愈该疾病。

应用解剖（图 2-75）：腕管位于腕前区，从远侧腕横纹至其远侧约 3. 0cm 处。腕管的顶为腕横韧带，底及两侧由 8 块腕骨构成。其内有 9 条屈指肌腱和 1 条正中神经。

腕管综合征是周围神经卡压中最常见的一种，多以重复性手部运动特别是抓握性手部运动者多见，如用冲击钻的工人、

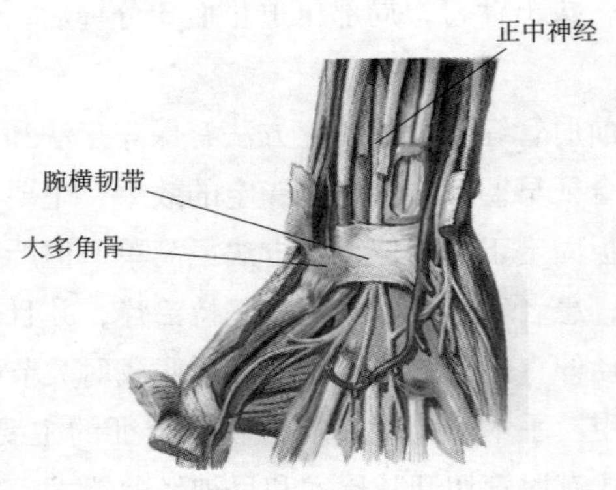

图 2-75　腕管综合征的应用解剖

木工、铁匠等。中年人多发，占患者总数的 82%，女性多于男性。其具体临床表现下文有详述。针刀可以治愈该病。

（一）病因病理

腕管综合征是由于腕部各种急性、亚急性损伤和慢性劳损引起腕横韧带受损，从而导致腕横韧带应力集中，人体为了缓解这种异常的应力，则会通过粘连、瘢痕及挛缩等变化对受损的腕横韧带进行自我修复、自我代偿，当这种修复、代偿在人体范围内时，腕部的异常应力被有效分解，则不产生临床表现，而当这种修复、代偿超过人体代偿范围时，腕部的异常应力不能被有效分解，则造成腕部弓弦力学解剖系统力平衡失调，最终导致腕横韧带张力增大、腕管内压力增高，卡压正中神经而导致相应的临床症状。

（二）临床表现及诊断

1. 临床表现（图 2-76）

（1）桡侧 3 个半指麻木、疼痛和感觉异常。这些症状也可在环指、小指或腕管近端出现，掌部桡侧近端无感觉异常。

（2）常有夜间痛及反复屈伸腕关节后症状加重。患者常以腕痛、指无力、捏握物品障碍及物品不自主从手中掉下为主诉。

（3）病变严重者可发生大鱼际肌萎缩，拇对掌功能受限。腕部的不适可向前臂、肘部甚至肩部放射；当症状进一步加重时，出现精细动作受限，如拿硬币、系纽扣困难。

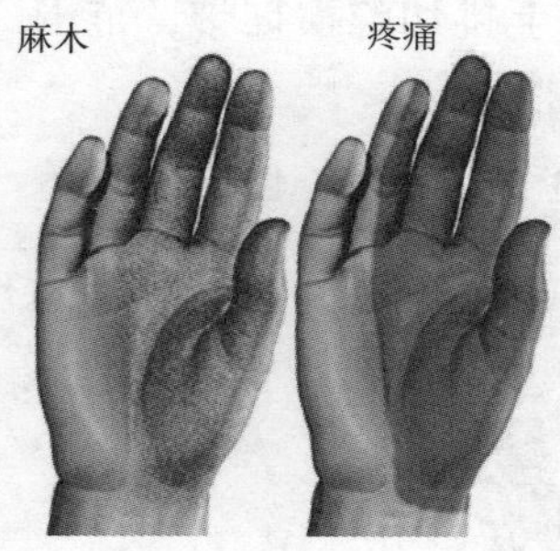

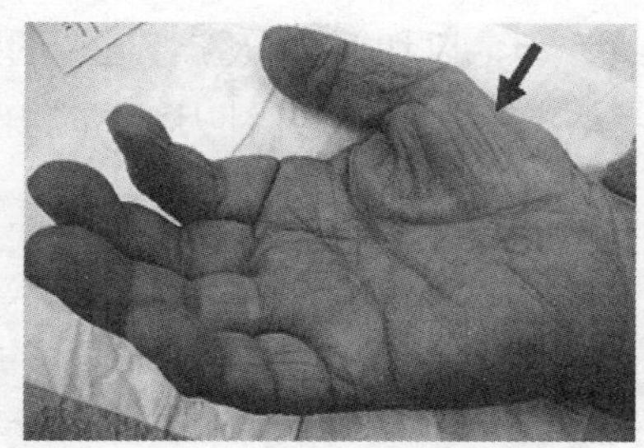

图 2-76　腕管综合征临床表现示意图

2. 诊断

（1）有腕管综合征的临床表现。

（2）Phalen 试验、止血带试验、腕部叩击试验阳性。

（3）肌电图、X 线、CT 和 MRI 检查：对腕管综合征的辅助诊断和鉴别诊断具有重要价值。

（三）针刀治疗

1. 治疗原则　应用针刀切开部分腕横韧带，有效降低腕横韧带的张力，缓解腕管内压力，恢复腕部弓弦力学解剖系统力平衡，使正中神经被卡压的情况得到缓解，从而治愈该病。

2. 治疗方法

（1）患者取坐位，在腕横韧带 Tinel 征阳性点，碘伏棉球于施术部位消毒，1% 利多卡因局部浸润麻醉，针刀操作采用Ⅰ型 4 号斜刃针刀。

（2）操作方法（图 2–77）：

①针刀刀口线先与前臂纵轴平行，针刀体与皮肤垂直，按四步进针刀规程进针刀，针刀斜面刀刃向上，针刀经皮肤、皮下组织，刀下有坚韧感时即到达腕横韧带近端，然后针刀向近端探寻，当有落空感时到达腕横韧带近端，此时将针刀体向前臂近端倾斜 90°，与腕横韧带平行，向上挑切腕横韧带，范围 0.5cm，以切开部分腕管远端的腕横韧带。

②术毕，拔出针刀，局部压迫止血 3 分钟后，创可贴覆盖针刀孔。

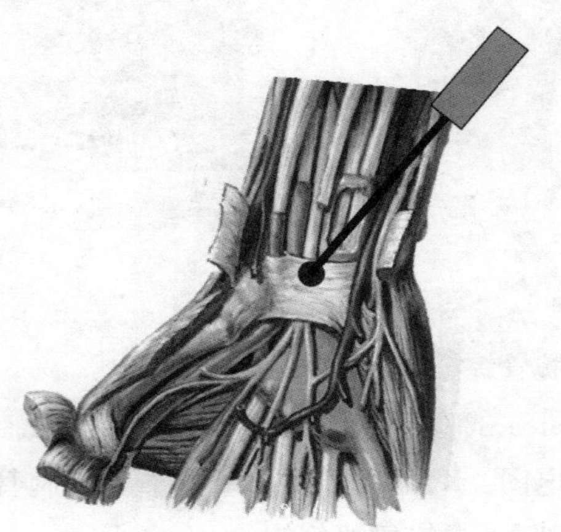

图 2–77　针刀治疗腕管综合征示意图

按：腕管综合征是临床上最常见的周围神经卡压性疾病，其是正中神经受压而产生的一系列临床症状。常表现为桡侧三指半麻木，甚至夜间麻醒，发展到晚期可出现大鱼际肌肌肉萎缩和肌无力，拇指对掌功能障碍等。目前手术治疗腕管综合征最常用手术方式是腕管切开松解减压术，其需要长形的开放性切口，对腕关节周围软组织创伤大，术后容易引起腕关节周围软组织广泛的粘连、瘢痕，且腕管切开后，对腕关节的力学传导功能影响巨大，从而造成新的卡压和腕关节屈伸活动障碍等后遗症问题。针刀是闭合性手术，刀刃仅为 1mm，无需长形切口，对腕关节周围软组织创伤小，其只切开 0.5cm 腕管，即可缓解腕管内压力，解除对正中神经的卡压。且避免了开放性手术切口愈合所造成的正中神经再次卡压的问题。

针刀治疗腕管综合征疗效明确，但为了保证针刀治疗的安全性，针刀操作应注意以下几点：①熟练掌握腕横韧带、正中神经、屈指肌腱的体表投影。②严格保持刀口线的方向与正中神经、屈指肌腱的走行方向一致。③针刀操作宜缓慢进行。严格遵守以上 3 点注意事项，针刀则很难损伤到正中神经及屈指肌腱。即使针刀触及到正中神经，患者会马上有窜麻感，我们可以及时调整刀口线的方向，从而达到有效松解腕横韧带的同时又避免损伤正中神经及指屈肌肌腱，以确保针刀手术的有效性及安全性。

六、臀上皮神经卡压综合征如何进行临床诊断及针刀治疗

臀上皮神经卡压综合征是指臀上皮神经经过髂嵴骨纤维管处由各种原因造成卡压或嵌顿等损伤而引起的疼痛。具体临床诊断及针刀治疗方法下文有详述。

应用解剖（图 2-78）：由 T_{12} ~ L_3 脊神经后外侧支的皮支组成。从起始到终止，大部分行走在软组织中，将其行走过程分为四段、六点、一管。骨表段：椎间孔发出后（出孔点），沿横突背行走并被纤维束固定（横突点）。肌内段：进入竖脊肌（入肌点），向下、向外走行于肌内，走出竖脊肌（出肌点）。筋膜下段：走行于胸腰筋膜浅层深面。皮下段：走出深筋膜（出筋膜点），与筋膜下段成一钝角的转折，向下外走

行，穿行于皮下浅筋膜。此段跨越髂嵴，经过由竖脊肌、胸腰筋膜在髂嵴的上缘附着处所形成的骨纤维性扁圆形隧道（骨性纤维管）进入臀筋膜（入臀点）。入臀后一般分为前、中、后三支，在筋膜中穿行，中支最粗大，最长者可至股后部腘窝平面之上。

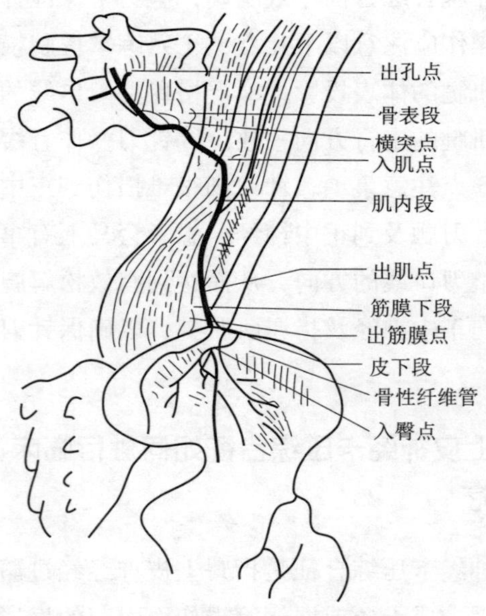

图 2-78　臀上皮神经走形

（一）病因病理

臀上皮神经卡压综合征是由于腰臀部各种急性、亚急性损伤和慢性劳损引起第 3 腰椎横突部及髂嵴软组织应力集中，人体为了缓解这种异常的应力，则会通过粘连、瘢痕及挛缩等变化对受损的软组织进行自我修复、自我代偿，当这种修复、代偿在人体范围内时，第 3 腰椎横突部及髂嵴部软组织的异常应力被有效分解，则不产生临床表现，而当这种修复、代偿超过人体代偿范围时，第 3 腰椎横突部及髂嵴部软组织的异常应力不能被有效分解，卡压臀上皮神经而引发相应的临床表现。

（二）临床表现及诊断

1. 临床表现 患侧腰臀部尤其是臀部的疼痛，呈刺痛、酸痛或撕裂样疼痛，而且疼痛常常是持续发生的，很少有间断发生。一般疼痛的部位较深，区域模糊，没有明确的界限。急性期疼痛较剧烈，并可向大腿后侧放散，但常不超过膝关节。患侧臀部可有麻木感，但无下肢麻木；患者常诉起坐困难，弯腰时疼痛加重。

2. 诊断

（1）有臀上皮神经卡压综合征的临床表现。

（2）多数患者可以检查到固定的压痛点，一般在第三腰椎横突和髂嵴中点及其下方压痛，按压时可有胀痛或麻木感，并向同侧大腿后方放射，一般放射痛不超过膝关节。

（3）直腿抬高试验多为阴性，但有 10% 的患者可出现直腿抬高试验阳性，腱反射正常。

（三）针刀治疗

1. 治疗原则 依据人体弓弦力学系统理论及疾病病理构架的网眼理论，臀上皮神经卡压综合征是由于臀上皮神经在骨表段的横突点及通过髂嵴的骨纤维管两处受到软组织的卡压，通过针刀闭合性手术可以准确切开压迫神经的软组织，从而松解神经的卡压。

2. 操作方法

（1）患者俯卧位，在第 3 腰椎横突点，髂嵴中后部定点，碘伏棉球于施术部位消毒，1% 利多卡因局部浸润麻醉，针刀操作采用Ⅰ型 3 号直形针刀。

（2）针刀操作（图 2-79）

①第 1 支针刀松解第 3 腰椎横突点的粘连瘢痕　从 L_3 棘突上缘顶点旁开 3cm，在此定位。刀口线与脊柱纵轴平行，针刀经皮肤、皮下组织，直达横突骨面，刀体向外移动，当有落空感时即到 L_3 横突尖，在此用提插刀法切割横突尖的粘连瘢痕 3 刀，深度 0.5cm，以松解臀上皮神经在横突尖部的粘连和瘢痕。

②第 2 支针刀松解臀上皮神经入臀点的粘连和瘢痕　在髂嵴中后部压痛点定位。刀口线与脊柱纵轴平行，针刀经皮肤、皮下组织，直达髂骨骨面，刀体向上移动当有落空感时，即到髂嵴上缘臀上皮神经的入臀点，在此纵疏横剥 3 刀，深度 0.5cm，以松解臀上皮神经入臀点的粘连和瘢痕。

术毕，拔出针刀，局部压迫止血 3 分钟后，创可贴覆盖针刀孔。

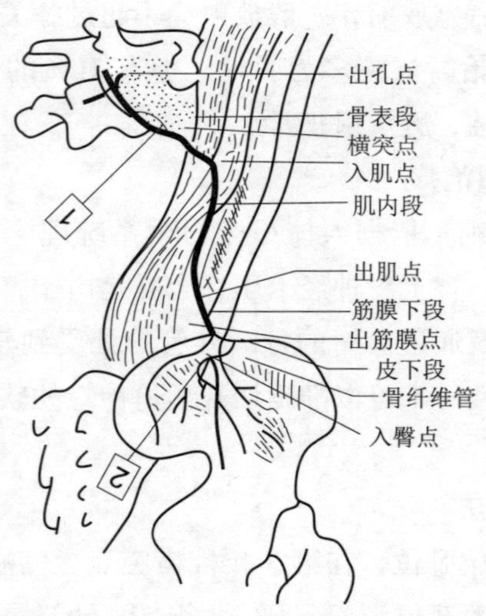

图 2-79　臀上皮神经卡压综合征针刀松解示意图

按：臀上皮神经卡压综合征与腰椎间盘突出症均会出现腰腿疼痛的症状，临床上常被误诊，因此在接诊患者时，我们应注意鉴别诊断（表 2-12）。

表 2-12 臀上皮神经卡压综合征与腰椎间盘突出症鉴别表

	疼痛的部位	直腿抬高试验	加强试验
臀上皮神经卡压综合征	疼痛可向下肢放射，一般不过膝盖，腹压增高时症状不加重	阴性	阴性
腰椎间盘突出症	疼痛向下肢放射，过膝关节，腹压增高时症状加重	阳性	阳性

臀上皮神经卡压综合征与臀上皮神经的解剖学密不可分的。臀上皮神经是单纯感觉神经，由胸 12 至腰 3 脊神经后支的外侧支组成，在靠近髂嵴上方，距腰骶正中线外侧 6～8cm 处，穿出背肌分布于臀部皮肤，因此其疼痛向下肢放射一般不超过膝盖。直腿抬高试验主要是检查神经根是否受到刺激的一种试验，当下肢抬高超过 30°以后，即可引起神经根的牵拉或向下移动，则会加重突出的椎间盘对神经根的刺激而引起相应的临床表现。臀上皮神经卡压综合征患者并不是腰椎的神经根受到卡压，因此直腿抬高试验常为阴性。

针刀医学研究发现，臀上皮神经卡压综合征患者的神经卡压点不止西医介绍的只有髂嵴中后部骨纤维管道的卡压，在第三腰椎横突处也会受到卡压，而这常常被忽视，也就解释了西医治疗有效但不能治愈的原因。针刀对两处的卡压治疗均进行松解，故能彻底治愈该病。

七、梨状肌综合征与腰椎间盘突出症如何相鉴别，针刀治疗安全吗

梨状肌综合征与腰椎间盘突出症的鉴别详见表 2-13，针

刀治疗绝对安全。

表 2-13　梨状肌综合征与腰椎间盘突出症的鉴别表

	腰部症状	梨状肌紧张试验	直腿抬高试验	臀部压痛点封闭治疗
梨状肌综合征	腰部无明显压痛和畸形，活动不受限	阳性	阳性，直腿抬高 60° 以前，下肢疼痛明显，超过 60° 疼痛减轻	症状减轻
腰椎间盘突出症	腰部常有明显压痛，活动受限	阴性	阳性，直腿抬高时下肢出现疼痛，随着抬高角度增大，疼痛加重	症状没有明显缓解

应用解剖：梨状肌起于第 2、3、4 骶椎前面，分布于小骨盆的内面，经坐骨大孔入臀部，止于股骨大转子后面；坐骨神经由腰神经和骶神经组成。来自腰 4~腰 5 神经和骶 1~骶 3 神经根，是所有神经中最粗者。坐骨神经经梨状肌下孔出骨盆到臀部（图 2-80），在臀大肌深面向下行，依次横过闭孔内肌，上下孖肌及股方肌的后方，支配这些肌肉，并沿大收肌后面，

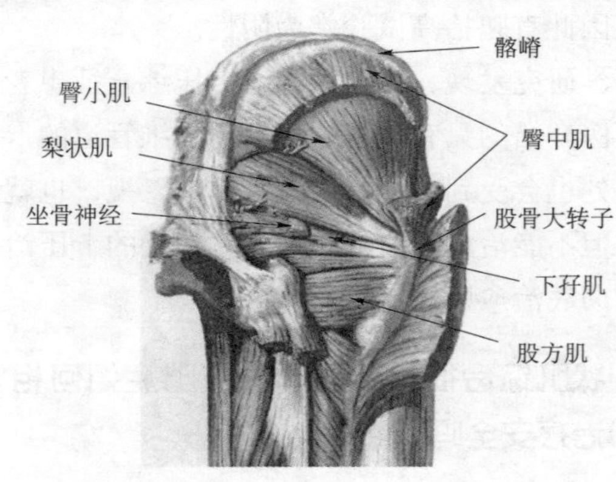

图 2-80　坐骨神经解剖示意图

半腱肌、半膜肌、股二头肌之间下降，途中发出肌支至大腿的屈肌，坐骨神经在到腘窝以前，分为胫神经和腓总神经，支配小腿及足的全部肌肉以及除隐神经支配区以外的小腿与足的皮肤感觉。

（一）病因病理

梨状肌综合征是由于梨状肌受到直接损伤如骨盆骨折、髋关节脱位、髋部挤压伤时，引起梨状肌应力集中，人体为了缓解这种异常的应力，则会通过粘连、瘢痕及挛缩等变化对受损的受损的梨状肌进行自我修复、自我代偿，当这种修复、代偿在人体范围内时，梨状肌的异常应力被有效分解，则不产生临床表现，而当这种修复、代偿超过人体代偿范围时，梨状肌的异常应力不能被有效分解，卡压坐骨神经而引发相应的临床表现。

（二）临床表现及诊断

1. 临床表现　大腿后侧至小腿外侧或足底有放射性疼痛及麻木感，患肢无力，但腰痛常不明显。

2. 诊断

（1）有梨状肌综合征的临床表现。

（2）体征：患肢股后肌群，小腿前、后及足部肌力减弱，重者踝、趾关节活动完全丧失，出现足下垂；小腿外侧及足部感觉减退或消失。可发现梨状肌有痉挛呈条索状或腊肠状，梨状肌有压痛，并向下放射，一般腰椎棘突旁无压痛，脊柱前屈时下肢疼痛加重，后伸时疼痛减轻或缓解。直腿抬高试验多为阳性，端坐屈头无腿痛。将足内旋疼痛出现，并向下放射。

（3）特殊检查

①主动试验　令患者伸髋、伸膝时做髋关节外旋动作，同时在患者足部予以对抗。患者出现臀中部及坐骨神经疼痛或加

重为阳性。

②被动试验　被动用力内旋、屈曲、内收髋关节，引起疼痛或疼痛加重者为阳性。臀部压痛点加强试验：患者俯卧于检查床上，按压臀区痛点后，嘱患者支撑起上肢，使脊柱过伸，继而嘱患者跪俯床上使脊柱屈曲。比较臀部同一压痛点伸屈两种姿势的疼痛程度，如脊柱过伸时压痛减轻，而脊柱屈曲时压痛加重，称为椎管外疼痛反应。

③骶管冲击试验　向骶管内推注 0.5% 普鲁卡因 20ml，如患肢放射痛不加重，为椎管外反应。而椎管内病变常常在注药时出现下肢疼痛，有助于与椎间盘突出症相鉴别（表 2-13）。

（三）针刀治疗

1. 治疗原则　依据人体弓弦力学系统理论及疾病病理构架的网眼理论，梨状肌综合征是由于坐骨神经在梨状肌下孔处受到的卡压，通过针刀闭合性手术可以准确切开压迫神经的软组织，从而松解神经的卡压。

2. 操作方法

（1）患者俯卧位，在坐骨神经在梨状肌下孔的体表投影，即髂后上棘与尾骨尖连线的中点与股骨大转子连线的中内 1/3 交点处，碘伏棉球于施术部位消毒，1% 利多卡因局部浸润麻醉，针刀操作采用Ⅰ型 3 号直形针刀。

（2）针刀操作（图 2-81）

①针刀松解坐骨神经在梨状肌下孔的卡压点。在定位处进针刀，针刀体与皮肤垂直，刀口线与下肢纵轴一致，按四步进针刀规程进针刀，针刀经皮肤、皮下组织、浅筋膜、肌肉，当患者有麻木感时，已到坐骨神经在梨状肌下孔的部位，退针刀 2cm，针刀体向内或者向外倾斜 10°~15°，再进针刀，刀下有

坚韧感时，即到坐骨神经在梨状肌下孔的卡压点，以提插刀法向下切割3刀，范围0.5cm。

②术毕，拔出针刀，局部压迫止血3分钟后，创可贴覆盖针刀孔。

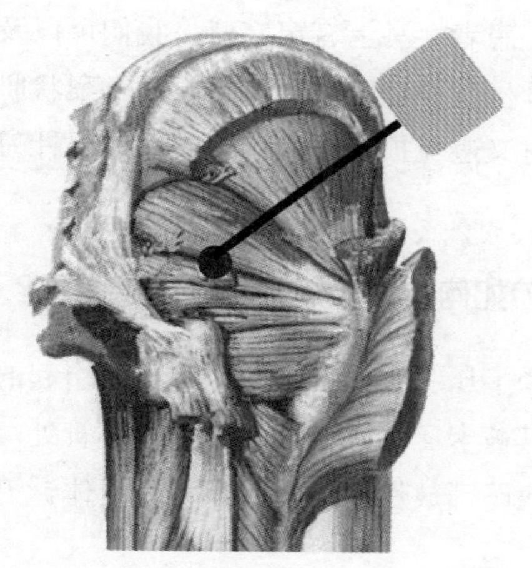

图2-81 针刀松解梨状肌卡压示意图

3. 针刀术后手法治疗 针刀术后，进行手法治疗，俯卧位，做直腿抬高3次。

按：在臀部，梨状肌属于深层肌肉，其表面有皮肤、皮下组织、筋膜、臀大肌等软组织，其不易受到损伤，因此梨状肌综合征在临床上并不多见。只有在梨状肌受到直接损伤如骨盆骨折、髋关节脱位、髋部挤压伤时，才会导致其形成粘连、瘢痕及挛缩而引起相应的临床表现。事实上，临床上所发现的坐骨神经痛通常是由于腰椎间盘突出后卡压神经根而造成的，而基层医生发现坐骨神经痛就认为是梨状肌综合征，然后按照梨状肌综合征进行治疗，疗效当然不好。

针刀治疗梨状肌综合征是绝对安全的，在针刀治疗时应注意以下几点：①熟练掌握坐骨神经的体表投影。②严格保持刀口线的方向与坐骨神经的走形方向一致。③严格按照四步进针刀规程进针刀，对梨状肌与坐骨神经之间的粘连进行松解。严格遵守以上 3 点注意事项，针刀则很难碰到坐骨神经。即使碰到坐骨神经，患者会马上有窜麻感，我们可以及时调整进针刀的方向，避开坐骨神经，从而在有效松解梨状肌与坐骨神经之间粘连的同时又避免损伤坐骨神经，以确保针刀手术的有效性及安全性。

八、针刀如何治疗腓总神经卡压综合征?

腓总神经卡压综合征是指受到卡压而引起的一系列神经损伤症候群。其被卡压的部位最常发生在腓管处。针刀闭合性手术可以取代西医开放性手术治疗该病，具体针刀治疗方法详见下文内容。

应用解剖（图 2-82）：腓管是指腓骨长肌纤维与腓骨颈所形成的骨纤维管道，长度约 27mm，腓管入口为腓骨长肌起始部及腘筋膜，一般均为腱性筋膜。腓管的出口可为腱性纤维，可为肌肉，也可为腱肌联合。在腓管内，腓总神经与腓骨颈的

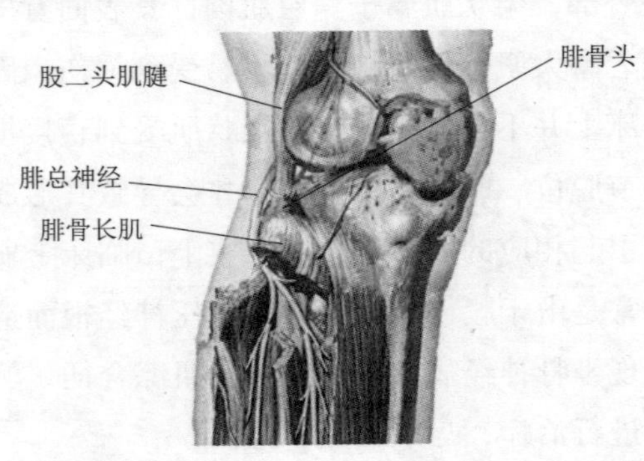

图 2-82　腓总神经的走形与腓管的关系

骨膜紧贴在一起。

（一）病因病理

针刀医学研究发现，腓总神经卡压是由于下肢小腿部受到外伤或慢性劳损后导致小腿部受到异常的应力，从而引起股二头肌腱、腓骨长肌肌腱在腓骨头的弓弦结合部的应力集中，人体为了代偿这种异常的应力，则会通过粘连、瘢痕及挛缩进行自我修复、自我代偿，当这种修复在人体可代偿范围内时，股二头肌腱、腓骨长肌肌腱的异常应力被有效分解，则不产生临床表现，当这种修复代偿超过人体可承受范围时，股二头肌腱、腓骨长肌肌腱的异常应力不能被有效分解，卡压腓总神经而引发相应的临床表现。

（二）临床表现及诊断

1. 临床表现 患者开始时主诉小腿外侧疼痛，行走时加重，休息后减轻；随后渐出现小腿酸胀无力、易疲劳，小腿外侧及足背感觉减退或消失，胫骨前肌、趾长伸肌、拇长伸肌以及腓骨长、短肌不同程度的麻痹，可引起足下垂并且轻度内翻。急性卡压的患者多在一次局部压迫后出现小腿侧及足背感觉障碍、足下垂。

2. 诊断

（1）有腓总神经卡压的临床表现。

（2）腓总神经完全性损伤的患者足下垂行走时呈跨越步，小腿外侧及足背感觉障碍，伸拇、伸趾、足背伸、足内外翻障碍，小腿前外侧肌群萎缩。腓骨颈部叩击时有放射痛，即Tinel 征阳性。腓总神经卡压综合征应与腰椎间盘突出症相鉴别（表 2-14）。

表 2-14　腓总神经卡压综合征与腰椎间盘突出症的鉴别表

	小腿外侧感觉障碍	足背感觉障碍	腓骨颈部 Tinel 征	足下垂
腓总神经卡压综合征	有	有	阳性	有
腰椎间盘突出症	有	有	阴性	少见

（三）针刀治疗

1. 治疗原则　运用针刀整体松解股二头肌腱、腓骨长肌肌腱在腓骨头弓弦结合部的粘连、瘢痕及挛缩（点），辅以手法，松解股二头肌腱、腓骨长肌肌腱等弦（线）之间的粘连、瘢痕及挛缩，从而为人体通过自我代偿、自我修复恢复下肢弓弦力学解剖系统创造条件，并最终解除腓总神经的卡压，使临床症状得以改善甚至是消失。

2. 操作方法

（1）患者仰卧位，患膝屈曲 60°，在腓管前部与后部卡压点，碘伏棉球于施术部位消毒，1% 利多卡因局部浸润麻醉，针刀操作取用Ⅰ型 4 号直形针刀。

（2）针刀操作（图 2-83）

①第 1 支针刀切开腓管后部的卡压点，在腓骨头颈交界的后方点定位，针刀体与皮肤垂直，刀口线与腓骨纵轴呈 45°角，与腓总神经走行方向一致，按四步进针刀规程进针刀，经皮肤、皮下组织、筋膜直达腓骨头颈交界骨面，针刀向前下方纵疏横剥 3 刀，范围 0.5cm。

②第 2 支针刀切开腓管前部的卡压点，在腓骨头颈交界的前方点定位，针刀体与皮肤垂直，刀口线与腓骨纵轴呈 45°

角，与腓总神经走行方向一致，按四步进针刀规程进针刀，经皮肤、皮下组织、筋膜直达腓骨头颈交界骨面，针刀向前下方纵疏横剥 3 刀，范围 0.5cm。

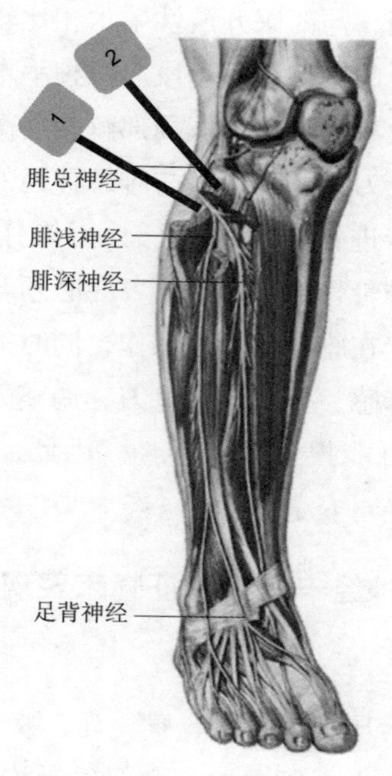

图 2-83　针刀松解腓管

③术毕，拔出针刀，局部压迫止血 3 分钟后，创可贴覆盖针刀孔。

按：过去，治疗腓总神经卡压综合征一般以手术治疗为主，对局部体位压迫所致的患者，也可行局部封闭治疗。但是封闭治疗并未彻底解除神经的压迫，复发率高，而手术治疗后，因其手术瘢痕的影响，对已解除压迫的神经形成二次粘连，导致疾病复发。针刀整体松解术治疗该病，主要是以闭合性手术的方式，对腓管进行松解，恢复该部位的力学平衡。因针刀治疗是闭合性微创手术，既能对腓总神经进行有效的松解，又不会出现手术瘢痕引起的二次粘连，是临床上治疗腓总神经卡压综合征行之有效的方法。

在安全性方面，与西医开放性手术相比较而言，针刀闭合性手术是非直视下的一种治疗手段。两种手术的形态学基础都是人体解剖学。故只要熟练掌握局部解剖层次及解剖结构，体表定位准确，进针刀时的刀口线与腓总神经的走行方向保持一致，严格按照四步进针刀规程进行针刀操作；在做针刀松解时，针刀先到达腓骨骨面，刀口线方向必须与腓总神经保持一致，针刀松解一定在腓骨骨面上操作，同时如果在实施针刀操作时，患者有窜麻感，要立即退针刀，调整刀口线的方向，重新进针刀，否则可能损伤腓总神经。因此，如果注意以上几点，针刀手术是绝对安全可行的。

九、肩胛背神经卡压综合征临床表现有哪些，针刀如何治疗

肩胛背神经卡压表现为颈、肩、背、腋、侧胸壁的酸痛和不适。本病常见于中青年女性，全部患者均以颈肩背部不适、酸痛为主要症状。颈部不适与天气有关，阴雨天、冬天加重，劳累后也可加重。上臂后伸、上举时颈部有牵拉感。颈肩背部酸痛常使患者不能入睡，患者自觉患肢怎么放也不舒服，但又不能明确指出疼痛的部位。

应用解剖（图 2-84）：肩胛背神经多起自 C_5 神经根，部分纤维发自 C_4 神经根，同时存在着 C_4、C_5 共干的现象。肩胛背神经的起始部位为前斜角肌所覆盖，穿过中斜角肌后与副神经并行，至肩胛提肌前缘后穿过该肌达菱形肌，支配肩胛提肌和大小菱形肌。

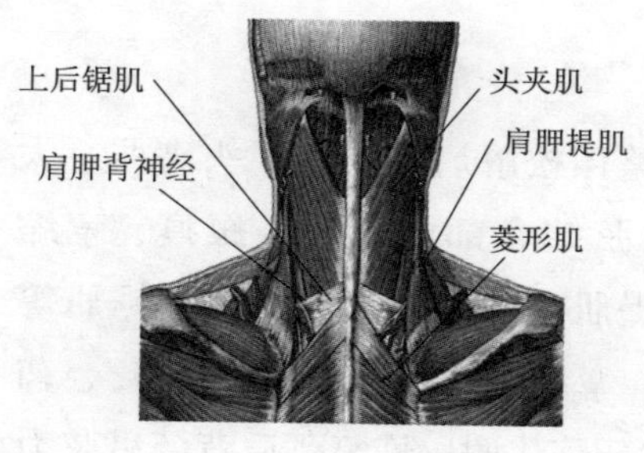

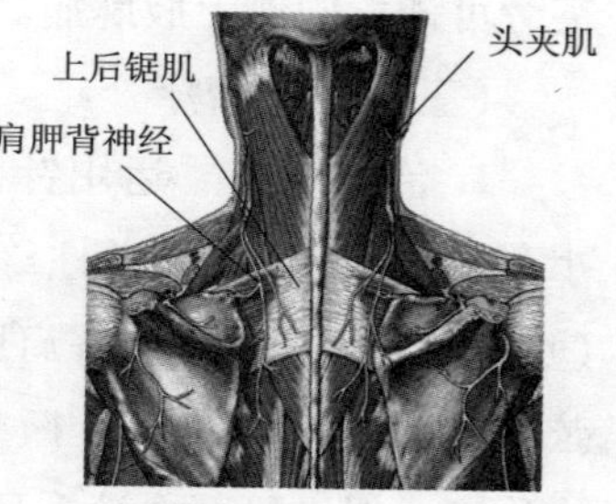

图 2-84　肩胛背神经解剖示意图

（一）病因病理

肩胛背神经卡压综合征是由于颈、肩、背部各种急性、亚急性损伤和慢性劳损引起颈、肩、背部软组织受损，从而导致颈、肩、背部软组织在骨骼上的附着处应力集中，人体为了缓解这种异常的应力，则会通过粘连、瘢痕及挛缩等变化进行自我修复、自我代偿，当这种修复、代偿在人体可承受范围内时，颈、肩、背部软组织的异常应力被有效分解，则不产生临床表现，而当这种修复、代偿超过人体代偿范围时，颈、肩、背部软组织的异常应力不能被有效分解，则造成颈、肩、背部弓弦力学解剖系统力平衡失调，最终导致肩胛背神经卡压而引发相应的临床症状。

（二）临床表现及诊断

1. 临床表现　颈肩背部不适、酸痛为主要症状。颈部不适与天气有关，于阴雨天、冬天可加重，劳累后也可加重。上臂上举受限，颈肩背部酸痛，常不能入睡。肩部无力，偶有手麻，主要为前臂及手桡侧半发麻。

2. 诊断

（1）患者有肩胛背神经卡压综合征的临床表现。

（2）沿肩胛背神经行经有压痛，特别是按压 3、4 胸椎棘突旁可诱发同侧上肢麻痛。

（三）针刀治疗

1. 治疗原则　运用针刀整体松解肩胛提肌、头夹肌、大小菱形肌在肩胛骨脊柱缘弓弦结合部的粘连、瘢痕、挛缩（点）；辅以手法，松解肩胛提肌与大小菱形肌、上后锯肌等弦（线）之间的粘连、瘢痕、挛缩；同时佐以康复理疗、药物治疗，促进局部血液循环和新陈代谢以恢复颈肩背部弓弦力学解剖系统的力平衡。

2. 操作方法

第 1 次针刀松解颈 4~颈 5 关节突关节及肩胛骨内上角的粘连、瘢痕。针刀操作方法参照颈椎病的关节突关节松解的操作方法及肩胛提肌损伤中肩胛提肌止点的针刀操作方法。

第 2 次针刀松解肩胛背神经在菱形肌上缘的粘连和瘢痕。

（1）体位，患者取坐位，在肩胛骨内上角与颈 6 棘突连线的中点定点，碘伏棉球于施术部位消毒，1% 利多卡因局部浸润麻醉，针刀操作取用 Ⅰ 型 4 号直形针刀。

（2）针刀操作（图 2-85）　针刀松解肩胛背神经在菱形

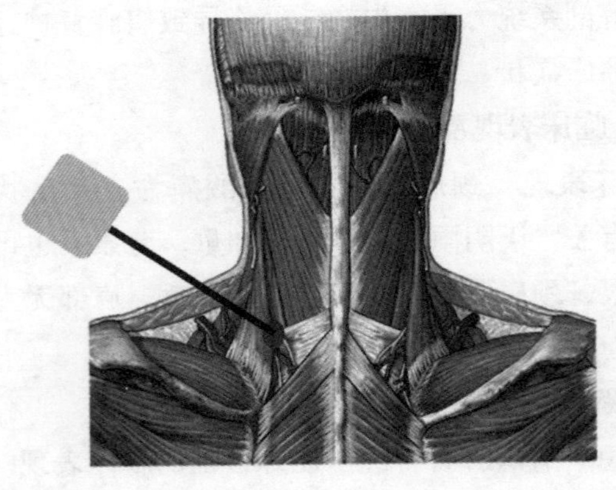

图 2-85　针刀治疗肩胛背神经卡压综合征示意图

肌上缘的粘连和瘢痕，在肩胛骨内上角与 C_6 连线的中点明显压痛点处进针刀，针刀体与皮肤垂直，刀口线与足底纵轴一致，按四步进针刀规程进针刀，经皮肤、皮下组织，刀下有坚韧感，患者有局部酸麻痛感时，即到达肩胛背神经在菱形肌上缘的粘连和瘢痕，以提插刀法切割 3 刀，范围 0.5cm，然后再纵疏横剥 3 刀，范围 0.5cm。术毕，拔出针刀，局部压迫止血 3 分钟后，创可贴覆盖针刀孔。

3. 针刀术后手法治疗 针刀术后，患者坐位，嘱患者做拥抱动作 4 次，以进一步拉开局部的粘连。

按：西医治疗肩胛背神经卡压综合征主要采用痛点封闭及手术治疗。肩胛背神经卡压综合征的痛点常在胸锁乳突肌中点后缘及 3、4 胸椎棘突旁 3cm，痛点封闭治疗近期疗效较好，但存在治疗后易复发的问题。手术治疗肩胛背神经卡压综合征需要大型的开放性切口，术后的局部软组织广泛再粘连容易引起肩胛背神经的再次卡压。针刀闭合性手术以针的方式刺入人体，在体内发挥刀的切割作用，其不会引起局部软组织的广泛再粘连，也就不会形成肩胛背神经的再次卡压。针刀手术前应弄清楚肩胛背神经的走行方向，手术过程中严格保持刀口线的方向与神经走形方向一致，严格按四步进针刀规程进针刀，同时，针刀对肩胛背神经在菱形肌上缘的粘连和瘢痕的松解时，不宜进针刀过深，以免造成血气胸。

十、带状疱疹后遗症有哪些临床表现，针刀如何治疗

带状疱疹后遗症常表现为肋间神经卡压。患者常表现为侧胸疼痛，呈持续性隐痛、阵发性加剧，严重者不能咳嗽。

应用解剖（图 2-86）：肋间隙即肋与肋之间的间隙，隙内有肋间肌肉、血管、神经和结缔组织膜等结构。肋间内肌与肋

间最内肌之间有肋间血管和神经通过，肋间神经共 11 对，在相应肋间隙内沿肋沟前行，至腋前线附近发出外侧皮支。第 2 肋间神经外侧皮支较粗大，称肋间臂神经，横经腋窝，分布于腋窝和臂内侧皮肤。肋间神经本干继续前行，上 6 对至胸骨侧缘、下 5 对和肋下神经经肋弓前面至白线附近浅出，易名为前皮支。

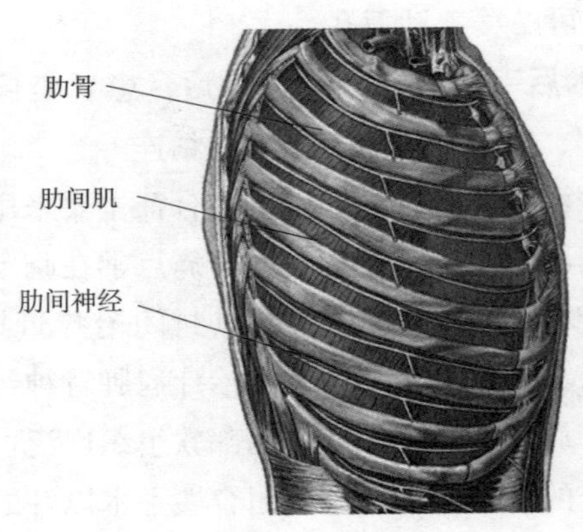

图 2-86　肋间神经解剖示意图

（一）病因病理

带状疱疹后常造成肋间内肌、肋间外肌损伤而造成肋间内肌、肋间外肌在肋骨弓弦结合部应力集中，人体为了缓解这种异常的应力，则会通过粘连、瘢痕及挛缩等变化进行自我修复、自我代偿，当这种修复、代偿在人体可承受范围内时，肋间内肌、肋间外肌的异常应力被有效分解，则不产生临床表现，而当这种修复、代偿超过人体代偿范围时，肋间内肌、肋间外肌的异常应力不能被有效分解，则造成胸部弓弦力学解剖系统的力平衡失调，卡压肋间神经而引发相应的临床症状。

（二）临床表现及诊断

1. 临床表现 患者常表现为侧胸疼痛，呈持续性隐痛、阵发性加剧，严重者不能咳嗽。

2. 诊断

（1）患者有肋间神经卡压综合征的临床表现。

（2）神经卡压部位 Tinel 征（+）。

（三）针刀治疗

1. 治疗原则 运用针刀整体松解肋间内肌、肋间外肌在肋骨弓弦结合部的粘连、瘢痕、挛缩（点）；辅以手法，松解胸部各弦（线）之间的粘连、瘢痕、挛缩；同时佐以康复理疗、药物治疗，促进局部血液循环和新陈代谢以恢复胸部弓弦力学解剖系统的力平衡。

2. 操作方法

（1）患者取健侧卧位，肋间神经卡压点定点，碘伏棉球于施术部位消毒，1% 利多卡因局部浸润麻醉，针刀操作采用Ⅰ型 4 号直形针刀。

（2）操作方法（图 2-87）：在 Tinel 征阳性点定位，针刀

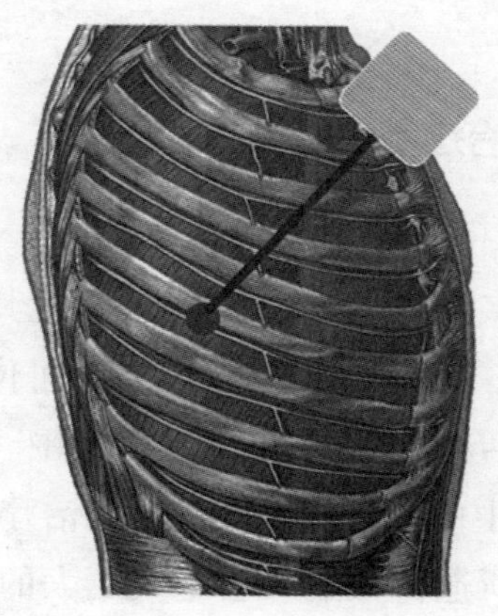

图 2-87 针刀治疗肋间神经卡压综合征示意图

体与皮肤垂直，刀口线与肋弓方向一致，按四步进针刀规程进针刀，针刀经皮肤、皮下组织、筋膜，直达肋骨骨面，然后针刀向下探寻，当有落空感时已到肋骨下缘，针刀沿肋骨下缘向下铲剥3刀，范围0.5cm。

术毕，拔出针刀，局部压迫止血3分钟后，创可贴覆盖针刀孔。

按：带状疱疹后遗症表现为肋间神经卡压，临床较为多见。肋间神经卡压的患者疼痛较为剧烈，针刀可以有效治愈该疾病。针刀通过对肋间内肌及肋间外肌的松解，恢复了胸部弓弦力学解剖系统力平衡，解除了肋间神经卡压，最终达到治愈该疾病的目的。在做针刀松解时应该注意：针刀应先到达肋骨骨面，沿骨面向下找到肋骨下缘，针刀松解一定在肋骨骨面上操作，不可超过肋骨下缘，否则可能刺破胸膜引起创伤性气胸。

第四节　五官、美容与整形外科疾病

一、针刀能治疗手术引起的瘢痕吗

能治。

条索状瘢痕多见于外科手术治疗后，尤其是直线切口愈合之后（图2-88）。其病变部位在真皮层，可位于身体的各个部位，好发于伸屈活动灵活的颈部、关节周围。条索状瘢痕挛缩是整形外科临床中的常见病，外科手术治疗可以矫正瘢痕挛缩，但手术本身所遗留瘢痕又会造成更大的瘢痕，而这个问题，外科手术本身不能解决。

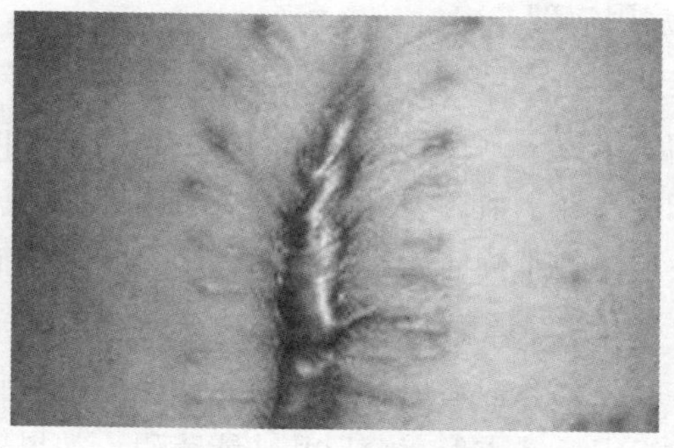

图 2-88 条索状瘢痕

应用解剖（图 2-89）：皮肤分为上皮性的表皮和结缔组织性的真皮两部分。从表皮衍生来的附属器官有毛发、指（趾）甲，其内大量的脉管和神经，以及真皮内的皮脂腺、汗腺等腺体也属附属器官，真皮内有适应于各种感觉和生理代谢活动的感受器。而条索状瘢痕挛缩的病变就发生在真皮层。

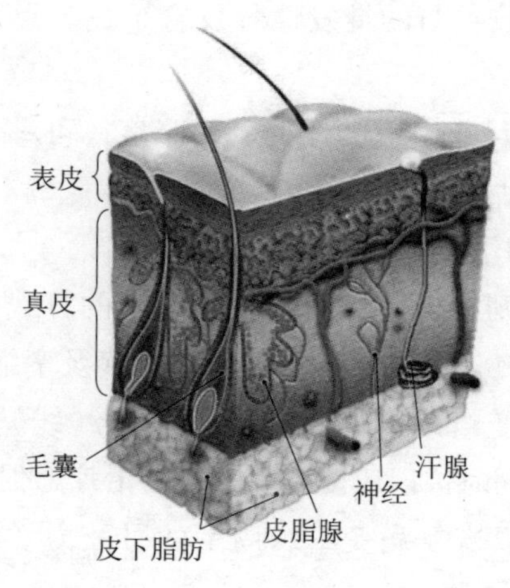

图 2-89 皮肤的结构

（一）病因病理

一旦皮肤损伤之后，人体就发生一种自然的、本能的愈合修复的生物学反应，其愈合修复机制，包括两个方面：一是炎性渗出，细胞浸润，血肿机化，成纤维细胞变成成熟的纤维；二是纤维收缩，缩小创面，表皮细胞再生，覆盖创面，从而完成愈合修复过程。这个过程本身就造成了创伤处局部组织的肥厚，而纤维收缩则不但造成了局部组织的肥厚，而且还牵拉周围正常的软组织，造成形态畸形和功能障碍。如果瘢痕没有导致力平衡失调（即引起相应的临床症状），就不需要去处理它。反之，则应治疗。

（二）临床表现及诊断

1. 病史　有烧伤史、外伤史、手术史。

2. 患者的自觉症状　一般都可以用手指指出最紧张不适的部位。如在颈部或关节部位，可造成明显的牵拉畸形，伸屈活动受限，跨过发育期的时间长的条索状瘢痕挛缩还可以造成面部和四肢关节的继发性骨发育不良、形态畸形和功能障碍。

3. 触诊　判断瘢痕的厚薄，紧张度，可移动性，与深部组织的关系，粘连与否，瘢痕挛缩的范围。

（三）针刀治疗

1. 治疗原则　运用针刀闭合性手术的方式松解条索状瘢痕皮肤病变组织（真皮层）的粘连、瘢痕及挛缩（点）；辅以手法，松解病变组织局部与其他组织弦（线）之间的粘连、瘢痕及挛缩；同时佐以康复理疗、药物治疗，促进局部血液循环和新陈代谢以恢复病变组织周围的弓弦力学解剖系统的力平衡。

2. 操作方法（图 2-90）

（1）根据患者瘢痕的位置，选用不同的体位，肌肉放松，在瘢痕纵轴平行左右旁开 1cm，瘢痕纵轴两端旁开 1cm 处定点，碘伏棉球于施术部位消毒，1% 利多卡因局部浸润麻醉，针刀操作采用Ⅰ型 4 号直形针刀。

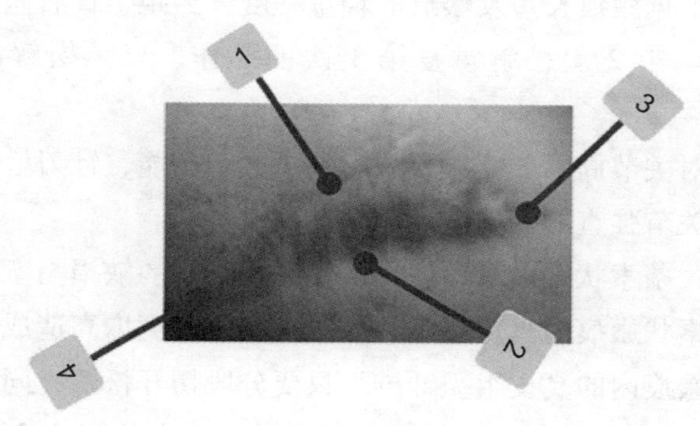

图 2-90　瘢痕体表定位及针刀松解示意图

（2）针刀操作

①第 1 支针刀松解瘢痕左侧粘连点　刀口线与重要神经血管平行，针刀体与瘢痕呈 45°角，从体表定位点进针刀，针刀经刺入表皮后，向瘢痕方向进针刀，用提插刀法切开瘢痕真皮层。

②第 2 支针刀松解瘢痕右侧粘连点　针刀操作参照第 1 支针刀松解方法。

③第 3 支针刀松解瘢痕顶端粘连点　刀口线与重要神经血管平行，针刀体与瘢痕呈 45°角，从体表定位点进针刀，针刀经刺入表皮后，沿瘢痕纵轴方向进针刀，用提插刀法切开瘢痕真皮层。

④第 4 支针刀松解瘢痕另一端粘连点　针刀操作参照第 3

支针刀松解方法。

⑤术毕，拔出针刀，局部压迫止血 3 分钟后，创可贴覆盖针眼。

（7）注意事项

①针刀松解时，注意保护表皮层，不可刺开表皮。

②根据瘢痕长短及瘢痕的轻重程度，相距 7 日后做第 2 次松解术。第 2 次松解重复第 1 次的操作，只是松解的位置不同。

③对关节周围的瘢痕，如影响了关节功能，针刀松解参照创伤性关节强直的针刀治疗。

按：条索状瘢痕挛缩的本质是真皮组织的缺损与挛缩，是由于条索状瘢痕内真皮组织的纵向内应力过度增高造成的，其载体是瘢痕内的真皮组织纤维，只要分段切开松解，同时保持表皮的完整和连续性，就可以达到治愈条索状瘢痕挛缩的目的。如果用皮肤组织游离移植的方法或是“Z”字成形术的方法，完全可以矫正条索状瘢痕挛缩，但是必然再次形成新的瘢痕。针刀医学的闭合性手术理论从根本上解决了因为开放性手术本身所引起的瘢痕这一疑难问题，既可对真皮组织进行有效的松解，又不会引起再粘连问题，在临床上能取得非常满意的疗效。

针刀松解对瘢痕的治疗作用包括：使瘢痕疙瘩的强度降低、疲劳破坏；破坏瘢痕疙瘩内的血液循环，减缓瘢痕疙瘩的生长速度；形成瘢痕疙瘩内的裂隙，便于药物发挥药理作用。针刀松解后，配合药物局部注射，其效果更佳，一般可用于注射的药物有：盐酸苯海拉明注射液 1ml（20mg）、透明质酸酶注射液 1500U、曲安奈德（康宁克通-A）注射液 40mg、复方倍他米松（得宝松）注射液 1ml（7mg）。

二、针刀治疗颞下颌关节紊乱疗效如何，与其他疗法相比其优势在哪儿

针刀治疗颞下颌关节紊乱疗效显著。目前治疗颞下颌关节紊乱主要以西医手术治疗为主，相比之下，针刀的治疗创伤小、费用低、无手术瘢痕、疗效更显著（表 2–15）。

表 2–15　西医学及针刀医学关于颞下颌关节紊乱的认识

	病因	病理	治疗目的	治疗部位	疗效	后遗症
西医学	外伤、微小创伤、殆因素	颞下颌关节关节软骨、滑膜及肌肉血供病变	矫正颞下颌关节咬合关系	病变侧颞下颌关节	一般	有
针刀医学	头面部弓弦力学解剖系统力平衡失调	颞下颌关节周围软组织立体网络状粘连、瘢痕、挛缩	调节颞下颌关节力平衡	松解双侧颞下颌关节关节囊，韧带及肌肉	显著	无

因器质性病变导致长期开口困难或完全不能开口者，称为颞下颌关节强直。临床上可分为两类：第一类是由于一侧或两侧关节内发生病变，最后造成关节内的纤维性或骨性粘连，称为关节内强直，简称关节强直，也有人称真性关节强直；第二类病变是在关节外上下颌间皮肤、黏膜或深层组织，称为颌间挛缩或关节外强直，也有人称假性关节强直。

（一）病因症理

1. 西医学观点　颞下颌关节紊乱是由精神因素、社会心理因素、外伤、微小创伤、殆因素、免疫等多因素导致的颞下

颌关节及咀嚼出现功能、结构与器质性改变的一组疾病。

2. 针刀医学研究发现 各种原因引起的颞下颌关节周围软组织的应力异常，造成关节周围皮肤、肌肉、筋膜、韧带及关节囊挛缩，从而导致颞下颌关节运动受限。

（二）临床表现及诊断

1. 关节内紊乱 开口困难、面下部发育障碍畸形（多发生在儿童）、咬颌关系错乱、X线检查可明确分型。

2. 关节外紊乱 开口困难、口腔或颌面部瘢痕挛缩或缺损畸形、髁状突活动减弱或消失、X线检查可明确诊断。

3. 混合性紊乱 临床上可见关节内和关节外强直同时存在的病例，其症状为二者症状的综合，称为混合型强直。

（三）针刀治疗

1. 治疗原则 运用针刀整体松解咬肌以及下颌骨的关节囊、韧带在下颌体颞骨、颧弓弓弦结合部的粘连瘢痕（点）；辅以手法，松解咬肌与关节囊及周围韧带等弦（线）之间的粘连、瘢痕及挛缩；同时佐以康复理疗、药物治疗，促进局部血液循环和新陈代谢以恢复面部弓弦力学解剖系统的力平衡。从而为面部弓弦在冠状面、水平面、矢状面上所形成的立体网络状的力平衡失调创造自我修复条件。

2. 操作方法

第1次针刀松解两侧颞下颌关节关节囊、韧带和咬肌的粘连瘢痕和挛缩

（1）患者取仰卧仰头位，闭口，在两侧咬肌起点与止点及硬结条索处定点。碘伏棉球于施术部位消毒，1%利多卡因局部浸润麻醉，针刀操作采用Ⅰ型4号弧形防滑针刀。

（2）操作方法（图2-91、图2-92）

①第1支针刀松解左侧咬肌起点的粘连和瘢痕，在颧弓咬

肌起点处定点，刀口线与人体纵轴方向平行，针刀体与皮肤垂直，严格按四步进针刀规程进针刀，针刀经皮肤、皮下组织，直达骨面，纵疏横剥 3 刀，范围 0.5cm，然后，调转刀口线 90°，沿骨面向下铲剥 3 刀，范围 0.5cm。左侧咬肌止点及右侧咬肌起止点针刀松解方法同第 1 支针刀。

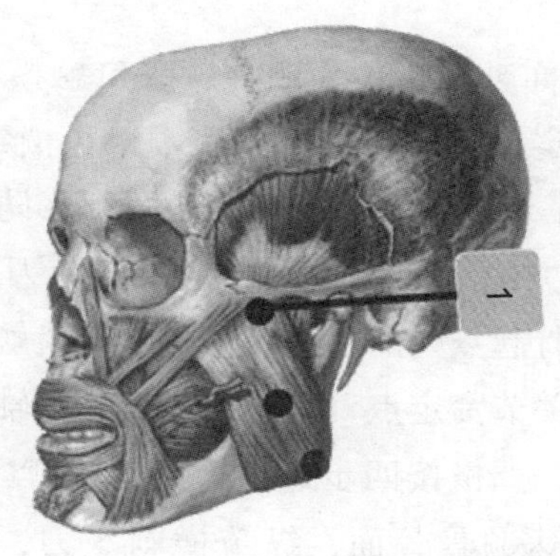

图 2-91　针刀对咬肌起点松解示意图

②第 5 支针刀松解左侧咬肌行经路线的粘连和瘢痕　在咬肌表面硬结和条索处定点，刀口线与咬肌肌纤维方向平行，针

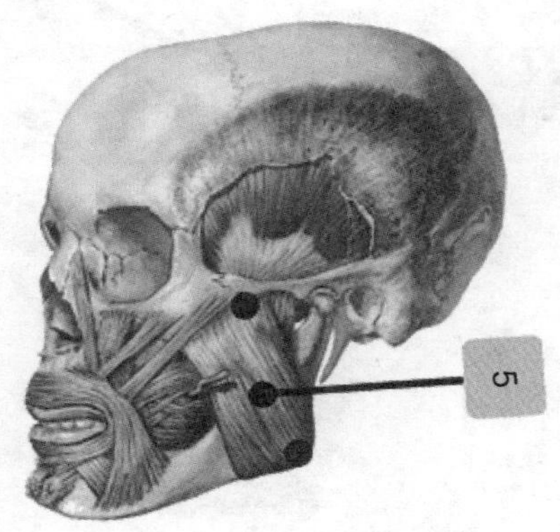

图 2-92　针刀对咬肌起点松解示意图

刀体与皮肤垂直，严格按四步进针刀规程进针刀，针刀经皮肤、皮下组织，刀下有韧性感时，即到达病变处，再进针刀 0.5cm，纵疏横剥 3 刀，范围 0.5cm。右侧咬肌行经路线的粘连和瘢痕针刀松解方法同第 5 支针刀。

第 2 次针刀松解两侧颞下颌关节关节囊及韧带的粘连瘢痕和挛缩

（1）患者仰卧仰头位，闭口，张口触摸到颞下颌关节凹陷两侧的骨突定点，碘伏棉球于施术部位消毒，1% 利多卡因局部浸润麻醉，针刀操作采用Ⅰ型 4 号弧形防滑针刀。

（2）操作方法（图 2-93） 第 1 支针刀松解右侧颞下颌关节关节囊颞骨起点处的粘连和瘢痕 张口触摸到颞下颌关节凹陷上缘颞骨关节窝定点，刀口线与人体纵轴方向平行，针刀体与皮肤垂直，严格按四步进针刀规程进针刀，针刀经皮肤、皮下组织，直达颞骨骨面，纵疏横剥 3 刀，范围 0.5cm，然后，调转刀口线 90°，沿骨面向下铲剥 3 刀，范围 0.5cm。右侧颞下颌关节关节囊颞骨止点处及左侧颞下颌关节关节囊起止

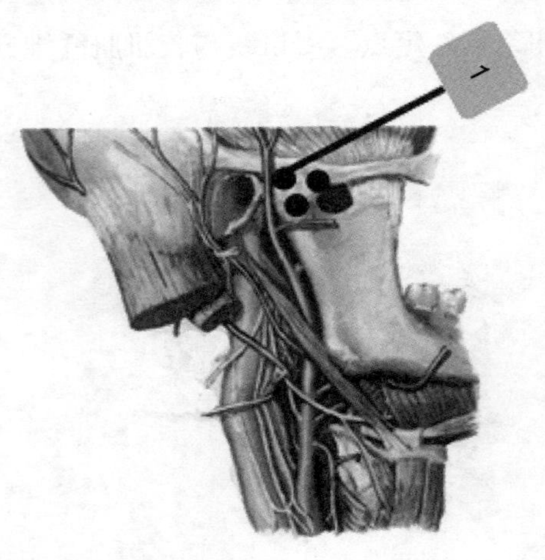

图 2-93 针刀对右侧颞下颌关节关节囊颞骨起点处的松解示意图

点处针刀松解方法同第1支针刀。

按：颞下颌关节紊乱是口腔颌面部常见的疾病之一，一般病程较长，并经常反复发作，多属功能紊乱，也可有关节结构紊乱或器质破坏。西医学对此疾病主要采用开放性手术疗法，其需要大型的开放性切口，术后可能引起颞下颌关节周围软组织广泛再粘连，造成颞下颌关节的二次强直。针刀治疗是以针的方式刺入人体，在体内发挥刀的切割作用的医疗器械，其不需要大型的开放性切口，不会引起颞下颌关节周围软组织的广泛再粘连，术后可及时进行颞下颌关节功能锻炼，也就不会引起颞下颌关节的二次强直。同时西医治疗通常只针对一侧颞下颌关节进行治疗，而针刀医学研究发现，一侧颞下颌关节紊乱导致下颌关节活动受限必然引起使另一侧颞下颌关节长期处于异常的解剖位置进行活动，久之，健侧颞下颌关节周围软组织也必然损伤，因此针刀治疗颞下颌关节紊乱常两侧同时治疗。

三、针刀治疗足拇外翻需要截骨吗

针刀治疗足拇外翻是通过松解拇趾跖趾关节周围的组织的粘连和瘢痕，矫正畸形，而不需要截骨。

正常情况下，组成拇趾跖趾关节的跖骨与趾骨的纵轴交角为10°~20°，称为生理性拇外翻角（图2-94）。

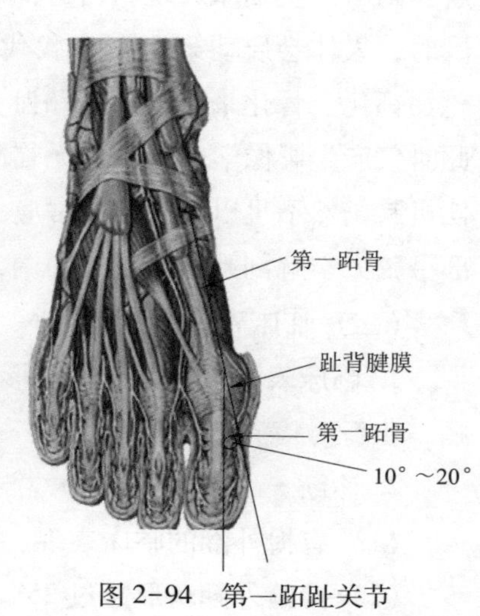

图2-94　第一跖趾关节

表 2-16 西医学及针刀医学对足拇外翻病因病理学认识及治疗

	病因	病理	治疗	康复时间
西医学	第一跖趾关节受力异常	第一跖骨及趾骨骨质增生引起骨关节畸形	截骨	长（3 个月）
针刀医学	第一跖趾关节周围软组织应力异常	粘连、瘢痕及挛缩引起骨关节畸形	不截骨，针刀松解软组织	短（1 周）

（一）病因病理

针刀医学研究发现，足拇外翻是由于长久站立或行走过久、负重过度等原因造成第一跖趾关节周围软组织受力异常从而导致第一跖趾关节弓弦力学解剖系统弓弦结合部应力集中，此时人体会启动第一套自我代偿机制，通过粘连、瘢痕及挛缩等变化来进行自我修复、自我代偿，当这种修复代偿在人体可承受范围内时，第一跖趾关节周围软组织的异常应力被有效分解，则不产生临床表现；当这种修复代偿超过人体可承受的范围时，人体会启动第二套自我代偿机制，通过应力集中点硬化、钙化、骨化来缓解第一跖趾关节周围软组织的异常应力，此时仅产生影像学表现，而无临床症状，当人体第二套自我代偿机制仍然不足以缓解此异常应力时，则会造成第一跖趾关节部弓弦力学解剖系统力平衡失调，最终产生相应的临床表现。

（二）临床表现及诊断

1. 临床表现 拇趾外翻畸形超过 25°，第一跖骨头内侧疼痛，步行时疼痛加剧。

2. 诊断

（1）有拇外翻的临床表现。

（2）拇趾外翻畸形超过 25°，局部有压痛。

（3）X线表现：拇跖趾关节向外侧半脱位，拇趾向中线移位。

（三）针刀治疗

1. 治疗原则 运用针刀整体松解拇长伸肌、拇短伸肌、拇收肌等在第一跖趾关节囊的粘连、瘢痕及挛缩（点）；辅以手法，松解拇长伸肌、拇短伸肌、拇收肌与趾背腱膜等弦（线）之间的粘连、瘢痕及挛缩，为人体通过自我代偿、自我修复恢复足部弓弦力学解剖系统力平衡创造条件，并最终达到治愈该疾病的目的。

2. 针刀操作 第1次针刀松解第1跖趾关节内侧的粘连瘢痕

（1）患者仰卧位，在踝关节中立位，第1跖趾关节内侧定点，碘伏棉球于施术部位消毒，1%利多卡因局部浸润麻醉，针刀操作采用Ⅰ型4号直形针刀和Ⅰ型弧形针刀。

（2）针刀操作（图2-95）

①第1支针刀松解跖趾关节关节囊跖骨头内侧附着处的粘连瘢痕 在第1跖趾关节跖骨头内侧定位。使用专用弧形针

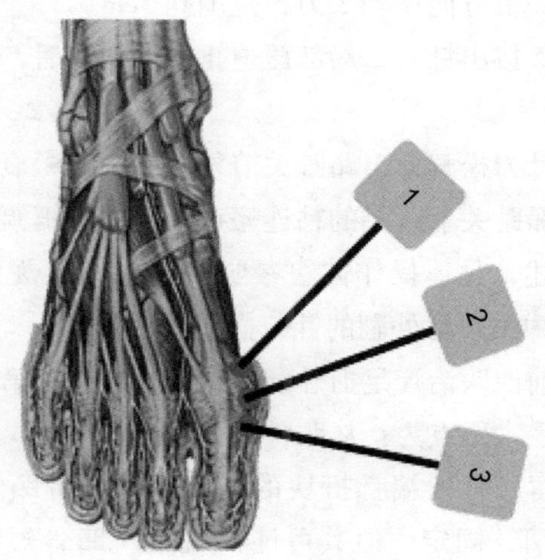

图2-95 针刀对跖趾关节内侧关节囊的松解示意图

刀，刀口线与足趾纵轴方向一致，针刀体与皮肤呈90°角，按四步操作规程进针刀，从定位处刺入，向下直刺到第1跖骨头，然后调转刀口线90°，针刀体向跖骨侧倾斜60°，沿跖骨头弧度，向关节方向铲剥3刀，范围0.5cm。

②第2支针刀松解跖趾关节内侧关节囊行经线路的粘连瘢痕　在第1跖趾关节间隙内侧定位，使用Ⅰ型4号针刀，刀口线与足趾纵轴方向一致，针刀体与皮肤呈90°角，按四步操作规程进针刀，从定位处刺入，针刀经皮肤、皮下组织，刀下有韧性感时，即到达增厚的跖趾关节关节囊，继续进针刀1mm，提插刀法切割3刀，然后再行纵疏横剥3刀，范围0.5cm。

③第3支针刀松解跖趾关节关节囊趾骨头内侧附着处的粘连瘢痕　在第1跖趾关节趾骨底内侧定位。使用专用弧形针刀，刀口线与足趾纵轴方向一致，针刀体与皮肤呈90°角，按四步操作规程进针刀，从定位处刺入，向下直刺到第1趾骨底，然后调转刀口线90°，针刀体向趾骨侧倾斜60°，沿趾骨底弧度，向关节方向铲剥3刀，范围0.5cm。

④术毕，拔出针刀，局部压迫止血3分钟后，创可贴覆盖针刀孔。

第2次针刀松解第1跖趾关节外侧的粘连瘢痕，第3次针刀松解第1跖趾关节背侧的粘连瘢痕，因本书篇幅所限，在此不做详细阐述，具体操作方法参照“十二五”规划教材《针刀治疗学》中关于拇外翻的针刀操作方法。

按：目前西医治疗足拇外翻最常用的方法为第一跖骨远端截骨术，其手术要点为：从跖骨头下，由内向外，切除梯形骨质，同时保留跖骨远端骨折块的外侧部，分将跖骨头横向外推，钻孔以钢针固定。但其可能出现第一跖骨短缩，畸形复发，导致转移性跖骨痛等后遗症问题。同时手术治疗因其切口大、软组织损伤大、恢复慢可能造成足拇指周围软组织广泛的粘连、瘢痕及挛缩而造成足拇外翻的复发。

针刀治疗足拇外翻与西医手术治疗有着本质的区别，西医主要是针对骨组织，其治疗方法截除增生的骨组织以矫正畸形，但依据针刀医学关于骨质增生的病因病理学认识得知，骨质增生是由于骨组织周围软组织应力集中，人体通过弓变长、弦变短的方式对这种异常应力代偿的结果，因此针刀在治疗拇外翻时，是通过针刀松解拇指周围软组织的异常应力进行松解，并通过人体的自我代偿机制使增生的骨组织逐渐被吸收从而达到治愈该疾病的目的。其治疗是针对的软组织，无需截骨。

四、针刀能治疗特发性脊柱侧弯吗，其治疗原理是什么

能治。其治疗原理是应用针刀通过对脊柱周围软组织粘连、瘢痕及挛缩的松解，打开脊柱周围立体网络状的病理构架，为人体通过自我代偿、自我修复恢复脊柱弓弦力学解剖系统力平衡创造了条件，最终使得脊柱周围的异常应力得以分解，在阻止脊柱继续侧弯的基础上，有效缩小脊柱侧弯的程度并改善临床表现。

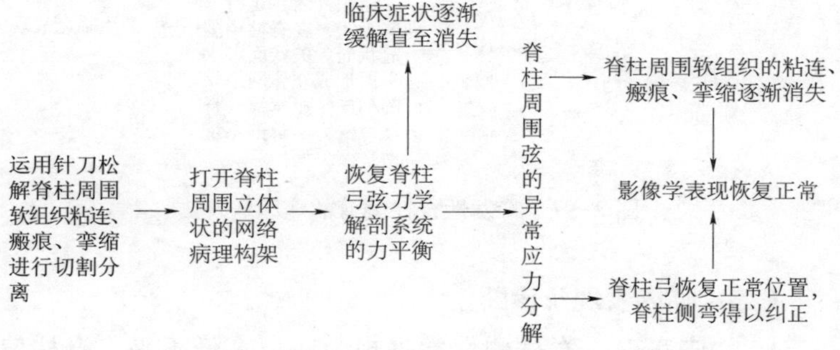

图 2-96　针刀治疗脊柱侧弯原理示意图

（一）病因病理

1. 西医学对特发性脊柱侧弯发病机理不明，研究发现，其可能与以下因素相关 遗传因素、激素影响、结缔组织发育异常、神经-平衡系统功能障碍、神经内分泌系统异常以及其他因素等。

2. 针刀医学关于特发性脊柱侧弯的病因病理学认识 针刀医学研究发现特发性脊柱侧弯是由于患者生长发育过程中，由于生活习惯及姿势不良等原因造成脊柱周围软组织应力异常，人体为了代偿这种异常的应力，会通过粘连、瘢痕及挛缩等病理变化进行自我修复、自我代偿，当这种修复代偿在人体代偿范围内时，则不引起脊柱侧弯的临床表现，当这种修复代偿超过人体的代偿范围时，脊柱周围软组织的异常应力则不能被有效分解，则会造成脊柱的侧弯畸形。

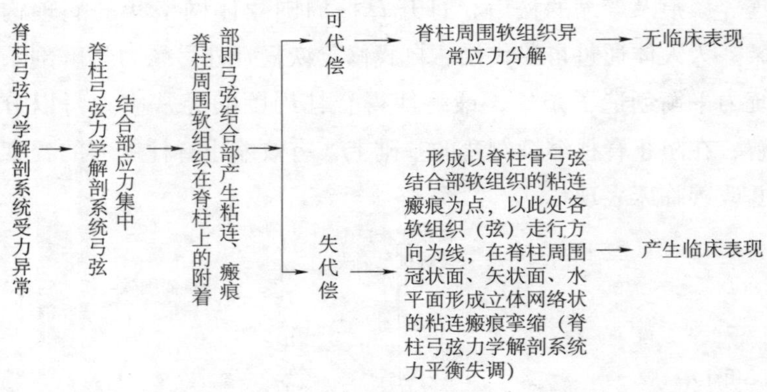

图 2-97 特发性脊柱侧弯的病因病理

（二）临床表现及诊断

1. 临床表现 脊柱侧弯常表现为双肩高低不平，脊柱偏离中线，肩胛骨一高一低，一侧胸部出现皱褶皮纹，前弯时双侧背部不对称。

2. 诊断

（1）有脊柱侧弯临床表现。

（2）X 线片检查：脊柱前后位 X 线片上有超过 10°的侧方弯曲。

（三）针刀治疗

1. 治疗原则 应用针刀整体松解脊柱周围软组织弓弦结合部及软组织行经路线上的粘连、瘢痕及挛缩，打开脊柱周围立体网络状的病理构架，为人体通过自我代偿、自我修复恢复脊柱弓弦力学解剖系统力平衡创造条件，最终使得脊柱周围的异常应力得以分解，在阻止脊柱继续侧弯的基础上，有效缩小脊柱侧弯的程度并改善临床表现。

2. 针刀治疗 由于篇幅有限，具体针刀操作请参照张天民、吴绪平编著的针刀临床系列丛书《针刀脊柱病学》中脊柱侧弯的操作方法。

按：西医对本病的治疗是运用开放性手术，对畸形的脊柱进行纠正后，另加上金属内固定。针刀医学只对脊柱周围的软组织进行有限松解，打破其立体网络状病理构架，通过人体的自我代偿、自我修复恢复脊柱弓弦力学解剖系统力平衡从而达到治愈疾病的目的。

同时，针刀医学研究发现特发性脊柱侧弯不仅仅是脊柱一侧软组织的粘连、瘢痕引起，而应该是脊柱两侧软组织的粘连、瘢痕共同引起。脊-肢弓弦力学解剖系统类似于斜拉桥结构（图 2-98），桥塔相当于脊柱、桥面相当于肢带骨，连接脊柱、脊-肢的软组织相当于拉索，因此当一侧拉索受力异常，将脊柱拉向一侧时，另外一侧的拉索由于受到桥塔的牵拉亦出现受力异常，因此在进行针刀松解时应该两侧同时治疗。

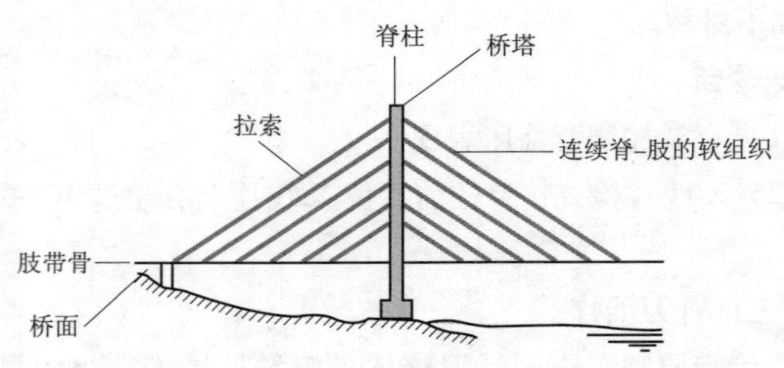

图 2–98　人体弓弦力学解剖系统的斜拉桥理论

五、先天性肌性斜颈是怎么回事，针刀治疗与西医手术治疗有何不同

先天性肌性斜颈俗称“歪脖”。其是一种以颈肌扭转或阵挛性倾斜为特征的锥体外系器质性疾患。临床表现起病缓慢，头部不随意的向一侧旋转，颈部则向另一侧屈曲，可因情绪激动而加重。病情多变，从轻度或偶尔发作至难于治疗等不同程度。针刀治疗与西医手术治疗不同点见表 2–17。

表 2–17　西医学及针刀医学对先天性肌性斜颈病因病理学认识及治疗

	病因	病理机制	治疗部位	并发症后遗症
西医学	1. 产伤致胸锁乳突肌挛缩 2. 胸锁乳突肌发育不良	单纯的胸锁乳突肌粘连、瘢痕、挛缩	胸锁乳突肌	大，术后胸锁乳突肌的广泛再粘连
针刀医学	颈段弓弦力学解剖系统力平衡失调	颈段多个软组织胸锁乳突肌粘连、瘢痕、挛缩	依据斜拉桥理论双侧治疗并对颈段弓弦力学解剖系统进行整体松解	小

（一）病因病理

1. 西医学对先天性肌性斜颈的病因病理学认识 本病的直接原因是胸锁乳突肌的纤维化引起挛缩和变短，但引起此肌纤维化的真正原因还不清楚。可能与下列因素有关：

（1）先天性胸锁乳突肌发育不良，分娩时易被损伤。

（2）一侧胸锁乳突肌因产伤致出血，形成血肿后机化，继而挛缩。

（3）宫内胎位不正，使一侧胸锁乳突肌承受过度的压力，致局部缺血，继而过度退化，为纤维结缔组织所替代。

（4）受累肌肉组织的病理变化类似感染性肌炎，故推测胸锁乳突肌因产伤引起无菌性炎症，致肌肉退行性变和瘢痕化，而形成斜颈。

（5）有人认为此病与出生时胸锁乳突肌内静脉的急性梗阻有关。目前多数学者支持产伤或子宫内位置不良引起局部缺血学说。

2. 针刀医学对先天性肌性斜颈的病因病理学认识 针刀医学研究发现先天性肌性斜颈是由于颈部软组织损伤或慢性劳损后，在颈部软组织的弓弦结合部及软组织的行经路线应力集中，人体通过第一套自我代偿机制，即颈部软组织在颈椎骨、颅骨、肩胛骨等附着处产生粘连、瘢痕及挛缩。当这种代偿机制能够代偿颈部软组织的异常应力时，颈段软组织的异常应力分解，就不会出现临床表现；当这种代偿机制不能代偿异常应力时，人体就会启用第二套自我代偿机制，即在应力集中点产生硬化、骨化、钙化（也就是弓变长、弦变短）来代偿异常应力。在影像学上表现为颈椎骨质增生，或发生颈椎骨关节移位、颈椎间盘突出等。当第一、二套自我代偿机制均不能代偿异常应力时，就会出现颈段弓弦力学解剖系统力平衡失调，从而形成以颈部软组织在颈部弓弦结合部产生的粘连、瘢痕及挛缩为点，以此处各软组织（弦）走行方向为线，在颈部冠状面、矢状面、水平面形成立体网络状的粘连瘢痕挛缩。此时就会产生斜颈的临床表现。

（二）临床表现及诊断

1. 临床表现 临床表现起病缓慢，头部不随意的向一侧旋转，颈部则向另一侧屈曲，可因情绪激动而加重。

2. 诊断

（1）有先天性肌性斜颈的临床表现。

（2）影像学检查可见颈椎向一侧弯曲。

（三）针刀治疗

1. 治疗原则 运用针刀整体松解颈部软组织在枕骨、颈椎骨、肩胛骨、胸骨、锁骨等弓弦结合部的粘连、瘢痕及挛缩；辅以手法，松解颈部软组织行经路线（线）之间的粘连、瘢痕、挛缩；打开疾病立体网络状病理构架，从而为人体通过自我代偿、自我修复恢复颈部弓弦力学解剖系统力平衡创造条件。

2. 操作方法

第1次针刀松解颈部软组织的粘连、瘢痕、挛缩，由于本书篇幅所限，在此不做详细阐述，针刀操作方法参照分部疾病针刀诊断与治疗丛书中《头颈部疾病针刀诊断与治疗》中关于先天性肌性斜颈颈部软组织的操作方法。

第2次针刀整体松解胸锁乳突肌起点与止点及行经途中的粘连、瘢痕

（1）患者仰卧位，松左侧胸锁乳突肌时，头向左偏，松右侧胸锁乳突肌，头向右偏，在胸锁乳突肌起点与止点、肌腹部定点，碘伏棉球于施术部位消毒，1%利多卡因局部浸润麻醉，针刀操作采用Ⅰ型4号直形针刀。

（2）针刀操作（图 2-99~2-102）

①第 1 支针刀松解左侧胸锁乳突肌胸骨头起点，在定点处进针刀，刀口线与胸锁乳突肌肌纤维方向一致，针刀体与皮肤呈 90°角刺入，达胸骨肌肉起点处，调转刀口线 90°，与胸锁乳突肌肌纤维方向垂直，在骨面上向内铲剥 2 刀，范围 0.5cm。

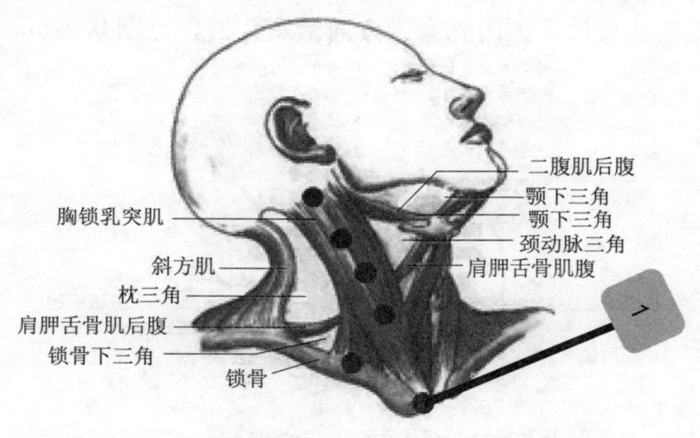

图 2-99　胸锁乳突肌胸骨头起点针刀松解示意图

②第 2 支针刀松解左侧胸锁乳突肌锁骨部起点，在定点处进针刀，刀口线与胸锁乳突肌肌纤维方向一致，针刀体与皮肤

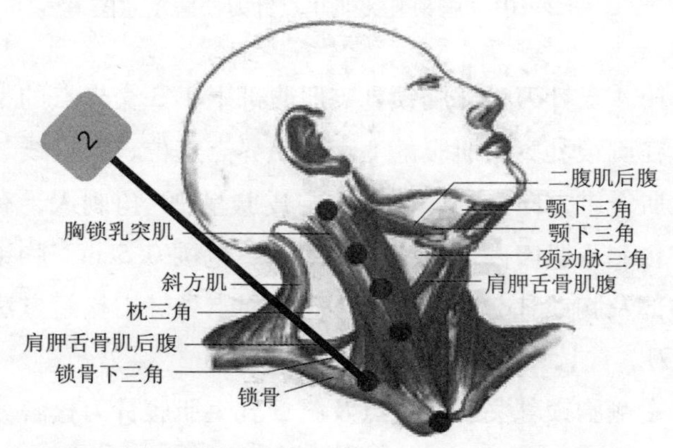

图 2-100　胸锁乳突肌锁骨头起点针刀松解示意图

呈 90°角刺入，达胸锁乳突肌锁骨起点处，调转刀口线 90°，与胸锁乳突肌肌纤维方向垂直，在骨面上向内铲剥 2 刀，范围 0.5cm。

③第 3 支针刀松解左侧胸锁乳突肌止点，在定点处进针刀，针刀体与枕骨面呈 90°角刺入达乳突骨面后，调转刀口线 90°，在乳突骨面上向乳突尖方向铲剥 2 刀，范围 0.5cm。

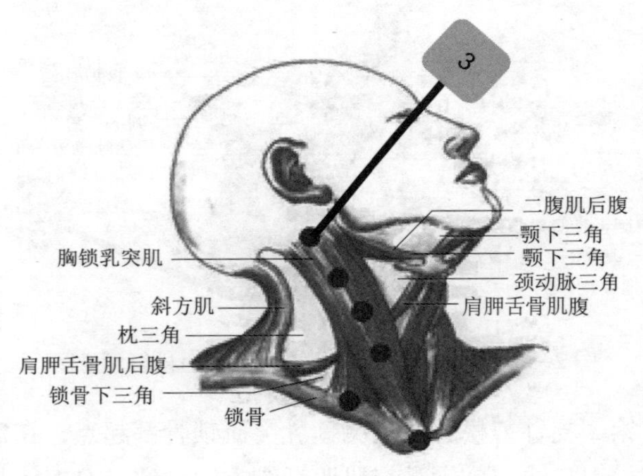

图 2-101 胸锁乳突肌止点针刀松解示意图

④第 4 支针刀松解胸锁乳突肌腹部上 1/3 交界点的粘连和瘢痕，在胸锁乳突肌肌腹部上 1/3 交界点定位，刀口线与胸锁乳突肌肌纤维方向一致，针刀体与皮肤呈 90°角刺入，有一落空感，再刺入肌肉内，纵疏横剥 2 刀，范围 0.5cm。胸锁乳突肌腹中部及胸锁乳突肌腹部下 1/3 交界点处针刀松解方法同第 4 支针刀。

⑤右侧胸锁乳突肌起止点及胸锁乳突肌腹针刀松解方法同左侧针刀松解方法。

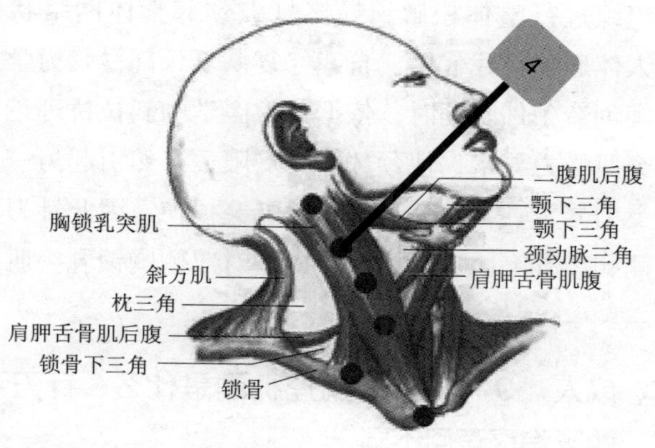

图 2-102 胸锁乳突肌肌腹部针刀松解示意图

（四）西医治疗

西医学治疗此病主要是运用开放性手术治疗，其术式主要有以下几种：胸锁乳突肌的锁骨头和胸骨头切断松解术、胸锁乳突肌 Z 形延长术等。

按：针刀治疗与西医治疗的不同点：西医开放性手术治疗痉挛性肌性斜颈主要采用手术治疗，其手术方式有胸锁乳突肌的锁骨头和胸骨头切断松解术、胸锁乳突肌 Z 形延长术，但无论哪种方式都需要长形的开放性切口，术后容易引起切口局部软组织的广泛再粘连，从而引起胸锁乳突肌的再次挛缩。针刀是以针刺的方式刺入人体，直达病变部位，在体内发挥刀的切割，其对软组织创伤小，术后形成的粘连少，在人体代偿范围内，不会引起胸锁乳突肌的再次挛缩。

同时西医治疗痉挛性肌性斜颈主要针对的是病变侧的进行治疗，针刀治疗考虑到人体的生物性和整体性。认为此病的发生不仅仅与胸锁乳突肌有关，而是整个颈部软组织病变所引起，因此针刀治疗不仅仅是对胸锁乳突肌的松解，还对整个颈部的软组织进行整体松解，最终打破颈部整体网络状病理构架，为人体通过自我代偿、自我修复恢复颈部弓弦力学解剖系统力平衡创造条件。同时，依据针刀医学的斜拉桥理论，一侧胸锁乳突肌受力异常，使颈部活动受限，必然引起另一侧胸锁乳突肌受力异常，导致另一侧胸锁乳突损伤，因此针刀治疗不是对一侧胸锁乳突肌进行松解，而是对双侧胸锁乳突肌肌肉同时治疗。

六、成人“O”型腿的病理机制是什么，针刀治疗与西医治疗有何不同

“O”型腿医学上称为“膝内翻”，以两下肢自然伸直或站立时，两足内踝能相碰而两膝不能靠拢为主要表现的畸形疾病。

（一）成人“O”型腿的病理机制

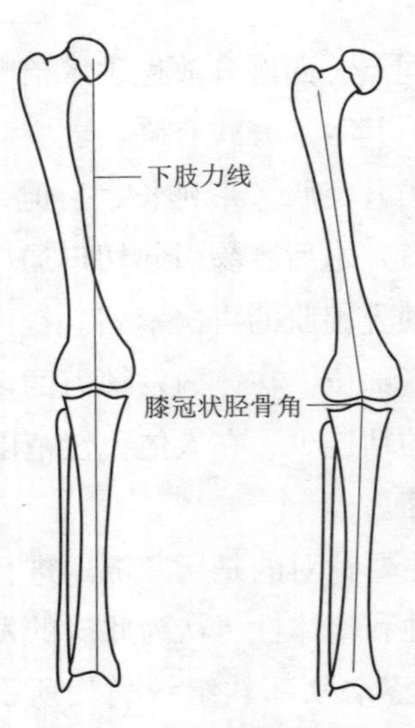

图 2-103　下肢力线示意图

形成“O”型腿的原因有多种，成人“O”型腿的原因是膝关节力传导的异常的结果。下面我们来一一解答。

我们知道，正常的膝关节不是呈直线形的，股骨与胫骨的轴线在膝关节形成一个角度（图 2-103），我们把它称之为膝外翻角，由于膝外翻角的存在使膝关节内侧和外侧的受力不一致，从物理学角度来看，显然内侧所受的力会更大，人体为了适应这种力学的状态，在膝关节的内侧的软组

织（肌肉、韧带、筋膜）比外侧强、宽、厚。以此来调节内、外受力不平衡的问题。而膝关节是人体的主要承重关节，容易受到损伤。当各种原因如损伤、劳损、积累损伤等造成膝关节受力异常，就会引起膝关节软组织的牵拉损伤，人体就会通过粘连、瘢痕和挛缩对损伤部位软组织进行代偿和修复，根据膝关节的力解剖特点，膝关节内侧软组织所形成的粘连、瘢痕和挛缩就会比外侧重，如果膝关节的异常应力继续加重，膝关节内侧的软组织变短、变厚、挛缩，就会牵拉胫骨向内移动，导致内侧关节间隙变窄在临床上就会出现两足内踝能相碰而两膝不能靠拢的“O”型腿的临床表现。

表 2-18　针刀医学及西医学对“O”型腿的认识的不同点

	病因	病理	治疗	术后并发症
西医学	膝关节骨骼受力异常	膝关节骨质增生引起关节畸形	截骨	膝关节周围软组织广泛再粘连
针刀医学	膝关节弓弦力学解剖系统力平衡失调	膝关节周围软组织应力异常，导致粘连、瘢痕及挛缩引起关节畸形	针刀整体松解膝关节周围软组织	少

（二）临床表现及诊断

1. 临床表现　双下肢伸直或站立时，两膝之间形成空隙，严重者近似“O”型。

2. 诊断

（1）有“O”型腿的临床表现。

（2）X 线检查：下肢全长 X 线片可确定畸形的角度。

（三）治疗

1. 西医对“O”型腿的治疗　西医对“O”型腿的治疗主要是通过手术截骨+内固定矫形术。

2. 针刀治疗

（1）治疗原则　运用针刀整体松解膝关节周围软组织弓弦结合部的粘连、瘢痕及挛缩；辅以手法，松解膝部软组织行经路线（线）之间的粘连、瘢痕、挛缩；打开疾病立体网络状病理构架，从而为人体通过自我代偿、自我修复恢复颈部弓弦力学解剖系统力平衡创造条件。

（2）操作方法（见图 2-104）　第 1 次针刀松解胫侧副韧带的粘连和瘢痕

①患者仰卧伸膝位，在膝关节内侧副韧带行经路线定点，碘伏棉球于施术部位消毒，1% 利多卡因局部浸润麻醉，针刀操作采用Ⅰ型 4 号和Ⅱ型直形针刀。

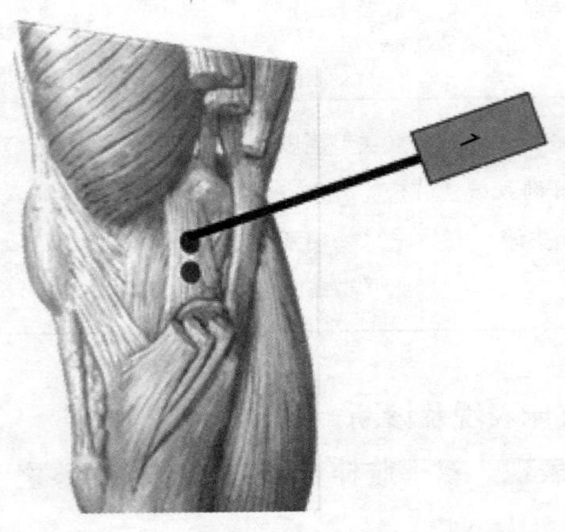

图 2-104　针刀对内侧副韧带的松解

②针刀操作：第 1 支针刀松解胫侧副韧带行经路线的粘连瘢痕　使用直形Ⅱ型针刀。在膝关节内侧间隙上缘定点，针刀

体与皮肤垂直，刀口线与小腿纵轴平行，按四步进针刀规程进针刀，经皮肤、皮下组织，当刀下有韧性感时，即到达胫侧副韧带，刺入韧带，纵疏横剥 2 刀，范围 0.5cm。内侧副韧带止点及行经路线的针刀松解同第 1 支针刀。

由于本书篇幅所限，其他几次针刀操作方法参照“十二五”规划教材《针刀治疗学》中膝内翻的操作方法。

按：骨关节本身并没有活动功能，其运动依赖于韧带、筋膜、关节囊的固定作用及骨骼肌的收缩作用。因此针刀从软组织着手治疗疾病，并且针刀在治疗疾病时，并没有对软组织所形成的粘连、瘢痕及挛缩进行全部松解，而是松解一部分，并且利用人体强大的自我修复、自我代偿能力来恢复弓弦力学解剖系统的力平衡，也就是说，针刀本身没有治好疾病，而是给予人体一个进行自我修复、自我代偿恢复弓弦力学解剖系统力平衡的平台，最终是靠人体的自我调节能力治愈疾病。

第五节　皮肤科疾病

一、针刀可以治疗青春痘吗，其治疗原理是什么

可以治疗。其治疗原理不是利用针刀调节内分泌系统，而是运用针刀整体松解术调节面部弓弦力学系统的异常应力，同时佐以康复理疗、药物治疗，促进局部血液循环和新陈代谢，恢复面部皮肤等软组织的营养，使皮肤恢复正常功能。

痤疮俗称青春痘、粉刺、暗疮。中医称面疮、酒刺。多发于头面部、颈部、前胸后背等皮脂腺丰富的部位，是皮肤科常见病、多发病。

（一）病因病理

1. 西医学观点 痤疮是由于体内雄性激素增高，促使皮脂分泌旺盛，毛囊皮脂腺管闭塞，加上细菌侵袭，从而导致痤疮的发生，痤疮的发病与遗传因素、激素分泌、胃肠障碍、使用外搽药物、化妆品使用不当等有关。多数发生于15~30岁。痤疮主要有两种皮损：非炎症性皮损和炎症性皮损。非炎症性皮损即粉刺。依据粉刺是否有开口，又分为黑头粉刺和白头粉刺。炎症性皮损有多种表现：丘疹、脓疱、结节和囊肿。皮损好发于面颊、额部和鼻唇沟，其次是胸部、背部等。

2. 针刀医学研究发现 痤疮是由于面部软组织受力异常，人体则会通过粘连、瘢痕、挛缩等变化进行自我修复、自我代偿，当这种修复代偿在人体可承受范围内时，面部软组织的异常应力被有效分解，则不产生临床表现，当这种修复代偿超过人体的承受范围时，面部软组织的异常应力不能被有效分解，从而引起面部弓弦力学解剖系统力平衡失调，导致面部软组织微循环障碍，从而引起相应的临床症状。

（二）临床表现及诊断

痤疮基本表现为毛囊性丘疹，中央有一黑点，称黑头粉刺；周围色红，挤压有米粒样白色脂栓排出，另有无黑头、成灰白色的小丘疹，称白头粉刺。若发生炎症，粉刺发红，顶部产生小脓疱，此时可影响容貌。破溃痊愈后，可遗留暂时色素沉着或有轻度凹陷的瘢痕，有的形成结节、脓肿、囊肿及瘢痕等多种形态的伤害，甚至破溃后形成多个窦道和瘢痕，严重者呈橘皮脸。本病是一种皮肤科常见病、多发病，不难诊断。

（三）针刀治疗

1. 治疗原则 运用针刀整体松解面部软组织在面部弓弦结合部的粘连、瘢痕及挛缩；同时佐以康复理疗、药物治疗，促进局部血液循环和新陈代谢以恢复面部弓弦力学解剖系统的力平衡。从而为人体通过自我代偿、自我修复恢复面部弓弦力学解剖系统创造条件。

2. 操作方法

（1）第1次针刀松解面部动静态弓弦力学系统的粘连、瘢痕和挛缩

1）患者仰卧位，在面部皮肤弓弦结合部定点，碘伏棉球于施术部位消毒，1%利多卡因局部浸润麻醉。

针刀操作采用Ⅰ型4号直形针刀。

2）针刀操作（图2-105）

①第1支针刀松解额中部软组织的粘连瘢痕　刀口线与人体纵轴一致，针刀体与皮肤垂直，严格按四步进针刀规程进针刀，针刀经皮肤、皮肤组织筋膜达额骨面，纵疏横剥3刀，然后调转刀口线90°，铲剥3刀，范围0.5cm。双侧额部、颧部、下颌部、眼眶附近、额部、眉弓、鼻部、两颊、唇及口周针刀松解方法同第1支针刀。

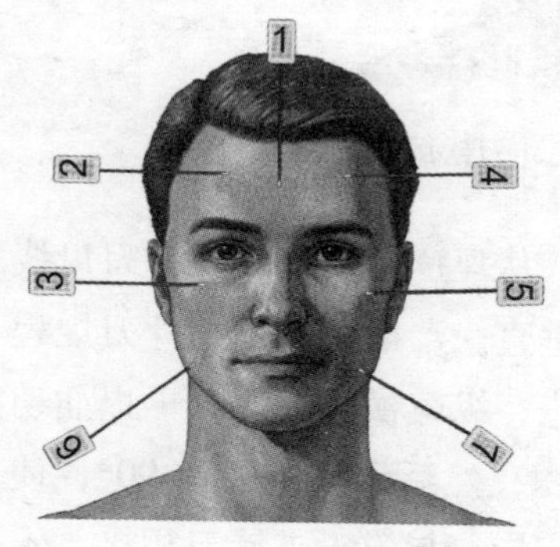

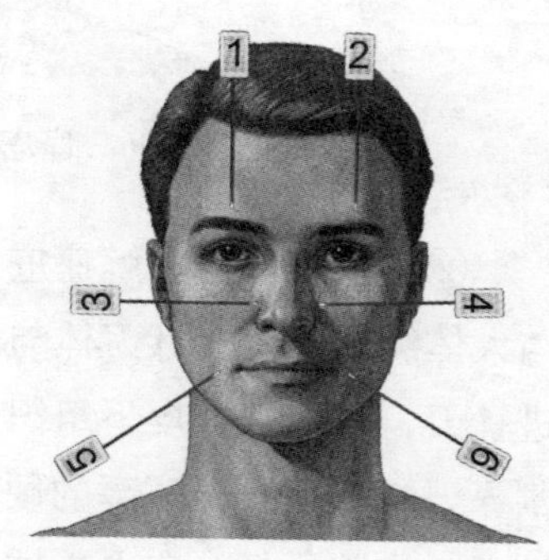

图2-105　针刀松解示意图

（2）第2次针刀松解局部痤疮部位

1）患者仰卧位，在面部痤疮局部定点，碘伏棉球于施术

部位消毒，1%利多卡因局部浸润麻醉，针刀操作采用Ⅰ型弧形针刀。

2）针刀操作（图 2-106）

①第 1 支针刀松解痤疮上部　从痤疮上缘进针刀，刀口线与人体纵轴一致，针刀体与皮肤垂直，严格按四步进针刀规程进针刀，经皮肤、皮下组织达痤疮，纵疏横剥 3 刀，再提插切割 3 刀，应切穿痤疮部的硬结组织，然后调转针刀体 90°，使针刀与皮肤平行，向下提插切割痤疮。

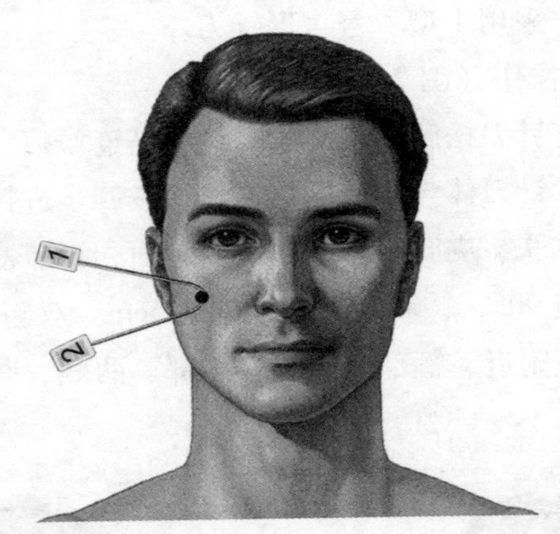

图 2-106　痤疮第 2 次针刀松解示意图

②第 2 支针刀松解痤疮下部　从痤疮下缘进针刀，刀口线与人体纵轴一致，针刀体与皮肤垂直，严格按四步进针刀规程进针刀，经皮肤、皮下组织达痤疮，纵疏横剥 3 刀，再提插切割 3 刀，应切穿痤疮部的硬结组织，然后调转针刀体 90°，使针刀与皮肤平行，向上提插切割痤疮，与第 1 支针刀相接。术毕，拔出全部针刀，局部压迫止血 3 分钟后，创可贴覆盖针刀孔。

按：痤疮多数发生于青年人，西医学观点：是内分泌失调引起，因此应用各种内服、外用的药物进行治疗，疗效甚微，相反，药物的副作用给患者带来更多并发症。针刀医学研究发现痤疮的根本原因在于面部软组织的力学异常。由于面部软组织受力异常，引起面部弓弦力学解剖系统力平衡失调，导致面部软组织微循环障碍，从而相应的临床症状。内分泌失调并不是痤疮的根本病因，它只是面部弓弦力学解剖系统力平衡失调的结果。因此针刀的治疗原则在于调节面部弓弦力学解剖系统的力学平衡。通过应用针刀对面部软组织进行整体松解，改善微循环，促进新陈代谢，取得了良好的临床治疗效果。

二、对于腋臭的治疗，针刀治疗和其他治疗方法相比有何优势

目前，腋臭的治疗方法主要分保守治疗和手术治疗，保守方法包括：药涂、止汗芳香剂、中药等方法；手术治疗分为微创治疗（针刀、激光等）和开放性手术治疗。下面将针刀治疗方法与其他治疗方法进行对比，结果见下表所示（表2–19）。

表2–19 各种方法治疗腋臭的疗效比较

	治疗方式	创伤	瘢痕	恢复时间	效果	后遗症	费用
针刀治疗	闭合性手术	小	有	短	显著	无	低
药涂	局部涂药	无	无	短	易复发	无	低
手术治疗	开放性手术	大	有	长	彻底	有	高
激光治疗	微创	小	有	较长	易复发	有	较高

腋臭俗称狐臭，是身体大汗腺分泌物中含有一种特殊气味的丁异酸戊酯而引起的病症。

（一）病因病理

1. 西医学观点

汗液经表面的细菌主要由葡萄球菌分解，产生不饱和脂肪酸。由于大汗腺到青春期才开始活动，老年时逐渐退化，故腋臭主要见于青壮年。女性多于男性，与遗传有关。

2. 针刀医学研究发现

腋部皮肤摩擦，汗腺分泌旺盛，大汗腺分泌过多汗液，细菌分解大汗腺的分泌物产生不饱和脂肪酸，从而导致特殊臭味的形成。

（二）临床表现及诊断

1. 腋窝的大汗腺分泌的汗液臭味明显，其汗液可呈黄、绿、红或黑色。

2. 多有遗传性，夏季加重。

3. 青春期病状加重。

（三）针刀治疗

1. 治疗原则 运用针刀闭合性手术方式切开大汗腺。

2. 操作方法

（1）第 1 次针刀操作——“十”字针刀松解术。

1）患者仰卧位，肩关节外展 90°，在腋窝部“十”字定位，碘伏棉球于施术部位消毒，1% 利多卡因局部浸润麻醉，针刀操作取用Ⅰ型 4 号直形针刀。

2）针刀操作（图 2-107）

①第 1 支针刀从腋窝前侧进针刀，针刀体与皮肤平面呈 90°角，按四步操作规程进针刀，经皮肤，达真皮层，调转针刀体，使针刀体与汗腺集中部的皮肤平行，针刀向汗腺集中部真皮层方向切割到病变中央。其余 3 支针刀操作方法同第 1 支针刀。

（2）第 2 次针刀治疗-大汗腺松解术

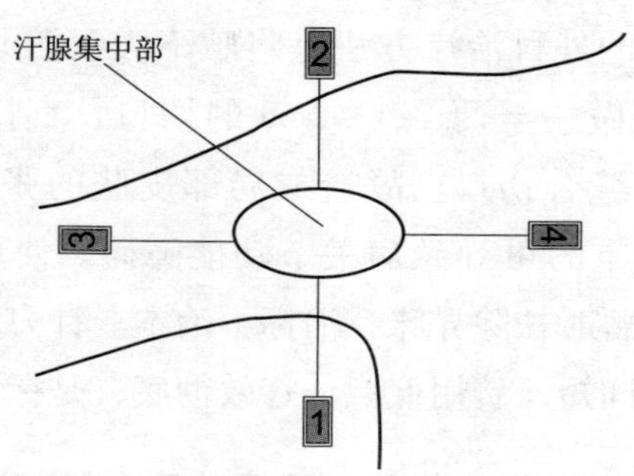

图 2-107 “十”字形针刀松解术

1）患者取仰卧位，肩关节外展 90°，在腋窝汗腺区内找到比正常毛囊大、色素沉着的毛囊孔，一次 3~4 个治疗点，碘伏棉球于施术部位消毒，1% 利多卡因局部浸润麻醉，针刀操作采用Ⅰ型 4 号直形针刀。

2）操作方法（图 2-108）：

①在定点处进针刀，按四步操作规程进针刀，经扩大的毛囊孔刺入，达真皮层，提插刀法切割 3 刀，然后在真皮下做扇形提插刀法切割，范围 0.5cm。

②术毕，拔出针刀，局部压迫止血 3 分钟后，创可贴覆盖针刀孔。

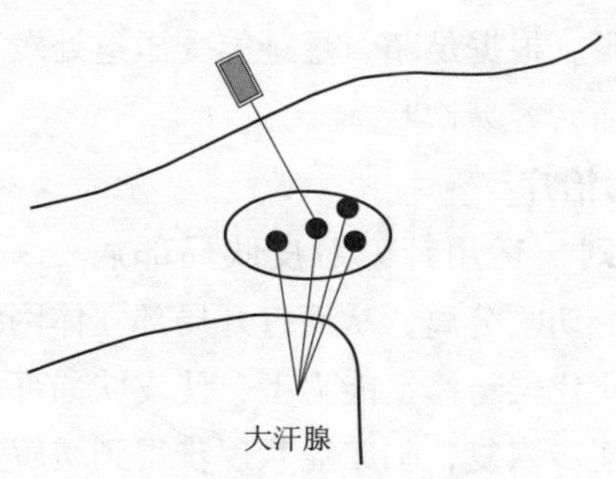

图 2-108 针刀松解大汗腺

按：常用的外科治疗方法是将腋下大汉腺切除，手术时在双侧腋下各做一至两个1~2cm的切口，直接将皮肤带汗腺全部切除，缝合伤口。故造成局部皮肤的张力明显增加，疤痕明显，严重的可导致肩关节功能障碍。使用药涂、止汗芳香剂，只能暂时祛除异味，治标不治本。针刀治疗没有手术切口，恢复时间短，费用低廉，疗效彻底，是标本兼治之法。

三、针刀能治疗鸡眼吗，需要做几次针刀治疗

针刀能治疗鸡眼，针刀治疗一次即可。

（一）病因病理

针刀医学研究发现鸡眼是由于足部长期受挤压或摩擦而发生局部皮肤角质层楔状增生变厚，挤压神经末梢而引发的临床表现。

（二）临床表现及诊断

鸡眼一般为针头至蚕豆大小、散在皮肉的倒圆锥状角质栓，表面光滑，平皮肤表面或稍隆起，境界清楚，呈淡黄或深黄色，嵌入真皮。由于其尖端压迫神经末梢，故行走时引起疼痛。鸡眼多见于足跖前中部、小趾外侧或拇趾内侧缘，也见于趾背。发生于4~5趾间的鸡眼，受汗浸渍，呈灰白色浸软角层，称为软鸡眼。根据足跖、足趾等受压迫处发生圆锥形的角质栓，并伴压痛，容易诊断。

（三）针刀治疗

1. 治疗原则　运用针刀对皮肤局部病变关键点的粘连、瘢痕及挛缩进行切割分离，从而打开局部立体网络状的病理构架，在人体自我代偿与修复能力下，使皮肤局部弓弦力学解剖系统的力平衡逐步恢复，临床症状逐步得到缓解直至消失。针刀切割、分离并不是有将皮肤局部的粘连、瘢痕及挛缩全部全

部松解完全，而是在人体的自我代偿与修复作用下使皮肤局部弓弦力学解剖系统恢复到正常，皮肤局部的异常应力逐步得到分解，皮肤局部的粘连、瘢痕及挛缩逐步消失，鸡眼也就得到治愈。

2. 操作方法

（1）患者取仰卧位，在鸡眼局部定点，碘伏棉球于施术部位消毒，1%利多卡因局部浸润麻醉，针刀操作取用Ⅰ型4号直形针刀。

（2）针刀操作（图2-109）

①第1支针刀从鸡眼的一侧进针刀，针刀体与皮肤平面呈90°角，针刀经皮肤、皮下组织，沿鸡眼的根部纵疏横剥3刀后至鸡眼中央。

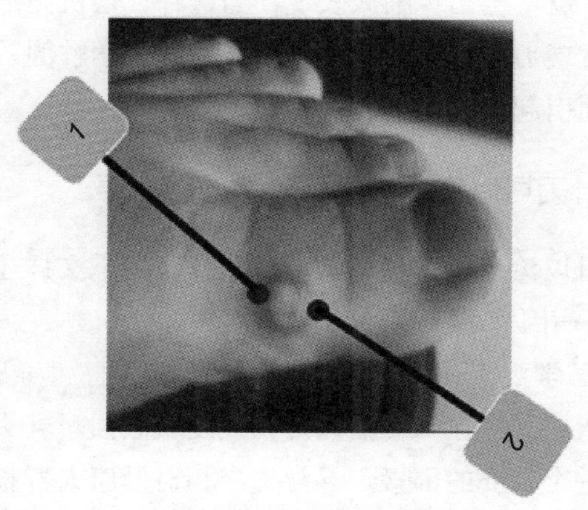

图2-109　针刀治疗鸡眼示意图

②第2支针刀从鸡眼的对侧进针刀，针刀体与皮肤平面呈90°角，针刀经皮肤、皮下组织，沿鸡眼的根部纵疏横剥3刀后至鸡眼中央，与第1支针刀相接。

③不必把鸡眼剔出，压迫止血，包扎。1 周左右鸡眼自行修平脱落。大多 1 次治愈。个别 7 日不愈者，再做 1 次而自愈。

按：西医治疗此病主要采用鸡眼膏外贴或鸡眼软膏外敷，以及 10% 水杨酸冰醋酸、30% 水杨酸火棉胶及水晶膏等，主要是外用腐蚀剂；物理治疗方法主要有电烙，二氧化碳激光烧灼，接触 X 线照射；有时也采用手术切除。这些治疗方法时间长，患者痛苦大而且容易损伤周围皮肤。

针刀医学研究发现：此病的发生主要是由于皮肤局部软组织在弓弦结合部应力集中，人体通过第一套自我代偿机制，即局部软组织产生粘连、瘢痕及挛缩等变化来代偿这种异常的应力。当这种代偿机制能够代偿异常应力时，局部皮肤的异常应力被分解，就不会出现临床表现；当这种代偿机制不能代偿局部皮肤异常应力时，就会使皮肤局部弓弦力学解剖系统力平衡失调，从而引起相应的临床表现。

四、针刀可以治疗寻常疣吗，如何治疗

针刀可以治疗寻常疣，具体治疗方法见下文详述。

（一）病因病理

1. 西医学观点 寻常疣是人类乳头状瘤病毒感染引起，可通过直接或间接接触传播，外伤或皮肤破损对乳头状瘤病毒感染也是一个重要的因素。寻常疣在相对健康人群长期不消退的机制目前尚未清楚，可能与局部或全身的免疫功能低下或产生免疫耐受有关。

2. 针刀医学观点 针刀医学研究发现寻常疣是由于病毒侵害损伤皮肤的软组织，此时则会导致局部皮肤应力集中，人体会通过粘连、瘢痕、挛缩等变化来代偿局部皮肤的异常应

力，当这种修复、代偿在人体承受范围内时，局部皮肤的异常应力被有效分解，则不产生临床表现，当这种修复、代偿超过人体的代偿范围时，局部皮肤的异常应力不能被有效分解，则会引起相应的临床表现。

（二）临床表现及诊断

1. 初起为针尖大的丘疹，渐渐扩大到豌豆大或更大，呈圆形或多角形，表面粗糙，角化明显，质坚硬，呈灰黄、污黄或污褐色，继续发育呈乳头瘤样增殖，摩擦或撞击易于出血。

2. 好发于手指、手背、足缘等处。

3. 数目不等，初起多为一个，以后可发展为数个到数十个。一般无自觉症状，偶有压痛。

4. 多发生于青少年，一般无自觉症状，偶有压痛。病程慢性，部分可自愈。

（三）针刀治疗

1. 治疗原则　运用针刀对皮肤局部病变关键点的粘连、瘢痕及挛缩进行切割分离，从而打开局部立体网络状的病理构架，在人体自我代偿与修复能力下，使皮肤局部弓弦力学解剖系统的力平衡逐步恢复，临床症状逐步得到缓解直至消失。

2. 操作方法

（1）患者取坐位，患肢置于手术台上，在寻常疣局部定点，碘伏棉球于施术部位消毒，1% 利多卡因局部浸润麻醉，针刀操作采用Ⅰ型 4 号直形针刀。

（2）操作方法（图 2-110）

①第 1 支针刀从寻常疣的一侧进针刀，针刀体与皮肤平面呈 90°角，针刀经皮肤、皮下组织，沿疣的根部纵疏横剥 3 刀后至疣体中央。

②第 2 支针刀从寻常疣的对侧进针刀，针刀体与皮肤平面呈 90°角，针刀经皮肤、皮下组织，沿疣的根部纵疏横剥 3 刀后至疣体中央，与第 1 支针刀相接。

③寻常疣单独 1 个的，按上法针刀手术治疗，多个群生的只手术治疗大的“母疣”，其余的子疣一般在“母疣”术后 1 个月内自行干枯脱落，如有个别不脱落者再行手术治疗 1 次。

④术毕，拔出针刀，局部压迫止血 3 分钟后，创可贴覆盖针刀孔。

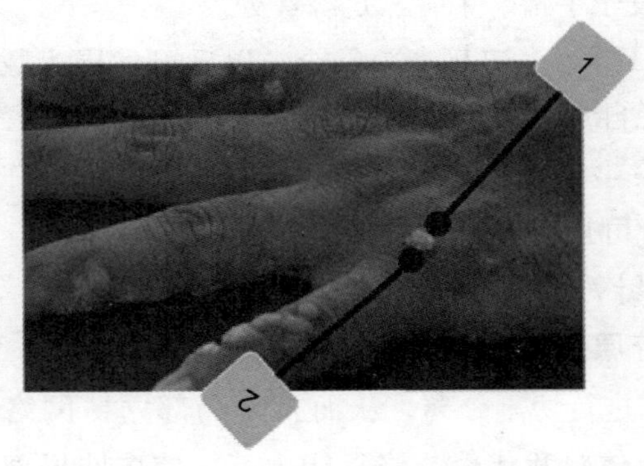

图 2-110 针刀治疗寻常疣示意图

按：西医治疗此病大多采取冷冻、激光治疗、局部注射干扰素等方法，有时还会采用手术治疗。这些方法可能会出现局部疼痛、皲裂、水肿、过敏反应、流泪、色素沉着及化脓等。有的甚至会造成瘢痕，而且手术后极易复发。

五、针刀能治疗胼胝吗，需要做几次针刀治疗

针刀能治疗胼胝，针刀治疗一次即可。

（一）病因病理

针刀医学研究发现胼胝是由于皮肤长期受压迫和摩擦而引

起的手、足皮肤局部扁平角质增生而引发的临床表现。

（二）临床表现及诊断

胼胝是由于皮肤长期受压迫、摩擦发生的硬而平滑的角质增厚，是皮肤对长期机械性摩擦的一种反射性保护性反应，一般不影响健康和劳动。皮疹为一局限性的角质板，呈蜡黄色，中央较厚，边缘较薄，境界不清，触之较硬。表面皮纹清晰可见，局部汗液分泌减少，感觉迟钝。发病较缓，多无自觉症状。严重者有压痛。

（三）针刀治疗

1. 治疗原则 运用针刀对皮肤局部病变关键点的粘连、瘢痕及挛缩进行切割分离，从而打开局部立体网络状的病理构架，在人体自我代偿与修复能力下，使皮肤局部弓弦力学解剖系统的力平衡逐步恢复，临床症状逐步得到缓解直至消失。针刀切割、分离并不是将皮肤局部的粘连、瘢痕及挛缩全部松解完全，而是在人体的自我代偿与修复作用下使皮肤局部弓弦力学解剖系统恢复到正常，皮肤局部的异常应力逐步得到分解，皮肤局部的粘连、瘢痕及挛缩逐步消失，胼胝也就得到治愈。

2. 操作方法（图 2-111）

（1）患者取仰卧位，在胼胝上、下、左、右定 4 个点，碘伏棉球于施术部位消毒，1% 利多卡因局部浸润麻醉，针刀操作采用 I 型 4 号直形针刀。

（2）针刀操作

①第 1 支针刀从胼胝的左侧进针刀，针刀体与皮肤平面呈 90°角，针刀经皮肤、皮下组织，沿胼胝的根部纵疏横剥 3 刀后至胼胝中央。其余 3 个点的针刀松解方法同第 1 支针刀。

按：西医治疗此病主要采用高浓度的尿素霜、水杨酸、维

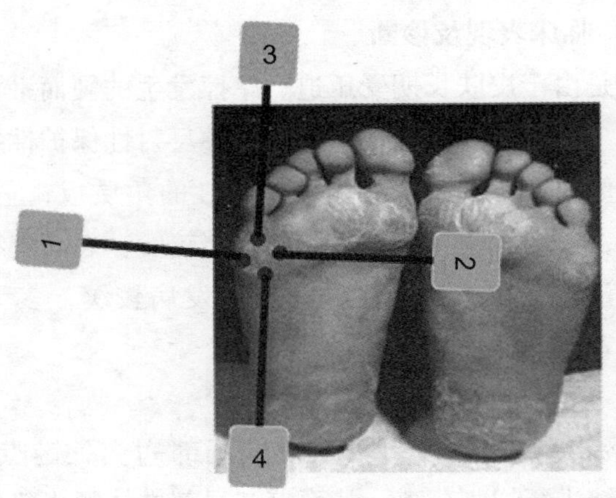

图 2-111　针刀治疗胼胝示意图

A 酸霜或其他的角质剥脱剂外用治疗；皮疹较厚者可先用热水将其浸软后，用刀削去表面角质层；有时也采用手术切除。这些治疗方法时间长，且容易损伤周围皮肤。

针刀医学研究发现：此病的发生主要是由于皮肤长期受压迫、摩擦导致皮肤局部软组织在应力集中，人体通过粘连、瘢痕及挛缩等变化来代偿这种异常的应力。当这种代偿机制能够代偿异常应力时，局部皮肤的异常应力被分解，就不会出现临床表现；当这种代偿机制不能代偿局部皮肤异常应力时，皮肤局部弓弦力学解剖系统力平衡失调，从而引起相应的临床表现。针刀通过对局部皮肤粘连、瘢痕、挛缩的松解，恢复局部皮肤弓弦力学解剖系统力平衡，以达到治愈疾病的目的。

第六节　内、外、妇、儿科疾病

一、针刀治疗慢性支气管炎的原理是什么，针刀要扎到肺和支气管吗

针刀治疗慢性支气管炎并非是将针刀扎到肺和支气管，而是依据针刀医学关于内脏弓弦力学解剖系统的内容，运用针刀整体松解肺脏弓弦力学解剖系统弓弦结合部软组织的粘连、瘢痕、挛缩，使胸腔容积扩大，改善肺部功能，达到调节肺脏弓弦力学解剖系统的力平衡的目的（图 2-112）。

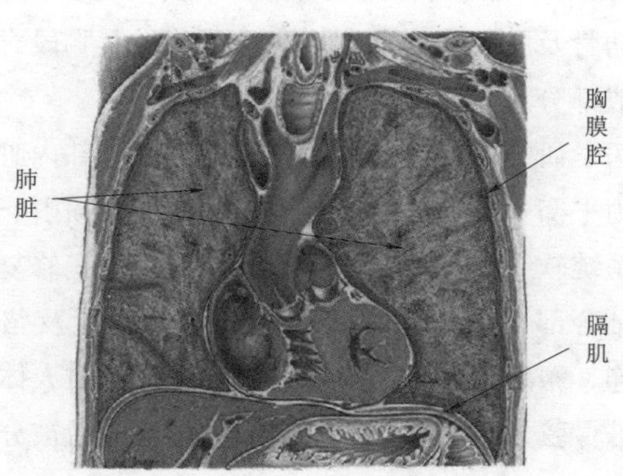

图 2-112　胸腔内肺脏位置示意图

慢性支气管炎是由于感染或非感染因素引起气管、支气管黏膜及其周围组织的慢性非特异性炎症。其病理特点是支气管腺体增生、黏液分泌增多。临床出现连续 2 年以上，每年持续 3 个月以上的咳嗽、咳痰或气喘等症状。早期多在冬季发作，

春暖后缓解；晚期炎症加重，症状长年存在，不分季节。疾病进展又可并发慢性阻塞性肺气肿、肺源性心脏病，严重影响劳动能力和健康。本病流行与吸烟、地区和环境卫生等有密切关系。

（一）病因病理

1. 西医学关于慢性支气管炎病因病理学认识 慢性支气管炎是由于感染或非感染因素引起气管、支气管黏膜及其周围组织的慢性非特异性炎症。

2. 针刀医学关于慢性支气管炎病因病理学认识 肺脏弓弦力学解剖系统的组成：肺脏弓弦力学解剖系统是由弓（胸段脊柱、肋骨、胸骨）和弦（膈上筋膜、脏胸膜、壁胸膜及膈肌）构成的。肺通过膈上筋膜、脏胸膜、壁胸膜及膈肌连于胸骨、肋骨及胸段脊柱上，而胸骨、肋骨及胸段脊柱是构成胸廓的组成部分。

针刀医学研究发现慢性支气管炎是由于肺部内脏弓弦力学解剖系统力平衡失调引起的。当外伤及慢性劳损引起肺脏弓弦力学解剖系统软组织应力异常时，人体通过自我修复、自我代偿在弓弦结合部（软组织在骨骼上的附着部）及弦的行经路线形成粘连、瘢痕、挛缩等变化，当这种代偿在人体代偿范围内时，肺脏弓弦力学解剖系统软组织的异常应力被分解，则不产生临床表现；当这种代偿超过人体的代偿范围时，肺脏弓弦力学解剖系统软组织的异常应力不能被有效分解，导致胸廓变小，膈肌移位，从而间接引起肺脏移位，造成肺部弓弦力学解剖系统力平衡失调，引发相应的临床表现。

表 2-20　西医学与针刀医学对慢性支气管炎的认识

	病因	病理	诊断	治疗部位	治疗方法	治疗目的
西医学	感染或非感染因素	气管、支气管黏膜及其周围组织的慢性非特异性炎症	病理学检查	支气管，肺	抗生素	消炎灭菌
针刀医学	肺脏弓弦力学解剖系统力平衡失调	脊柱及胸前壁的软组织应力异常致肺脏移位，通气换气功能障碍	观察胸廓形态（桶状胸），脊柱影像学检查	脊柱及胸廓周围软组织的粘连、瘢痕及挛缩	松解脊柱及胸廓周围软组织，改善胸廓容积及膈肌的移位	恢复肺脏弓弦力学解剖系统力平衡

（二）临床表现及诊断

1. 临床表现　以咳嗽、咳痰为主要症状或伴喘息，每年发病持续 3 个月，连续 2 年或以上。

2. 诊断要点　①有慢性支气管炎症状。②体征：用拇指触压 T_3 上、下、左、右可见压痛，软组织可见结节和条索，听诊呼吸音正常，也可在两肺听到散在干、湿性啰音。③辅助检查：血常规：周围血中病毒感染者血淋巴细胞可增加，细菌感染时白细胞总数和中性粒细胞比例增高。

（三）针刀治疗

1. 治疗原则　运用针刀整体松解肺脏弓弦力学解剖系统弓弦结合部软组织的粘连、瘢痕及挛缩（点）；辅以手法，进一步松解软组织行经路线的粘连和瘢痕，扩大胸廓，以调整膈肌的异常位置使肺脏的异常位置得以恢复正常，症状得以改善甚至是消失。

2. 操作方法 第 1 次针刀松解 $T_2 \sim T_3$、$T_3 \sim T_4$ 周围软组织的粘连、瘢痕：

（1）患者取俯卧位，肩关节及髂嵴部置棉垫，以防止呼吸受限，在 $T_2 \sim T_3$、$T_3 \sim T_4$ 棘突及周围定点，碘伏棉球于施术部位消毒，1% 利多卡因局部浸润麻醉，针刀操作采用 Ⅰ 型 4 号直形针刀。

（2）针刀操作（图 2-113、图 2-114）

①第 1 支针刀松解 T_2 棘突点，刀口线与人体纵轴一致，针刀体先向头侧倾斜 45°，与胸椎棘突呈 60° 角，按四步进针刀规程进针刀，针刀经皮肤、皮下组织，直达棘突骨面，纵疏横剥 3 刀，范围 0.5cm，然后将针刀体逐渐向脚侧倾斜与胸椎棘突走行方向一致，先沿棘突骨面分别从棘突左、右侧向椎板方向铲剥 3 刀，深度达棘突根部，以松解多裂肌止点的粘连瘢痕。再退针刀到棘突表面，调转刀口线 90°，沿 T_2 棘突上缘骨面向上沿 T_1 和 T_2 棘间方向用提插刀法切割棘间韧带 3 刀，范围 0.5cm。

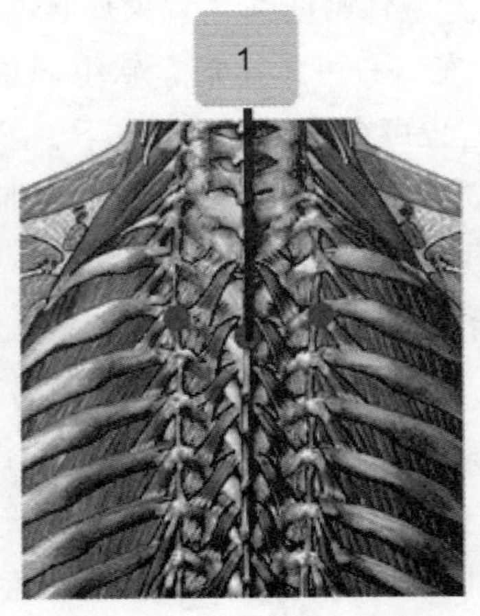

图 2-113 针刀对 T_2 棘突点的松解

②第 2 支针刀松解左侧 T_4 肋横突关节囊韧带　在 $T_2 \sim T_3$ 棘间中点旁开 2cm 处定位，刀口线与人体纵轴一致，针刀体与皮肤呈 90°角，按四步进针刀规程进针刀，针刀经皮肤、皮下组织、胸腰筋膜浅层、竖脊肌达横突骨面，沿横突骨面向外到达横突尖部，纵疏横剥 3 刀，范围 0.5cm。右侧 T_4 肋横突关节囊韧带的针刀松解方法同第 2 支针刀。

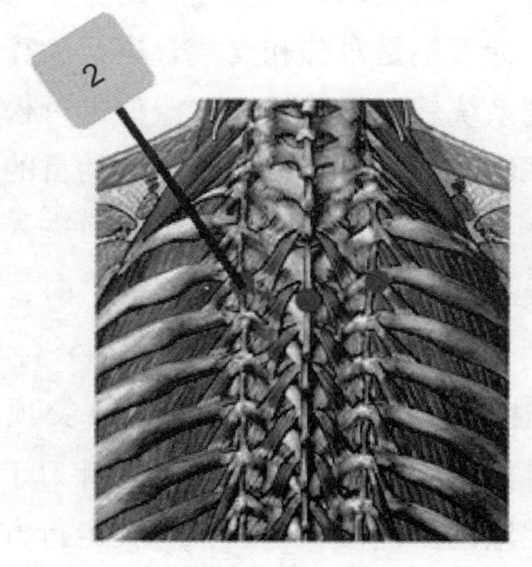

图 2-114　针刀对左侧肋横突关节囊韧带的松解

术毕，拔出针刀，局部压迫止血 3 分钟后，创可贴覆盖针刀孔。

因本书篇幅有限，其他针刀松解方法见吴绪平、张天民教授编著的针刀临床系列丛书《针刀内科学》中关于慢性支气管炎的治疗。

按：西医学一直认为慢性支气管炎是支气管发生感染性和非感染性炎症引起的。因此在治疗方面除了消炎、抗感染之外，别无他法，有学者总结西医的治愈率仅为 23%。针刀医学研究发现慢性支气管炎并不是由支气管炎症引起的，而是由于肺脏弓弦力学解剖系统力平衡失调所致。

当外伤及慢性劳损引起肺脏弓弦力学解剖系统软组织应力异常时，人体通过自我代偿、自我修复在局部产生粘连、瘢痕、挛缩等变化，当这种修复超过人体的代偿范围时，肺脏弓弦力学解剖系统弓弦结合部软组织的异常应力不能被分解，导致胸廓变小，膈肌移位，从而间接引起肺脏移位，造成肺部弓弦力学解剖系统力平衡失调，引发相应的临床表现。因此，在此理论指导下，针刀不是对肺和支气管进行治疗，而是针对肺脏弓弦力学解剖系统软组织的粘连、瘢痕进行松解，调节肺脏弓弦力学解剖系统的力学平衡以达到治疗的目的。

在做胸椎针刀松解术时，为了避免针刀进入椎管而损伤脊髓，在后正中线上松解棘上韧带和棘间韧带时，应按以下步骤进行操作。进针时，针刀体向头侧倾斜45°，与胸椎棘突呈60°角，针刀直达胸椎棘突顶点骨面；对棘突顶点的病变进行松解，要进入棘间松解棘间韧带，必须退针刀于棘突顶点的上缘，将针刀体逐渐向脚侧倾斜与胸椎棘突走行方向一致，才能进入棘突间，切棘间韧带的范围限制在0.5cm以内，以免切入椎管，否则针刀的危险性明显加大。

二、针刀治疗阵发性室上性心动过速的原理是什么，如何进行针刀定位

针刀治疗阵发性室上性心动过速并非将针刀扎到心脏，而是运用针刀整体松解心脏弓弦力学解剖系统弓弦结合部软组织的粘连、瘢痕、挛缩，恢复脊柱正常的生理曲度，使心包及心脏的位置恢复正常，从而调节心脏弓弦力学解剖系统的力学平衡，恢复心脏的正常功能。针刀定位是胸段脊柱棘突、棘间、肋横突关节及胸廓软组织的附着点。

阵发性室上性心动过速是指起源于心房或房室交界区的心动过速，大多数是由于折返激动所致，少数由自律性增加和触发活动引起。

（一）病因病理

表 2-21 西医学与针刀医学对阵发性室上性心动过速的认识

	病因	病理	诊断	治疗部位	治疗方法	治疗目的
西医学	迷走神经张力降低，交感神经兴奋性加强等原因	自主神经功能紊乱	心律失常（心电图检查）	心脏的神经	药物	调节神经功能
针刀医学	心脏弓弦力学解剖系统力平衡	心脏移位，心脏功能改变	观察胸廓形态，脊柱影像学检查	脊柱及胸廓周围软组织的粘连、瘢痕及挛缩	松解脊柱及胸廓周围软组织，改善胸廓容积	恢复心脏弓弦力学解剖系统力平衡

1. 西医学关于阵发性室上性心动过速病因病理学认识 迷走神经兴奋性降低，交感神经兴奋性加强均能引起阵发性室上性心动过速。慢性软组织损伤和骨关节损伤导致的自主神经牵拉及卡压均可使自主神经功能紊乱。

心脏弓弦力学解剖系统的组成：心脏弓弦力学解剖系统是由弓（胸段脊柱、肋骨、胸骨）和弦（心包、心外膜、纤维心包及膈肌）构成的。心脏通过心包、心外膜、纤维心包及膈肌连于胸骨、肋骨及胸段脊柱上，胸骨、肋骨及胸段脊柱是构成胸廓的组成部分。

针刀医学研究发现阵发性室上性心动过速是由于心脏弓弦

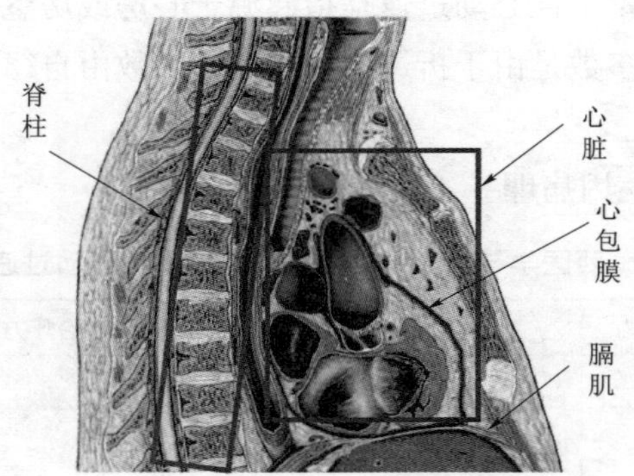

图 2–115　心脏弓弦力学解剖系统

力学解剖系统力平衡失调引起的。当外伤及慢性劳损引起心脏弓弦力学解剖系统弓弦结合部软组织应力异常时，人体通过自我修复、自我代偿在弓弦结合部（软组织在骨骼上的附着部）及弦的行经路线形成粘连、瘢痕、挛缩等变化，当这种修复在人体代偿范围内时，心脏弓弦力学解剖系统软组织的异常应力被分解，则不产生临床表现；当这种代偿超过人体的代偿范围时，心脏弓弦力学解剖系统软组织的异常应力不能被有效分解，导致脊柱的正常生理曲度的变化，胸廓位置的改变，膈肌移位，从而间接引起心脏移位，造成心脏弓弦力学解剖系统力平衡失调，引发相应的临床表现。

（二）临床表现及诊断

1. 临床表现　①心率快，多在 160~220 次/分钟，节律规则；②心悸或胸内有强烈的心跳感；③多尿、出汗、呼吸困难；④持续时间长可导致严重循环障碍，引起心绞痛、头昏、晕厥，甚至心衰、休克；⑤突然发作又突然停止，在发作停止时，由于恢复窦性心律间歇太长，偶有发生昏厥者。

2. 诊断　①有上述临床表现；②心电图示连续 3 个以上

迅速出现 QRS 波，频率 160~220 次/分钟。R-R 间距相等。

（三）针刀治疗

1. 治疗原则　运用针刀整体松解心脏弓弦力学解剖系统软组织弓弦结合部的粘连、瘢痕及挛缩（点）；辅以手法，进一步松解软组织行经路线粘连和瘢痕，恢复脊柱正常的生理曲度，以调整膈肌的异常位置，使心包及心脏的异常位置得以恢复正常，症状得以改善甚至是消失。

2. 操作方法　第 1 次松解 T_4~T_5、T_5~T_6 及 T_6~T_7 处棘突、棘间、肋横突关节的粘连：

（1）患者取俯卧位，肩关节及髂嵴部置棉垫，以防止呼吸受限，在 T_6~T_7 胸椎棘突点定点，碘伏棉球于施术部位消毒，1%利多卡因局部浸润麻醉，针刀操作采用Ⅰ型 4 号直形针刀。

（2）操作方法（图 2-116、图 2-117）：

①第 1 支针刀松解 T_7 棘突点，在 T_7 棘突顶点定位，刀口线与人体纵轴一致，针刀体先向头侧倾斜 45°，与胸椎棘突呈 60°角，按四步进针刀规程进针刀，针刀经皮肤、皮下组织，

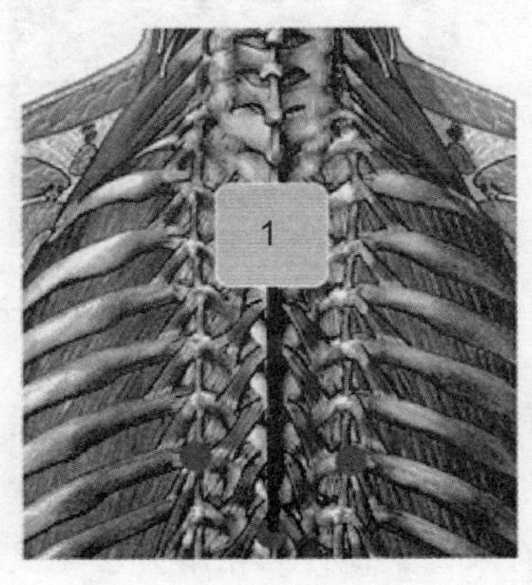

图 2-116　针刀对 T_7 棘突点针刀的松解

直达棘突骨面，纵疏横剥 3 刀，范围 0.5cm，然后将针刀体逐渐向脚侧倾斜与胸椎棘突走行方向一致，先沿棘突骨面分别从棘突左、右侧向椎板方向铲剥 3 刀，深度达棘突根部，以松解多裂肌止点的粘连瘢痕。再退针刀到棘突表面，调转刀口线 90°，从 T_7 棘突上缘骨面向上沿 T_6 和 T_7 棘间方向用提插刀法切割棘间韧带 3 刀，范围 0.5cm。其余棘突、棘间针刀松解方法同第 1 支针刀。

②第 5 支针刀松解左侧 T_7 肋横突关节囊韧带　从 T_6 ~ T_7 棘间中点旁开 2~3cm 进针刀，刀口线与人体纵轴一致，针刀体与皮肤呈 90° 角，按四步进针刀规程进针刀，针刀经皮肤、皮下组织、胸腰筋膜浅层、竖脊肌达横突骨面，沿横突骨面向外到横突尖部，纵疏横剥 3 刀，范围 0.2cm。其余肋横突关节的针刀松解方法同第 5 支针刀。

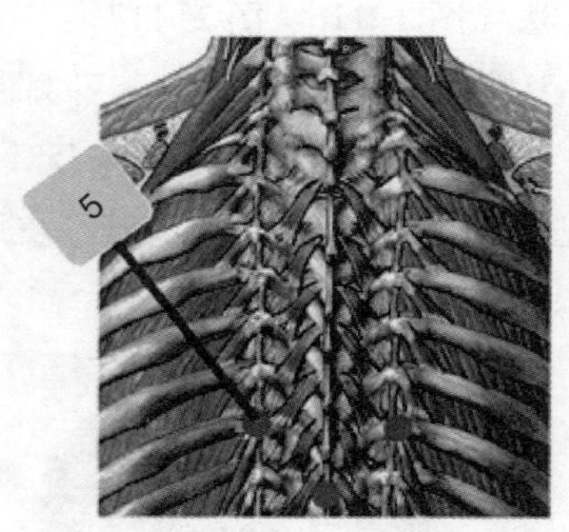

图 2-117　针刀对左侧 T_7 肋横突关节囊韧带的松解

术毕，拔出针刀，局部压迫止血 3 分钟后，创可贴覆盖针刀孔。

因本书篇幅有限，其他针刀松解方法见吴绪平、张天民教授编著的针刀临床系列丛书《针刀内科学》中关于阵发性心动过速的治疗。

按：阵发性室上性心动过速，常见于无器质性心脏病的患者。西医学认为阵发性室上性心动过速与自主神经功能紊乱有关。因此治疗主要是应用药物调节神经功能。

针刀医学研究发现阵发性室上性心动过速是由于心脏弓弦力学解剖系统力平衡失调引起的，当外伤及慢性劳损引起心脏弓弦力学解剖系统弓弦结合部软组织应力异常时，人体会通过自我代偿、自我修复在局部形成粘连、瘢痕、挛缩等变化，当这种修复代偿超过人体可承受范围时，导致脊柱的正常生理曲度被改变，胸廓的位置发生变化，膈肌移位，从而间接引起心脏移位，造成心脏弓弦力学解剖系统力平衡失调，引发相应的临床表现。因此，在此理论指导下，针刀不是对支配心脏及心包的自主神经进行治疗，而是针对心脏弓弦力学解剖系统软组织的异常应力进行松解，调整心脏弓弦力学解剖系统的力学平衡以达到治疗的目的。

三、进食后即呕吐，同时感觉背部痉挛性疼痛是什么病，针刀能治疗吗

进食后即呕吐，同时感觉背部痉挛性疼痛是贲门失弛缓症的临床表现，本病又称贲门痉挛、巨食管，是由食管神经肌肉功能障碍所致的疾病。针刀疗效好。

贲门失弛缓症又称贲门痉挛、巨食管，是由于食管贲门部的神经肌肉功能障碍所致的食管功能障碍引起食管下端括约肌弛缓不全，食物无法顺利通过而滞留，从而逐渐使食管张力、蠕动减低及食管扩张的一种疾病。

（一）病因病理

表 2-22　西医学与针刀医学对贲门失弛缓症的认识

	病因	病理	诊断	治疗部位	治疗方法	治疗目的
西医学	病因不明	食管下段括约肌痉挛，贲门不能松弛	贲门失弛缓（胃镜检查）	贲门	手术，支架	通贲门
针刀医学	胃部及食管弓弦力学解剖系统力平衡失调	胸腰段脊柱软组织应力异常导致贲门功能失常	观察胸腰段脊柱影像学检查	胸腰段脊柱周围软组织的粘连、瘢痕及挛缩	松解胸腰段脊柱周围软组织，调节食管及胃部弓弦力学解剖系统平衡	纠正食管及胃部的位置

1. 西医学关于贲门失弛缓症的病因病理学认识　本病的病因迄今不明。一般认为本病属神经原性疾病。病变可见食管壁肌层神经丛节细胞变性或数目减少或缺失，胆碱能功能减退，食管蠕动减弱或消失，食管下段括约肌痉挛，贲门不能松弛，以致食物淤积，食管扩张肥厚。有时黏膜充血、炎症，甚至溃疡，长期食物淤积，食管扩张及肥厚。

胃部弓弦力学解剖系统的组成：胃部弓弦力学解剖系统是由弓（胸腰段脊柱、胸骨、肋骨、骨盆）和弦（膈下筋膜、壁腹膜、胃脾韧带、胃膈韧带、胃结肠韧带、膈肌）构成的。胃通过膈下筋膜、壁腹膜、胃脾韧带、胃膈韧带、胃结肠韧带、膈肌连于胸腰段脊柱、胸骨、肋骨、骨盆上。

2. 针刀医学研究发现贲门失弛缓症是由于胃部弓弦力学解剖系统力平衡失调引起　当外伤及慢性劳损引起胃部弓弦力

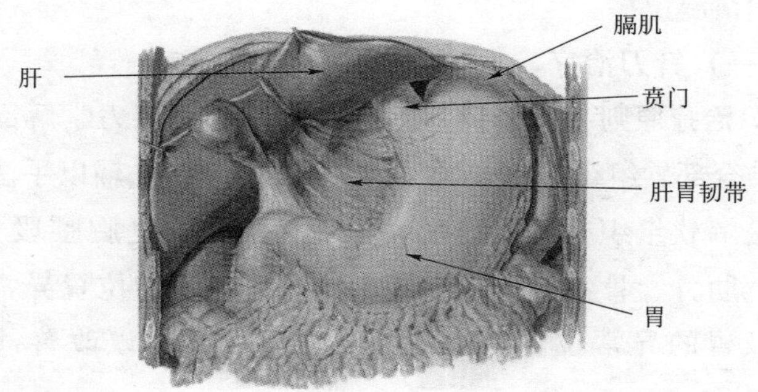

图 2-118 胃脏位置示意图

学解剖系统弓弦结合部软组织应力集中时，人体会通过自我修复、自我代偿在弓弦结合部（软组织在骨骼上的附着部）及弦的行经路线形成粘连、瘢痕、挛缩等变化，当这种修复在人体代偿范围内时，胃部弓弦力学解剖系统弓弦结合部软组织的异常应力被分解，则不产生临床表现；当这种代偿超过人体的代偿范围时，胃部弓弦力学解剖系统弓弦结合部软组织的异常应力不能被有效分解，从而引起胸腰段脊柱、胸骨、肋骨、骨盆的位置变化，导致膈肌移位，从而间接引起胃移位，造成胃部弓弦力学解剖系统力平衡失调，引发相应的临床表现。

（二）临床表现及诊断

1. 临床表现 咽下困难、食物反流和胸骨后疼痛为本病的常见临床症状。

2. 诊断

（1）有贲门失弛缓症的临床表现。

（2）上消化道钡餐检查：食管扩大并有液平面，下端呈鸟嘴状，出现逆蠕动。如食管高度扩大，可屈曲呈“S”形。

（3）以 $T_6 \sim T_8$ 为中心的 X 线正侧位片：可见到胸椎骨关

节不同情况位移。

（三）针刀治疗

1. 治疗原则 运用针刀整体松解胃部弓弦力学解剖系统弓弦结合部软组织的粘连、瘢痕及挛缩（点）；辅以手法，进一步松解软组织行经路线的粘连和瘢痕，恢复胸腰段脊柱、胸骨、肋骨、骨盆正常的位置，以调整膈肌的位置异常，使食管及胃的异常位置得以恢复正常，症状得以改善甚至是消失。

2. 操作方法 第 1 次针刀松解胸腰结合部的粘连和瘢痕：

（1）患者俯卧位，肩关节及髂嵴部置棉垫，以防止呼吸受限，在 T_{11} ~ L_2 棘突、棘间、肋横突关节及 L_1 ~ L_2 关节突关节定点，碘伏棉球于施术部位消毒，1% 利多卡因局部浸润麻醉，针刀操作取用 I 型 4 号直形针刀。

（6）针刀操作（图 2-119、图 2-120）：

①第 1 支针刀松解 T_{11} 棘突点，刀口线与人体纵轴一致，针刀体先向头侧倾斜 45°，与胸椎棘突呈 60°角，针刀经皮肤、皮下组织，直达棘突骨面，纵疏横剥 3 刀，范围 0. 5cm，然后将针刀体逐渐向脚侧倾斜，与胸椎棘突走行方向一致，从 T_{12}

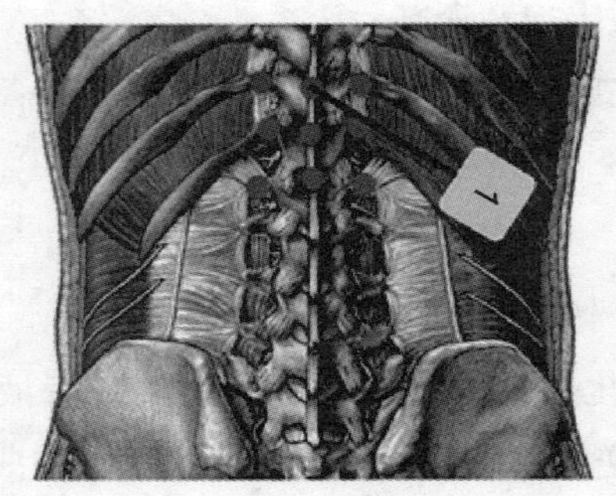

图 2-119 针刀对 T_{11} 棘突点的松解

棘突下缘骨面沿 $T_{12} \sim L_1$ 棘间方向用提插刀法切割棘间韧带3刀，范围0.5cm。其他棘上、棘间针刀松解方法同第1支针刀。

②第5支针刀松解 T_{11} 左侧肋横突关节囊韧带　从 $T_{12} \sim L_1$ 棘间中点旁开2cm进针刀，刀口线与人体纵轴一致，针刀体与皮肤呈90°角，针刀经皮肤、皮下组织、胸腰筋膜浅层、竖脊肌达横突骨面，沿横突骨面向外达肋横突关节囊，纵疏横剥3刀，范围0.2cm。其他肋横突关节及双侧 $L_1 \sim L_2$ 关节突关节的针刀松解方法同第5支针刀。

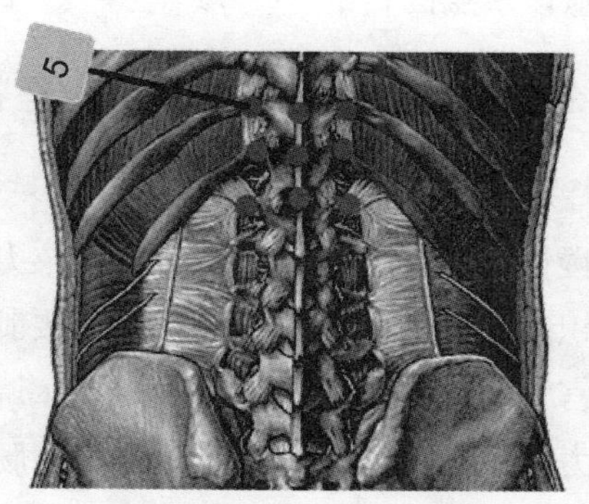

图2-120　针刀对 T_{11} 左侧肋横突关节囊韧带的松解

术毕，拔出针刀，局部压迫止血3分钟后，创可贴覆盖针刀孔。

因本书篇幅有限，其他针刀松解方法见吴绪平、张天民教授编著的针刀临床系列丛书《针刀内科学》中关于贲门痉挛的治疗。

按：目前，西医学对该病的病因认识是不明的，因此治疗该病的方法只能是对症治疗，虽然通过手术可以解决食管不通的问题，但是仍然不能解决食物反流的症状。针刀医学研究发现贲门失弛缓症是由于胃部弓弦力学解剖系统软组织受力异常时，人体则会通过自我修复、自我代偿在局部产生粘连、瘢痕、挛缩等变化，当这种修复代偿超过人体的可承受范围时，胃部弓弦力学解剖系统软组织的异常应力不能被有效分解，从而引起弓——胸腰段脊柱、胸骨、肋骨、骨盆的位置变化，导致膈肌移位，从而间接引起胃移位，造成胃部弓弦力学解剖系统力平衡失调，引发相应的临床表现。因此，针刀治疗通过松解胸腰段脊柱、胸骨、肋骨、骨盆软组织的粘连、瘢痕、挛缩以恢复胃部弓弦力学解剖系统力平衡并最终使胃的位置恢复正常，以达到治愈该疾病的目的。

四、为什么针刀能治疗慢性盆腔炎，是将针刀扎到子宫吗

针刀治疗慢性盆腔炎是通过松解子宫弓弦力学解剖系统弓弦结合部软组织的粘连、瘢痕、挛缩，调节腰骶部及骨盆的位置异常，使子宫、膀胱及直肠恢复正常位置，调节子宫弓弦力学解剖系统的力平衡，从而使子宫、膀胱及直肠的功能恢复正常，以达到治愈疾病的目的。

慢性盆腔炎是指女性生殖器官周围结缔组织及盆腔腹膜所发生的慢性炎症，是育龄期妇女最常见的生殖器官炎症之一，具有病程长，病情复杂，复发率高等特点。

（一）病因病理

表2-23　西医学、中医学及针刀医学对慢性盆腔炎的认识

	病因	病理	诊断	治疗部位	治疗方法	治疗目的
西医学	盆腔腹膜炎症	炎症改变	实验室检查	盆腔、子宫	抗生素	消炎

续表

	病因	病理	诊断	治疗部位	治疗方法	治疗目的
中医学	阴虚、寒湿	气滞血瘀、肝肾阴虚	望、闻、问、切	气血	中药	扶正驱邪
针刀医学	子宫弓弦力学解剖系统力平衡失调	脊柱及骨盆的软组织应力异常致子宫移位，功能改变	观察骨盆形态，脊柱影像学检查	脊柱及骨盆周围软组织的粘连、瘢痕及挛缩	松解脊柱及骨盆周围软组织，调节内脏弓弦	恢复子宫弓弦力学解剖系统力平衡

1. 西医学关于慢性盆腔炎的病因病理学认识 慢性盆腔炎是由于产后或流产后感染、宫腔内手术操作感染、经期不良卫生习惯等原因使病原体侵入或有邻近器官炎症累及所致。主要致病菌有需氧菌、厌氧菌、支原体、淋病奈瑟菌、沙眼衣原体等。因此西医的治疗主要利用抗生素进行治疗。

子宫弓弦力学解剖系统的组成（图 2-121）：子宫弓弦力学解剖系统是由弓（耻骨、骶骨、髋骨）和弦（子宫主韧带、子宫阔韧带、子宫圆韧带、子宫骶骨韧带、膀胱子宫韧带、盆

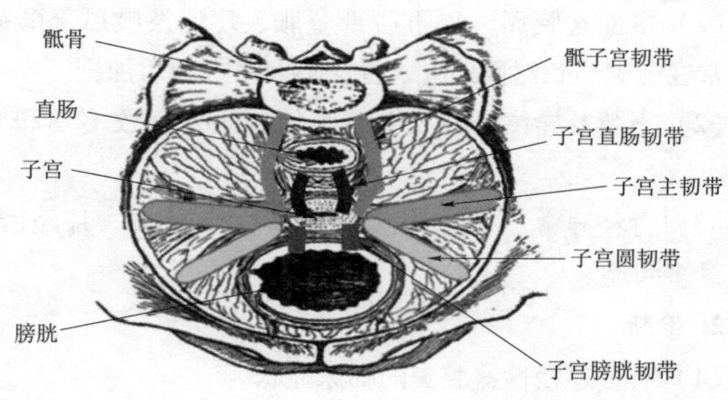

图 2-121 子宫弓弦力学解剖系统

膈、盆壁筋膜、骶前筋膜、肛提肌）构成的。子宫通过子宫主韧带、子宫阔韧带、子宫圆韧带、子宫骶骨韧带、膀胱子宫韧带、盆膈、盆壁筋膜、骶前筋膜、肛提肌连于耻骨、骶骨、髋骨上，耻骨、骶骨、尾骨、髋骨是构成骨盆的部分。

2. 针刀医学关于慢性盆腔炎的病因病理学认识 针刀医学研究发现慢性盆腔炎是由于子宫弓弦力学解剖系统力平衡失调引起的。当损伤及慢性劳损引起子宫弓弦力学解剖系统弓弦结合部软组织应力集中时，人体会通过自我代偿、自我修复在弓弦结合部（软组织在骨骼上的附着部）及软组织的行经路线形成粘连、瘢痕及挛缩等变化，当这种修复代偿在人体承受范围内时，子宫弓弦力学解剖系统软组织的异常应力被有效分解，则不产生临床表现。当这种修复、代偿超过人体的代偿范围时，子宫弓弦力学解剖系统软组织异常应力不能被有效分解，则导致子宫弓弦力学解剖系统力平衡失调，从而引起腰骶段脊柱及骨盆位置异常，进而导致子宫、膀胱、直肠失去正常的位置，引起子宫、膀胱、直肠的功能紊乱，从而导致相应的临床表现。

（二）临床表现及诊断

1. 临床表现

（1）慢性盆腔痛　以下腹部坠胀、疼痛及腰骶部酸痛为主。常在劳累、长时间站立、性交后及月经前后加剧。

（2）不孕及异位妊娠　输卵管粘连阻塞可致不孕和异位妊娠。

（3）月经异常　子宫内膜炎常有白带增多、月经紊乱、经血量多痛经。

2. 诊断

（1）有上述慢性盆腔炎的临床症状。

（2）体征　子宫常呈后位，活动受限或粘连固定；输卵管炎时在子宫一侧或两侧可触及条索状物，并有轻度压痛；盆腔结缔组织发炎时，子宫一侧或两侧有片状增厚、压痛，或在子宫一侧或两侧摸到包块。

（3）B 超检查　可以查出两侧附件增宽、增厚，或有炎性肿物的情况。

（三）针刀治疗

1. 治疗原则　运用针刀整体松解子宫弓弦力学解剖系统弓弦结合部软组织的粘连、瘢痕及挛缩（点）；辅以手法，进一步松解软组织行经路线的粘连和瘢痕，以调整腰骶髂段脊柱及骨盆的正常位置，最终使子宫、膀胱及直肠的位置恢复正常，临床症状得以改善甚至是消失。

2. 操作方法（图 2-122）　第 1 次针刀整体松解腰段脊柱弓弦力学系统软组织的粘连和瘢痕：

（1）患者取俯卧位，腹部置棉垫，使腰椎前屈缩小，在 L_3、L_4、L_5 棘突及棘间，L_3、L_4、L_5 横突，骶正中嵴及髂后上棘定点，碘伏棉球于施术部位消毒，1% 利多卡因局部浸润麻醉，针刀操作取用 I 型 4 号直形针刀。

（2）针刀操作（图 2-122~2-123）

①第 1 支针刀松解 L_3 棘突点，刀口线和脊柱纵轴平行，针刀体与皮肤垂直，按四步进针刀规程进针刀，针刀经皮肤、皮下达棘突骨面，纵疏横剥 3 刀，然后将刀口线调转 90°，沿棘突上缘切割 2~3 刀，松解 L_2 ~ L_3 棘间韧带的粘连、瘢痕、挛缩。其他棘突、棘间及骶正中嵴针刀松解方法同第 1 支针刀。

②第 5 支针刀松解左侧 L_3 横突，从 L_3 棘突上缘左侧旁开 3cm 进针刀。刀口线与脊柱纵轴平行，针刀经皮肤、皮下组织，直达横突骨面，针刀体向外移动，当有落空感时，即达

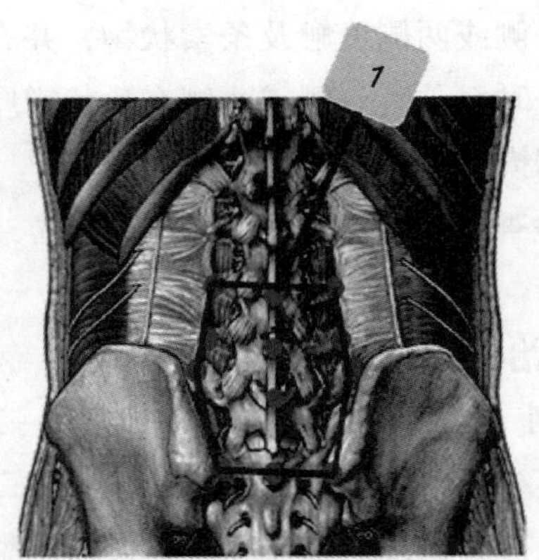

图 2-122　L_3 棘突点针刀的松解

L_3 横突尖，在此用提插刀法切割横突尖的粘连、瘢痕 3 刀，深度 0.5cm，以松解腰肋韧带在横突尖部的粘连和瘢痕，然后，调转刀口线 90°，沿 L_3 横突上下缘用提插刀法切割 3 刀，深度 0.5cm，以切开横突间韧带。其他横突松解方法同第 5 支针刀。

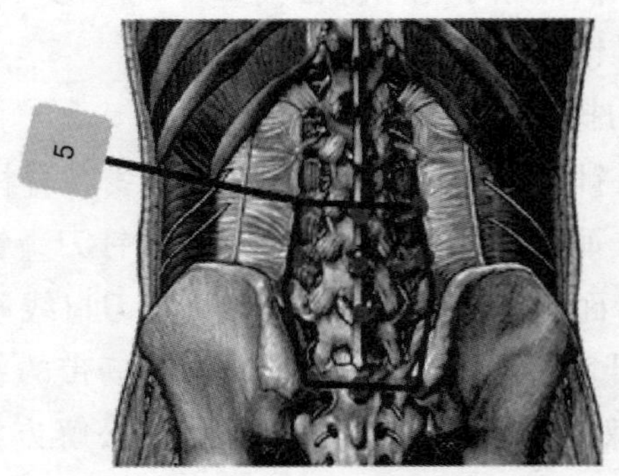

图 2-123　左侧 L_3 横突部针刀的松解

③第 11 支针刀松解左侧髂后上棘点，刀口线与脊柱纵轴平行，针刀经皮肤、皮下组织，直达髂后上棘骨面，贴髂骨进

针刀 2cm，然后用提插刀法切割髂腰韧带的粘连、瘢痕 3 刀，深度 0. 5cm。

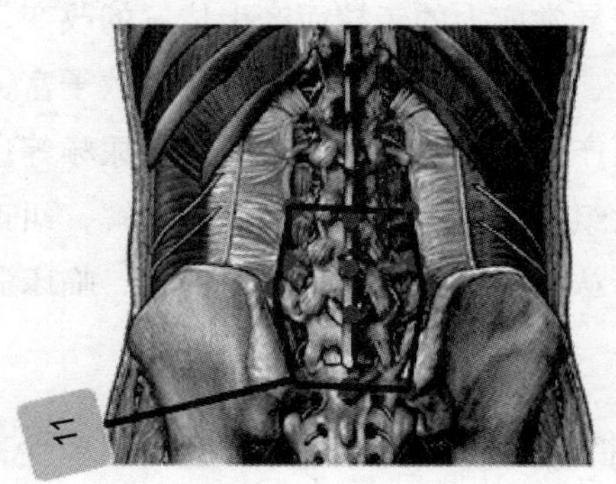

图 2-124 左侧髂后上棘部针刀的松解

术毕，拔出针刀，局部压迫止血 3 分钟后，创可贴覆盖针刀孔。

因本书篇幅有限，其他针刀松解方法见“十二五规划教材”《针刀治疗学》中关于慢性盆腔炎的治疗。

按：西医学认为慢性盆腔炎主要是由于细菌感染引起的，治疗方面主要应用抗感染治疗。但会出现抗生素越用越好，却仍无法达到治愈该疾病的目的。针刀医学研究发现，大部分慢性盆腔炎患者并没有细菌感染，因此认为慢性盆腔炎是由细菌感染引起是不正确的。而针刀医学认为内脏位置的改变会引起内脏功能的变化，具体到子宫就是子宫位置的变化会引起子宫功能的变化。而子宫前有膀胱，后有直肠，有四条韧带（即子宫主韧带、子宫阔韧带、子宫圆韧带和子宫骶骨韧带）将子宫固定在骶骨及骨盆。当损伤及慢性劳损引起子宫弓弦力学解剖系统软组织应力异常时，人体会通过自我代偿、自我修复在弓弦结合部及软组织的行经路线形成粘连、瘢痕、挛缩等变化，当这种修复超过人体承受范围内时，子宫弓弦力学解剖系统软组织的异常应力不能被有效分解，此时脊柱及骨盆就会因为受到软组织异常应力的牵拉而产生位置的改变，进而就会引起子宫、膀胱、直肠失去正常的位置，导致子宫、膀胱、直肠的功能紊乱而产生月经不调、白带增多、尿频等症状。针刀通过对腰骶部软组织粘连、瘢痕、挛缩的松解，纠正脊柱及骨盆错位的情况，从而使子宫的位置得以恢复，临床症状得到改善甚至是消失。

五、慢性胃炎多由幽门螺旋杆菌及自身免疫病所引起，针刀如何治疗

慢性胃炎是指不同病因引起的胃黏膜的慢性炎症或萎缩性病变，其实质是胃黏膜上皮遭受反复损害后，由于黏膜特异的再生能力，以致黏膜发生改变，且最终导致不可逆的固有胃腺体的萎缩，甚至消失。幽门螺旋杆菌及自身免疫致病是目前西医学对慢性胃炎病因病理的普遍认识，如按此理论来指导针刀治疗是行不通的（表 2–24）。针刀治疗慢性胃炎的方法是建立在针刀医学对慢性胃炎病因病理学新认识的基础之上的，具体治疗方法下文详述之。

（一）病因病理

表 2–24　西医学、中医学及针刀医学对慢性胃炎认识的不同点

	病因	病理	诊断	治疗部位	治疗方法	治疗目的
西医学	胃部炎症	炎症改变 胃黏膜受损	实验室检查	胃	抗生素	消炎

续表

	病因	病理	诊断	治疗部位	治疗方法	治疗目的
中医学	脾虚、阴虚、湿热	肝胃不和证、肝郁脾虚证、脾胃虚弱证、脾胃湿热证、胃阴不足证	望、闻、问、切	气血	中药	扶正驱邪
针刀医学	胃弓弦力学解剖系统力平衡失调	脊柱及胸前壁的软组织应力异常致胃移位，胃功能改变	观察脊柱形态，脊柱影像学检查	脊柱及胸廓周围软组织的粘连、瘢痕及挛缩	松解脊柱及胸廓周围软组织，调节内脏弓弦	恢复胃弓弦力学解剖系统力平衡

1. 西医对慢性胃炎的认识 西医认为慢性胃炎的病因与幽门螺旋杆菌感染、自身免疫、十二指肠液反流、饮食、酗酒、服用非甾体抗炎药药物史、精神心理等因素有关。目前认为幽门螺旋杆菌感染是慢性胃炎最主要的病因。因此其治疗是主要采用抗幽门螺旋杆菌感染及抑酸保护胃黏膜治疗。

胃部弓弦力学解剖系统的组成：胃部弓弦力学解剖系统是由弓（胸腰段脊柱、胸骨、肋骨、骨盆）和弦（膈下筋膜、壁腹膜、胃脾韧带、胃膈韧带、胃结肠韧带、膈肌）构成的。胃通过膈下筋膜、壁腹膜、胃脾韧带、胃膈韧带、胃结肠韧带、膈肌连于胸腰段脊柱、胸骨、肋骨、骨盆上。

2. 针刀医学研究发现慢性胃炎是由于胃部弓弦力学解剖系统力平衡失调引起的 胸腰段脊柱、胸骨、肋骨、骨盆软组织慢性劳损后，会引起胃部弓弦力学解剖系统弓弦结合部软组织应力集中，人体则会通过自我修复、自我代偿在弓弦结合部

（软组织在骨骼上的附着部）及弦的行经路线形成粘连、瘢痕、挛缩等变化，当这种修复在人体代偿范围内时，胃部弓弦力学解剖系统软组织的异常应力被分解，则不产生临床表现；当这种代偿超过人体的代偿范围时，胃部弓弦力学解剖系统软组织的异常应力不能被有效分解，造成胃部弓弦力学解剖系统力平衡失调，从而引起胸腰段脊柱、胸骨、肋骨、骨盆的位置变化，导致膈肌移位，从而间接引起胃移位，引发相应的临床表现。

（二）临床表现及诊断

1. 临床表现 患者常无症状或有程度不同的消化不良症状如上腹隐痛、食欲减退、餐后饱胀、反酸等。萎缩性胃炎患者可有贫血、消瘦、腹泻等，个别患者伴黏膜糜烂者上腹痛较明显，并可有出血。

2. 诊断

（1）有慢性胃炎的临床表现。

（2）胃镜检查：①浅表性胃炎：黏膜充血、水肿，呈花斑状红白相间的改变，且以红为主。②萎缩性胃炎：黏膜失去正常的橘红色，可呈淡红色、灰色、灰黄色或灰绿色。③慢性糜烂性胃炎：主要表现为胃黏膜出现多个疣状、膨大皱襞状或丘疹样隆起。

（3）实验室检查：①胃酸测定：浅表性胃炎胃酸正常或偏低，萎缩性胃炎则明显降低，甚至缺乏。②幽门螺旋杆菌检查：可通过培养、涂片、尿素酶测定等方法检查。

（三）针刀治疗

1. 治疗原则 运用针刀整体松解胃部弓弦力学解剖系统软组织弓弦结合部的粘连、瘢痕及挛缩（点）；辅以手法，进一步松解软组织行经路线的粘连和瘢痕，恢复胸腰段脊柱、胸骨、肋骨、骨盆的正常位置，以调整膈肌的位置异常使胃的异常位置得以恢复正常，临床症状得以改善甚至是消失。

2. 操作方法 第1次松解 T_4~T_5、T_5~T_6 及 T_6~T_7 处棘突、棘间、肋横突关节的粘连

（1）患者取俯卧位，肩关节及髂嵴部置棉垫，以防止呼吸受限，在 T_4~T_7 胸椎棘突定点，碘伏棉球于施术部位消毒，1%利多卡因局部浸润麻醉，针刀操作取用Ⅰ型4号直形针刀。

（2）针刀操作：针刀操作方法参见贲门失驰缓症的针刀操作方法。

按：西医认为慢性胃炎是由于幽门螺旋杆菌感染引起，因此治疗时常采用抗幽门螺旋杆菌感染及抑酸保护胃黏膜治疗。针刀医学研究发现慢性胃炎是由于胃部弓弦力学解剖系统力平衡失调引起的。胸腰段脊柱、胸骨、肋骨、骨盆软组织慢性劳损后，会引起胃部弓弦力学解剖系统弓弦结合部软组织应力集中，人体则会通过自我修复、自我代偿在弓弦结合部（软组织在骨骼上的附着部）及弦的行经路线形成粘连、瘢痕、挛缩等变化，当这种修复超过人体代偿范围内时，则会引起胃部弓弦力学解剖系统力平衡失调，从而导致胸腰段脊柱位置的改变，并通过膈肌引起胃的位置变化，导致胃部功能改变，从而引起相应的临床表现。针刀通过对胸腰部脊柱软组织粘连、瘢痕及挛缩的松解，恢复胃部弓弦力学解剖系统的力平衡，调节胸腰段脊柱的位置，从而使胃的位置恢复正常而达到治愈该疾病的目的。

六、针刀可以治疗外痔吗，如何治疗

针刀可以治疗外痔。针刀治疗外痔是通过对直肠弓弦力学解剖系统弓弦结合部软组织的粘连、瘢痕、挛缩进行松解，调

节直肠弓弦力学解剖系统的力平衡，从而达到治疗疾病的目的。

应用解剖（图 2-125）：正常人在肛管和直肠末端的黏膜下有一种称之为“肛垫”特殊组织结构，这种组织在胎儿时即形成，其功能是协助肛门的正常闭合，起节制排便作用，犹如水龙头垫圈的作用一般。正常情况下，肛垫疏松地附着在直肠肛管肌壁上，排便时受腹压作用被推下，排便后借助其自身的收缩功能，缩回到肛管内。当肛垫发生充血、肥大、松弛和断裂后，其弹性回缩作用减弱，从而逐渐下移、脱垂，并导致静脉丛淤血和曲张，久而久之形成痔疮。

肛垫黏膜下的血管为小动脉与小静脉直接吻合，血液可不经毛细血管，而由动脉直接流入静脉，使肛垫静脉丛的静脉血动脉化，甚至静脉出现节律性搏动，称为动静脉吻合。

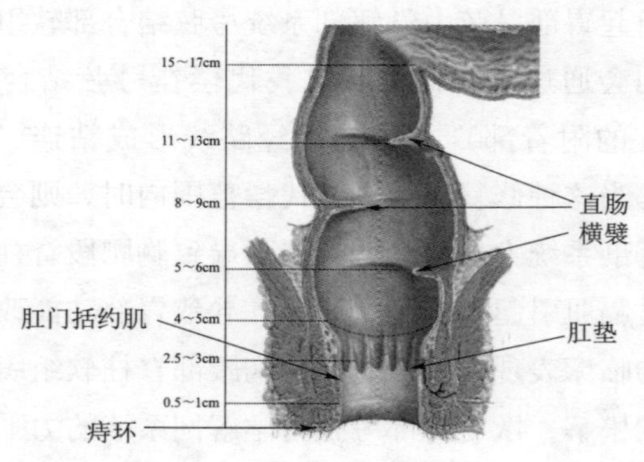

图 2-125　痔疮示意图

外痔位于齿线以下，是由痔外静脉丛曲张或肛缘皱襞皮肤发炎、肥大、结缔组织增生或血栓瘀滞而形成的肿块。

（一）病因病理

1. 西医学观点　外痔与职业因素、肛门部感染、肛门静脉压增高、局部刺激、腹内压力增加等因素有关。治疗上常采用中药熏洗、手术切除、药物注射等方法进行治疗。

2. 针刀医学对外痔的病因病理学认识　针刀医学研究发现痔疮是由于久坐及生活习惯不良引起腰骶段脊柱及肛周软组织应力集中，人体会通过粘连、瘢痕、挛缩进行自我修复、自我代偿，当这种修复、代偿在人体可承受范围内时，腰骶段脊柱及肛周软组织的异常应力被有效分解，则不产生临床表现，当这种修复、代偿超过人体的代偿范围时，则软组织的异常应力不能被有效分解，引起肛垫动静脉吻合管痉挛，从而肛垫组织局部释放组胺，产生局部组胺作用，吻合管扩张，血液淤滞，组织水肿，凝块形成，导致肛垫的形成。

（二）临床表现及诊断

外痔表面盖以皮肤，可以看见，不能送入肛内，不易出血，外痔的临床表现主要为外肛门不适、潮湿不洁、异物感，如发生血栓及皮下血肿有剧痛。本病根据临床表现较易诊断。

（三）针刀治疗

1. 治疗原则（图 2-126）　运用针刀整体松解直肠弓弦力学解剖系统弓弦结合部的粘连、瘢痕及挛缩（点），辅以手

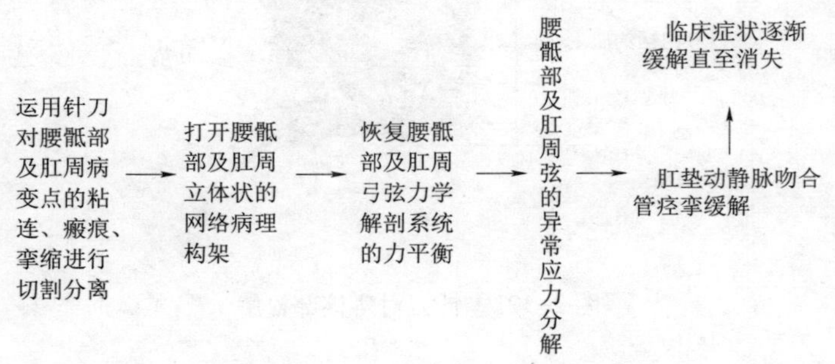

图 2-126　针刀治疗痔疮的治疗原则

法，松解软组织行经路线的粘连、瘢痕及挛缩，恢复直肠弓弦力学解剖系统力平衡，使肛垫动静脉吻合管痉挛缓解，从而达到治愈疾病的目的。

2. 操作方法

（1）第 1 次针刀松解腰骶段脊柱弓弦力学系统软组织的粘连和瘢痕，针刀操作方法参照针刀治疗慢性盆腔炎的针刀操作方法。

（2）第 2 次针刀松解痔疮部位

①患者取膝胸卧位，在痔核处定点，碘伏棉球于施术部位消毒，1% 利多卡因局部浸润麻醉针刀操作采用 Ⅰ 型 4 号直形针刀。

②针刀操作（图 2-127）：刀口线与直肠纵轴一致，针刀体与皮肤垂直，严格按四步进针刀规程进针刀，针刀经痔核部皮肤、皮下组织达肛垫附近，然后通透剥离 3 刀。

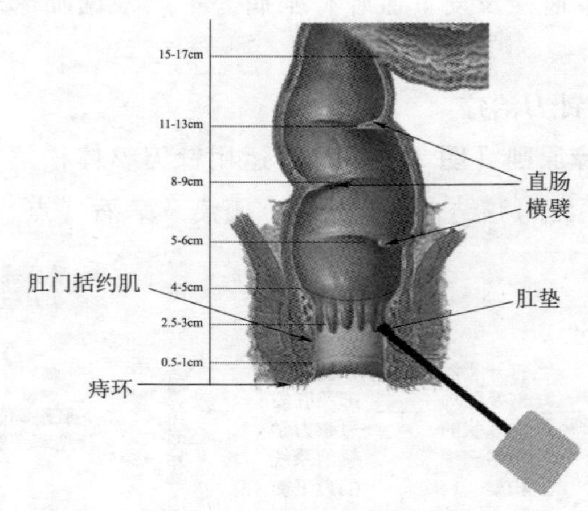

图 2-127　针刀对痔核部松解

按：针刀医学研究发现痔病与肛管力平衡失调有直接联

系。肛管承受着垂直和水平两种方向的压力：垂直压来自腹内压，水平力即括约肌的舒缩力，前者受重力及腹内压影响，后者则受肛提肌及其腱纤维系统影响。虽然肛提肌及其腱纤维系统对防止肛垫下移或脱出起着重要作用，但是由于肛提肌肌束很小，收缩力有限，并且先天因素或随年龄增长肛提肌发生退行变性等原因，使水平收缩力无法承受来自垂直方向的压力时，肛垫由于失去肌的支持，位置下移，即可发生间歇性脱出，继而持续性脱出，由解剖学痔发展而为症状性痔即外痔。针刀通过对腰骶部软组织及痔核粘连瘢痕和挛缩，调节腹腔垂直、水平方向压力及痔核局部高应力状态，从而达到治疗该病的目的。同时在进行针刀治疗时针刀不可刺穿直肠壁到达肛管内，以免引起感染。

七、针刀能治疗慢性结肠炎吗

针刀可以治疗慢性结肠炎。慢性结肠炎是一种病因尚不十分清楚的结肠和直肠慢性非特异性炎症性疾病，病变局限于大肠黏膜及黏膜下层。病变多位于乙状结肠和直肠，也可延伸至降结肠，甚至整个结肠。病程漫长，常反复发作。

（一）病因病理

表 2-25 西医学与针刀医学对慢性结肠炎的认识

	病因	病理	诊断	治疗部位	治疗方法	治疗目的
西医学	感染或非感染因素	乙状结肠、直肠及降结肠黏膜及黏膜下层组织的慢性非特异性炎症	结肠镜及病理学检查	乙状结肠、直肠及降结肠	水杨酸制剂、抗生素及激素治疗	消炎灭菌

续表

	病因	病理	诊断	治疗部位	治疗方法	治疗目的
针刀医学	肠道弓弦力学解剖系统力平衡失调	腰骶段脊柱的软组织应力异常致乙状结肠、直肠及降结肠移位，功能障碍	观察腰骶段脊柱影像学表现	腰骶段脊柱周围软组织的粘连、瘢痕及挛缩	松解腰骶段脊柱周围软组织的粘连、瘢痕及挛缩，纠正乙状结肠、直肠及降结肠的移位	恢复肠道弓弦力学解剖系统力平衡

1. 西医对慢性结肠炎的认识 西医认为慢性结肠炎的病因与众多因素有关，如病毒感染、细菌感染、真菌感染、寄生虫等。其治疗主要有：

（1）对症全身支持性治疗，包括补充体液和保持电解质平衡。

（2）利用抗生素、水杨酸制剂、糖皮质激素等药物治疗。

肠道弓弦力学解剖系统的组成：肠道弓弦力学解剖系统是由弓（腰骶段脊柱、胸骨、肋骨、骨盆）和弦（肠系膜、大网膜、横结肠系膜、膈肌）构成的。乙状结肠、直肠及降结肠通过肠系膜、大网膜、横结肠系膜、膈肌连于腰骶段脊柱、胸骨、肋骨、骨盆上。

2. 针刀医学研究发现慢性结肠炎是由于肠道弓弦力学解剖系统力平衡失调引起的 腰骶段脊柱、胸骨、肋骨、骨盆软组织慢性劳损后，引起肠道弓弦力学解剖系统弓弦结合部软组织的应力集中，人体通过自我修复、自我代偿在弓弦结合部（软组织在骨骼上的附着部）及弦的行经路线形成粘连、瘢痕、挛缩等变化，当这种代偿在人体代偿范围内时，肠道弓弦

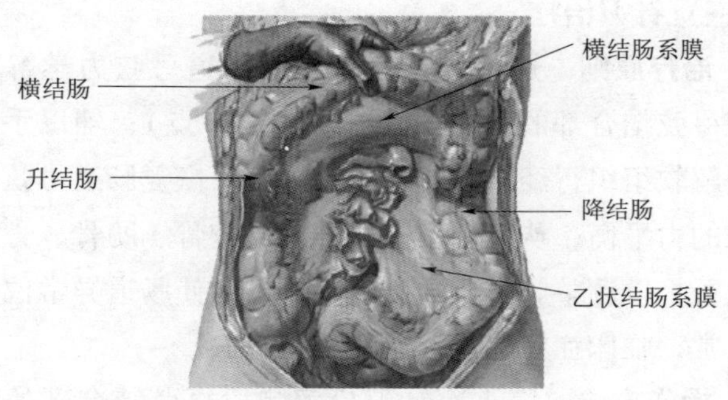

图 2-128 肠道弓弦力学解剖系统

力学解剖系统弓弦结合部软组织应力异常被分解，则不产生临床表现；当这种代偿超过人体的代偿范围时，肠道弓弦力学解剖系统软组织的异常应力不能被有效分解，从而引起肠道弓弦力学解剖系统力平衡失调，导致腰骶段脊柱、胸骨、肋骨、骨盆的位置变化，引起膈肌、腹膜移位，从而间接引起乙状结肠、直肠及降结肠移位，而引发相应的临床表现。

（二）临床表现及诊断

1. 临床表现 患者可出现大便量少而黏滞带脓血，大便次数增多或便秘，里急后重，有些患者出现便前左下腹痉挛性疼痛、便后疼痛缓解的规律，其他症状可见上腹饱胀不适、嗳气、恶心。

2. 诊断

（1）有慢性结肠炎的临床表现。

（2）体征：①左下腹或全腹有压痛，伴有肠鸣音亢进，常可触及硬管状的乙状结肠和降结肠，提示肠壁增厚。②肛门指检，可有压痛或带出黏液、脓血。

（3）肠黏膜活检组织病理、内镜检查和 X 线检查对诊断慢性结肠炎有重要意义。

（三）针刀治疗

1. 治疗原则　运用针刀整体松解肠道弓弦力学解剖系统软组织弓弦结合部的粘连、瘢痕及挛缩（点）；辅以手法，进一步松解软组织行经路线的粘连和瘢痕，恢复肠道弓弦力学解剖系统的力平衡，从而使腰骶段脊柱、胸骨、肋骨、骨盆恢复正常位置，以调整膈肌、腹膜的位置异常使肠道异常位置得以恢复正常，临床症状得以改善甚至是消失。

2. 操作方法　第1次针刀松解腰段弓弦结合部的粘连和瘢痕，针刀操作方法参照慢性盆腔炎的第1次针刀操作方法。

第2次针刀松解髂嵴骨面胸腰筋膜附着点、竖脊肌止点、腰方肌止点、腹外斜肌止点的粘连和瘢痕。

（1）患者取俯卧位，在双侧髂嵴前、中、后份共6点，碘伏棉球于施术部位消毒，1%利多卡因局部浸润麻醉，针刀操作采用Ⅰ型4号直形针刀。

（2）针刀操作（图2-129）：第1支针刀松解左侧髂嵴前份软组织的粘连和瘢痕。刀口线与人体纵轴一致，按四步进针刀规程进针刀，针刀体与皮肤垂直。针刀经皮肤、皮下组织，直达髂嵴骨面，纵疏横剥3刀，范围1cm，然后调转刀口线90°角，沿髂嵴骨面铲剥3刀，刀下有落空感时停止。左侧髂嵴中、后份及右侧髂嵴前、中、后份的针刀松解方法同第1支针刀。

按：西医认为慢性结肠炎与病毒感染、细菌感染、真菌感染、寄生虫有关，治疗主要有：①对症全身支持性治疗，包括补充体液和保持电解质平衡。②利用抗生素、水杨酸制剂、糖皮质激素等药物治疗。针刀医学研究发现慢性结肠炎是由于肠道弓弦力学解剖系统力平衡失调引起的。腰骶段脊柱、胸骨、肋骨、骨盆软组织慢性劳损后，引起肠道弓弦力学解剖系统弓

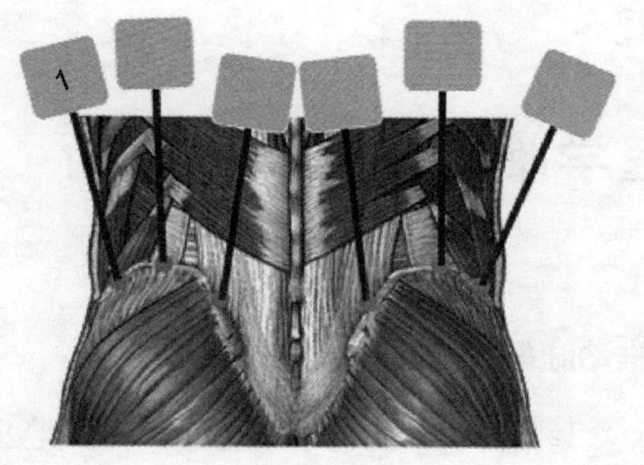

图 2-129 针刀对双侧髂嵴前、中、后份的松解示意图

弦结合部软组织的应力集中，人体通过自我修复、自我代偿在弓弦结合部（软组织在骨骼上的附着部）及弦的行经路线形成粘连、瘢痕、挛缩等变化，当这种代偿超过人体代偿范围时，肠道弓弦力学解剖系统软组织的异常应力不能被有效分解，从而引起肠道弓弦力学解剖系统力平衡失调，导致腰骶段脊柱、胸骨、肋骨、骨盆的位置变化，引起膈肌、腹膜移位，从而间接引起乙状结肠、直肠及降结肠移位，而引发相应的临床表现。针刀通过对腰骶段脊柱、胸骨、肋骨、骨盆软组织粘连、瘢痕及挛缩的松解，恢复肠道弓弦力学解剖系统的力平衡，从而调整腰骶段脊柱、胸骨、肋骨、骨盆的位置，以调整膈肌、腹膜的位置异常使肠道异常位置得以恢复正常，临床症状得以改善甚至是消失。

第三章
针刀医学临床经典病案分析

一、椎动脉型颈椎病

患者：赵某某，男，20岁，于2013年6月20日来我院就诊。

主诉：头痛、头晕4月余。

现病史：患者因准备高考，长时间低头复习出现颈部僵硬不适。4个月前开始出现头痛、头晕，颈部僵硬。经针刺、推拿治疗，症状缓解。后又投入紧张备考，近日头痛、头晕症状出现反复。遂至当地医院就诊，给予针灸、推拿、红外、牵引康复治疗，症状未见明显好转，为求诊治，遂来我院，门诊以“颈椎病（椎动脉型）”收入院，入院症见：头痛、头晕，颈部僵硬。

既往史：患者既往体健，无外伤及其他特殊病史。

查体：颈椎生理曲度变直，颈2～颈7棘上、棘间及椎旁压痛（+），叩击痛（+），椎动脉扭曲试验（+），颈部肌肉僵硬，双上肢肌力未见明显异常，肱二头肌、肱三头肌反射未见明显，双手霍夫曼征（-）。

辅助检查：2013-06-20于湖北中医药大学黄家湖医院拍颈椎正侧位X线片示：颈椎生理曲度变直。2013-06-20于湖北中医药大学黄家湖医院查心电图、血常规、凝血四项、肝肾功能未见明显异常。

诊断：颈椎病（椎动脉型）

治疗：2013-06-20 行针刀整体松解术第一次手术。患者俯卧低头位，在枕外隆凸点、上项线距离后正中线旁开 2.5cm，5cm 处，$C_2 \sim C_7$ 棘突处定点。碘伏棉球于施术部位消毒，1% 利多卡因局部浸润麻醉，术者在上述定点处进针刀实施松解，术毕，拔出全部针刀，局部按压止血 5 分钟，创可贴覆盖针刀口，术后颈托固定。

2013-06-21 查房：患者诉针刀伤口有轻微疼痛感，颈部僵硬感明显缓解，头痛、头晕症状有所改善。

2013-06-23 查房：患者诉颈部僵硬感进一步缓解，头痛、头晕症状进一步改善。予以第 2 次针刀治疗：患者俯卧低头位。在双侧 $C_2 \sim C_7$ 棘突顶点旁开 2cm 处，双侧肩胛骨内上角处定点。碘伏棉球于施术部位消毒，1% 利多卡因局部浸润麻醉，术者在上述定点处进针刀施针刀松解，术毕，拔出全部针刀，局部按压止血 5 分钟，创可贴覆盖针刀口，术后继续予以颈托固定。

2013-06-24 查房：患者诉颈部僵硬感基本消失，头痛、头晕症状明显改善。

2013-06-26 查房：患者诉颈部僵硬感基本消失，未出现反复的情况，头痛、头晕症状明显改善。予以第 3 次针刀治疗：对颈椎横突部进行松解。患者仰卧位，松左侧横突，头向右偏，松右侧横突，头向左偏。在颞骨乳突与锁骨中点的连线上。从乳突斜下 2cm 为寰椎横突，然后每隔 1.5cm 为下一颈椎的横突处定点。碘伏棉球于施术部位消毒，1% 利多卡因局部浸润麻醉，术者在上述定点处进针刀施针刀松解，术毕，拔出全部针刀，局部按压止血 5 分钟，创可贴覆盖针刀口。

2013-06-27 查房：患者诉颈部僵硬感及头晕、头痛症状基本消失，予以办理出院。

2014-12-15 电话随访：患者诉症状未出现反复，效果好。

讨论：患者出现颈部僵硬伴头痛、头晕症状，是椎动脉供血不足的表现。但椎动脉供血不足并不是由于椎动脉血管本身病变引起的，而是由于颈部软组织慢性劳损后，导致颈部软组织应力集中，人体则会通过粘连、瘢痕及挛缩等变化来代偿这种应力，当这种代偿在人体承受范围内时，则不出现相应的临床表现，当这种代偿超过人体的代偿范围时，颈部软组织的异常应力则不能被有效分解，引起颈部弓弦力学解剖系统力平衡失调而产生相应的临床表现。

本病例中患者的 X 线表现为颈椎生理曲度变直，这并不是由于颈椎骨本身的病变引起的，而是由于患者头颈部长时间超负荷工作造成颈部软组织损伤，从而在损伤部位产生粘连、瘢痕及挛缩等病理变化，从而造成颈部软组织力量增大，而这些软组织又是附着在颈椎骨上的，从而导致了颈椎生理曲度的改变。颈部三次针刀整体松解术通过颈部软组织如：斜方肌、项韧带、头上斜肌、头下斜肌、头后大直肌、头后小直肌、头最长肌、头半棘肌、头夹肌等进行整体松解，恢复颈部弓弦力学解剖系统的力平衡，从而达到治愈该疾病的目的。

二、网球肘

患者：王某某，女，45 岁，于 2014 年 5 月 20 日来我院就诊。

主诉：右肘外侧疼痛 3 个月。

现病史：患者于 3 个月前无明显诱因出现右肘外侧疼痛，疼痛以刺痛为主，肘关节活动时加重，以伸肘时明显，未予以特殊处理。后疼痛逐渐加重，并出现握物无力，肘关节屈伸活动受限，遂至当地医院施针灸、封闭及一次针刀治疗，上述症状有所缓解，但一直未愈，为求进一步诊治，遂来我院。

既往史：患者既往体健，无外伤及其他特殊病史。

查体：肘关节外侧轻度肿胀，肱骨外上髁处压痛（+），Mill 征（+），前臂伸肌紧张试验（+）。

辅助检查：2014-05-20 于湖北中医药大学黄家湖医院拍右肘正侧位 X 线片示：右肘关节未见明显异常。门诊行心电图、血常规、胸部 X 线、血糖、凝血四项、肝肾功能、抗“O”试验及 RF（类风湿因子）检查，均无明显异常。

诊断：肱骨外上髁炎

治疗：2014-05-20 行针刀整体松解术。患者坐位，将肘关节屈曲 90°，平放于治疗桌面上，在肱骨外上髁顶点，桡侧腕长、短伸肌间隙，桡侧腕短伸肌与指总伸肌肌间隙定点，碘伏棉球于施术部位消毒，1% 利多卡因局部浸润麻醉，术者在上述定点处进针刀实施松解，术毕，拔出全部针刀，局部按压止血 5 分钟，创可贴覆盖针刀孔。

讨论：压痛是网球肘的主要临床表现，压痛点常在肱骨外上髁处。肱骨外上髁为肘关节处典型的骨性标志，骨突处有众多软组织附着，主要为伸腕、肘肌群，周围也有丰富的血管和神经。在伸腕、肘关节时，在肘关节外侧肱骨外上髁处的指总伸肌、桡侧腕长伸肌、桡侧腕短伸肌收缩最为明显，相互之间相对滑动距离最大，最易受到损伤而导致肱骨外上髁炎。因此该患者肱骨外上髁处的疼痛在屈伸肘关节时加重，以伸肘关节时明显。肱骨外上髁炎是由于肱骨外上髁处软组织受损而引起，一般不引起骨骼的影像学改变，因此患者的肘关节正侧位 X 线片检查常为阴性。

利用针刀治疗肱骨外上髁炎在临床上已经得到了广泛的应用，并且取得了良好的疗效，此患者已于当地医院施针刀治疗一次，但其方法是仅仅对肱骨外上髁的压痛点进行治疗，而我们通过对肱骨外上髁处的解剖研究发现，肱骨外上髁处主要为伸肘关节肌群的附着点，有研究表明，在人体做伸肘动作时，肱骨外上髁上的桡侧腕长伸肌、桡侧腕短伸肌与指总伸肌的收缩幅度最大，由于上述伸肌群的肌纤维并不平行，而是呈一定的夹角，所以在收缩过程中会造成相互肌纤维之间的摩擦，久而久之，过度伸肘则会造成肌纤维之间的积累性损伤，进而在局部形成粘连、瘢痕和挛缩，所以肱骨外上髁顶点、桡侧腕长伸肌与桡侧腕短伸肌的肌间隙、桡侧腕短伸肌与指总伸肌的肌间隙为该病的关键病变部位。因此我们在进行针刀治疗时，应对上述三个关键结点处软组织的粘连、瘢痕及挛缩进行整体松解，破坏了肱骨外上髁周围立体网络状病理构架，从而达到治愈该疾病的目的。与单纯压痛点治疗相比，其疗效显著、不易复发。

三、肩周炎

患者：刘某某，女，50 岁，于 2014 年 2 月 24 日来我院就诊。

主诉：右肩部疼痛伴活动受限 3 月余。

现病史：患者于 3 个月前无明显诱因出现右肩关节疼痛，疼痛以夜间为甚，在家以热毛巾外敷，未予以其他特殊处理，后疼痛逐渐加重并且伴肩关节上举、外展、背伸活动受限，于当地医院就诊，予以针灸、封闭及痛点针刀治疗，疼痛症状有所缓解，但肩关节活动障碍情况未见明显好转，为求进一步诊治，遂来我院就诊。

既往史：患者既往体健，无外伤及其他特殊病史。

查体：肩部肌肉萎缩，肩前、后、外侧压痛（+），肩关节活动障碍：前屈：120°，后伸：30°，外展：70°。

辅助检查：2014-02-24 于湖北中医药大学黄家湖医院拍右肩关节正侧位 X 线片及胸部 X 线示：①右肩关节未见明显异常；②心肺未见明显异常。门诊行心电图、血常规、血糖、凝血四项、肝肾功能未见明显异常。

诊断：肩周炎

治疗：2014-02-24 行右肩关节针刀整体松解术第一次手术，患者端坐位，在喙突点，肱骨小结节点，肱骨结节间沟点，肱骨大结节后面定点（图 3-1）。碘伏棉球于施术部位消毒，1% 利多卡因局部浸润麻醉，术者在上述定点处进针刀实施松解，术毕，拔出全部针刀，局部按压止血 5 分钟，创可贴覆盖针刀孔。

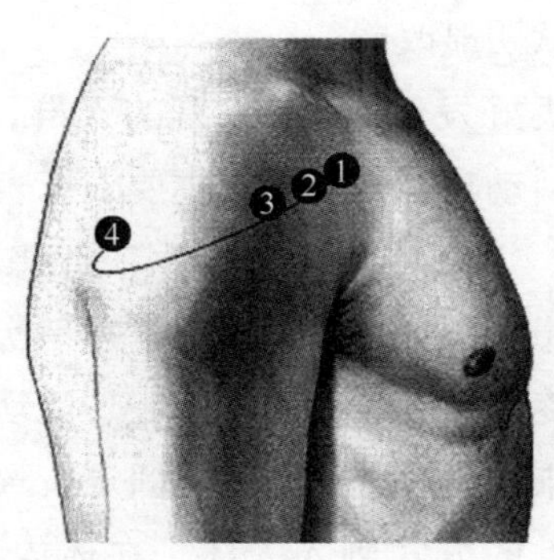

图 3-1　肩关节“C”形针刀松解术体表定位

2014-02-28 复诊：患者诉右肩关节疼痛及活动受限加剧，详细询问，患者行右肩关节针刀整体松解术第一次手术后，回家为对肩关节进行固定，并且每天在家做家务，查体：右肩关节肿胀明显，肩关节活动障碍：前屈：80°，后伸：30°，外展：60°。嘱患者固定肩关节休息，严格限制肩关节活动。

2014-03-03 复诊：患者右肩关节疼痛明显改善，查体：

肩关节肿胀减轻，肩关节活动度：前屈：160°，后伸：40°，外展：120°。

行针刀整体松解术第二次手术：

第2次针刀松解三角肌的粘连和瘢痕　对肩关节外展功能明显受限的患者可松解三角肌的粘连和瘢痕。

治疗：患者端坐位，在三角肌前、中、后三束肌腹部及三角肌的止点处定点，碘伏棉球于施术部位消毒，1%利多卡因局部浸润麻醉，术者在上述定点处进针刀实施松解，术毕，拔出全部针刀，局部按压止血5分钟，创可贴覆盖针刀孔。术后嘱患者肩关节固定7天，解除固定后行肩关节功能锻炼，如爬墙等。

2014-06-03电话随访：患者诉肩关节疼痛症状消失，肩关节活动障碍症状明显改善。

讨论：肩周炎好发于50岁左右的人群，女性多于男性，以肩关节疼痛、活动功能受限为其主要临床表现。肩关节疼痛以夜间疼痛为甚，常影响患者的睡眠。此患者症状、体征明显，易于诊断。患者行针刀整体松解术第一次手术术后第4天复诊出现肩关节疼痛加剧、肩关节肿胀、活动受限明显等症状是由于患者回家未对肩关节进行有效固定所致。针刀手术是非直视手术，其以针的方式刺入人体，在体内发挥刀的切割作用，既然是切割，必然造成肩关节周围软组织出血、水肿，因此我们在第一次针刀术后嘱患者限制肩关节的活动，患者在家未对肩关节的活动进行限制，并且还在做家务，进一步加剧了肩关节软组织的充血、水肿，因而出现疼痛加剧，活动受限加剧的症状。在患者对肩关节活动限制以后，软组织充血、水肿逐渐被吸收，因而疼痛症状逐渐好转。

目前治疗肩周炎的方法有很多，如封闭、针灸等，但其无法对肩关节周围软组织的粘连、瘢痕及挛缩进行有效松解，因此其对缓解肩关节疼痛症状有一定的疗效，但对肩关节活动障碍的情况没有明显改善。本病例中，患者在来我院就诊前，除接受过针灸、封闭治疗外，还接受过针刀压痛点治疗，而针刀医学研究发现肩周炎是一种典型的自我代偿性疾病，由于局部一个病变点，如肱二头肌短头起点受到异常力学损伤后，人体为了保护和修复受伤的肱二头肌短头，就会在局部形成粘连、瘢痕和挛缩等病理变化，而且为了使受伤的软组织得到休息和部分修复，必然限制肩关节的活动，肱二头肌长头通过结节间沟处、肩胛下肌止点、小圆肌止点、肩关节周围的韧带（如盂肱韧带）以及肩关节囊因为人体的这种修复调节，长期在异常解剖位置进行活动，导致肩关节周围肌肉、韧带、关节囊均损伤。从而在肩关节周围形成以点成线、以线成面、以面成体的立体网络状的粘连、瘢痕和挛缩。针刀压痛点治疗仅对肩关节局部 2~3 个痛点进行松解，无法对肩关节周围整体网络状的病理构架进行破坏，所以有效率高，治愈率低。针刀整体松解术通过对肩关节关键结点处软组织的粘连、瘢痕及挛缩进行有效松解，破坏肩关节周围立体网络状病理构架，为人体通过自我代偿、自我修复、恢复肩部弓弦力学解剖系统力平衡创造了条件，并最终达到治愈该疾病的目的，从而解决了传统针刀治疗方法有效率高，治愈率低的问题。

四、桡骨茎突狭窄性腱鞘炎

患者：刘某某，女，65 岁，退休职工，于 2014 年 3 月 20 日来我院就诊。

主诉：手腕外侧疼痛伴腕部活动受限 3 月，加重 2 周。

现病史：患者长期在家带小孩，渐渐地感觉右手腕关节外侧非常疼痛，活动腕关节时疼痛加重。经针灸、理疗、中药、按摩等治疗均无效，在当地行强的松龙 25mg 局部封闭治疗，疼痛减轻 5 天后恢复原状。此后多次行封闭治疗，均无明显效果，疼痛症状反而加重。为求诊治，遂来我科就诊。

既往史：患者既往体健，无外伤及其他特殊病史。

查体：桡骨茎突处压痛明显，疼痛可放射到手指和前臂。拇指和腕部活动受限，握拳尺偏试验阳性。

辅助检查：2014 年 3 月 20 日于湖北中药大学黄家湖医院查腕关节正侧位 X 线片示：手腕诸骨未见明显异常。2014 年 3 月 20 日于湖北中药大学黄家湖医院查心电图、血常规、凝血四项、肝肾功能未见明显异常。

治疗：2014 年 3 月 20 日实施针刀治疗（图 3-2）：患者坐位，握拳，将患侧腕部放于治疗桌面上，在桡骨茎突压痛明显处定点，碘伏棉球于施术部位消毒，然后铺无菌洞巾，使治疗点正对洞巾中间，1% 利多卡因局部浸润麻醉，每个治疗点注药 1ml。在定点处进针刀切开部分桡骨茎突部纤维鞘管，然后进针刀达骨面，沿骨面铲剥 3 刀，术毕，拔出针刀，局部压迫止血 3 分钟后，碘伏纱布覆盖针刀口，小夹板固定大拇指，嘱一周后拆除夹板固定。

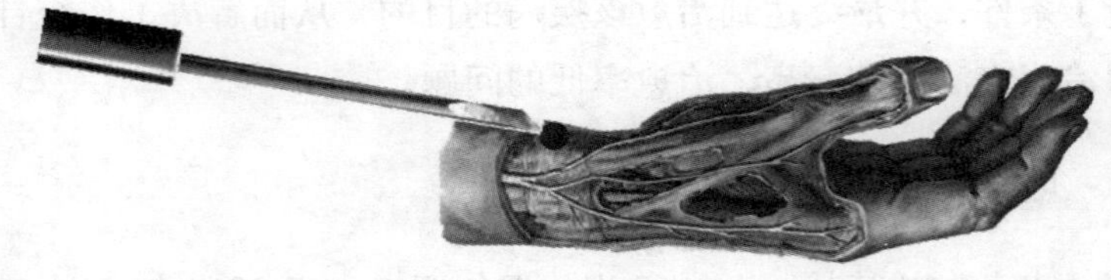

图 3-2　针刀治疗桡骨茎突狭窄性腱鞘炎示意图

2014 年 3 月 23 日复诊：患者右手腕处肿胀，患者疼痛加剧，详细问起情况，诉在家因觉做家务不方便，遂拆除小夹板固定。嘱其严格制动一周后复诊。

2014 年 3 月 30 日复诊：患者右手腕外侧疼痛明显改善，查体：桡骨茎突处压痛消失，拇指及腕部活动受限明显改善，握拳尺偏试验阴性。

讨论：桡骨茎突狭窄性腱鞘炎指发生于桡骨茎突部骨纤维管道的损伤性炎症，以该部位疼痛为主要表现，疼痛可放射到手指和前臂，多发生于新产妇及照顾婴幼儿的中老年妇女。在腕部桡骨下端茎突处有一腱鞘，鞘内有拇长展肌腱和拇短伸肌腱通过，进入拇指背侧。由于腱沟表浅而狭窄，底面凹凸不平，沟面又覆盖着伸肌支持带。长期抱小孩儿，使拇指长时间处于外展位，肌腱在狭窄的腱鞘内不断地运动、造成腱鞘粘连、瘢痕和挛缩影响拇指和腕部功能。常规治疗，如封闭治疗，对于缓解局部疼痛有效，但是容易复发，因为没有将腱鞘的粘连和瘢痕松开，治标不治本。针刀治疗此病效果显著。因为针刀松解了腱鞘处的粘连和瘢痕，使桡骨茎突部的力学平衡得到恢复，从而彻底治愈该病。

在针刀治疗过程中首先利用针刀切开部分桡骨茎突部纤维鞘管，目的是松解拇长展肌腱和拇短伸肌腱与纤维鞘之间的粘连、瘢痕及挛缩。而拇长展肌腱和拇短伸肌腱在腱鞘内滑动不仅与纤维鞘之间产生摩擦，肌腱同时还与桡骨茎突骨面产生摩擦而损伤，从而产生粘连、瘢痕及挛缩等病理变化，因此针刀还需要深达骨面进行铲剥，松解肌腱与骨面之间粘连与瘢痕，从而达到治愈该疾病的目的。在本病历中，术后第 3 天患者出现右手腕外侧肿胀，疼痛加剧是由于针刀术后患者遵医嘱予大拇指小夹板固定的原因。针刀手术本身也是一种创伤，术后会在局部产生充血、水肿，加之术后没有固定加之术后做家务进一步加重了充血、水肿，因而出现局部肿胀，疼痛加剧的症状，予以患者充分制动后，患者局部水肿吸收，症状明显好转。

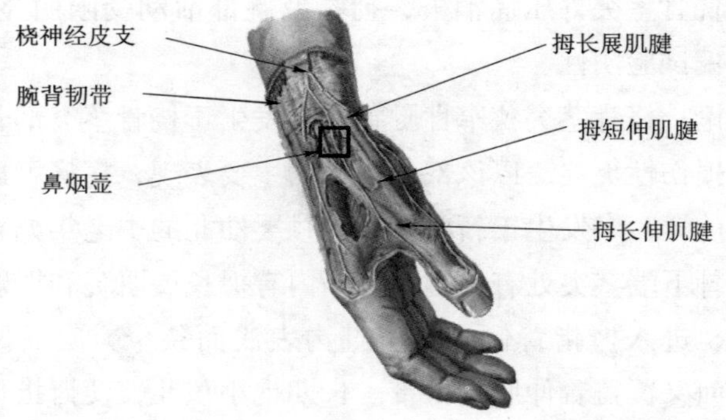

图 3-3　桡骨茎突狭窄性腱鞘炎针刀治疗应用解剖

同时在做针刀时应注意以下几点：①找准解剖位置，勿伤及桡动脉，必要时摸准桡动脉并用记号笔标出。②如肿胀粘连严重，应注意勿损伤桡神经皮支，方法是进针刀速度不可太快，只要按四步进针刀规范操作，完全可以避开桡神经皮支。

五、跟痛症

患者：李某某，女，35 岁，自由职业，于 2013 年 7 月 1 日来我院就诊。

主诉：双足跟部疼痛 5 年，加重 2 个月。

现病史：患者诉五年前无明显诱因出现双下肢小腿后侧及双足跟部疼痛，尤其在负重爬楼或跑步、跳跃后加重，疼痛持续发作，活动不利，久行久立后症状加重明显，休息后可稍缓解，疼痛的性质为刺痛。曾在当地施针灸、封闭及中药熏洗及一次针刀等治疗，上述症状有所缓解，但一直未愈。近 2 个月以来，患者双下肢小腿后侧及双足跟部疼痛加重，步行困难，严重影响其生活，为求诊治，遂来我科就诊。

既往史：患者既往体健，无外伤及其他特殊病史。

查体：患者，双足跟骨内侧结节、跖腱膜中央部及内侧部压痛（+），足背伸时，足跟疼痛症状加重。

辅助检查：2013-06-27 于湖北中医药大学黄家湖医院拍双足跟正侧位 X 线片示："双侧跟骨骨刺"。门诊行心电图、血常规、胸部 X 线、血糖、凝血四项、肝肾功能、抗"O"及 RF，均无明显异常。

诊断：跟痛症（双侧）

治疗：2013 年 7 月 1 日第一次针刀治疗：局麻下行左足跟部针刀治疗，在跟骨结节前下缘和内缘定点，常规消毒、铺巾，1% 利多卡因局麻，用Ⅰ型 4 号针刀对跖腱膜中央部及内侧部进行松解，术后被动牵拉左足跖腱膜 2 次，无菌纱布覆盖针刀口，绷带包扎，如图 3-4 所示。

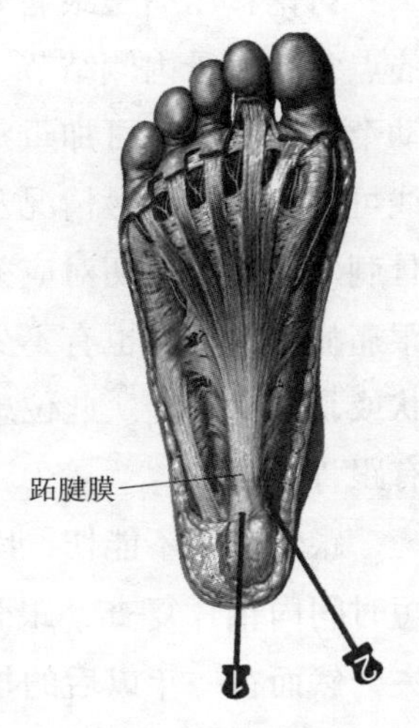

图 3-4　跖腱膜结构及针刀松解示意图

2013 年 7 月 8 日第二次针刀治疗：局麻下行右足跟部针刀治疗，方法同左侧。

2013 年 7 月 15 日随访：患者足跟部疼痛症状明显改善，针刀伤口轻微疼痛，嘱其注意休息，未给予特殊处理。

2013 年 7 月 30 日随访：患者足跟部疼症状消失，可以正常步行。

2014 年 6 月 13 日拍片复查：患者双侧跟骨骨刺仍然存在，与术前相比明显变钝。

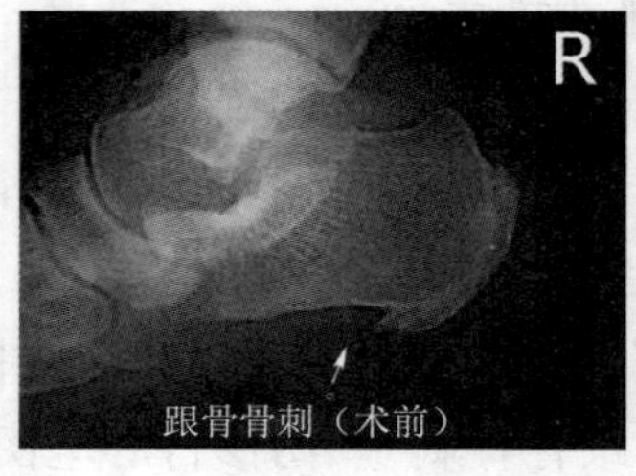

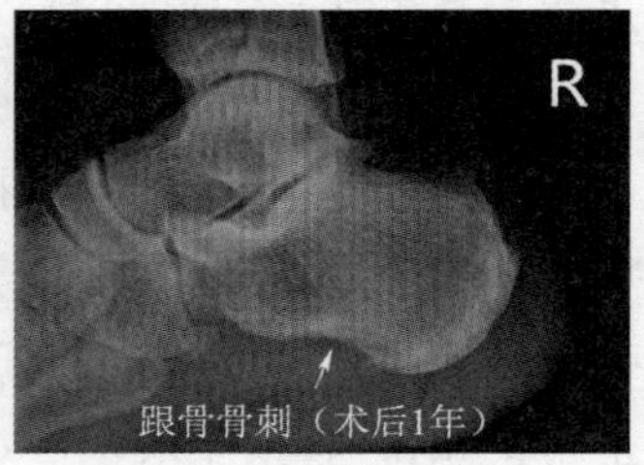

图 3-5　患者针刀术前与术后 1 年跟骨骨刺对比图

讨论：压痛是跟痛症最常见而且是诊断最可靠的体征，压痛点常在跟骨内侧结节、跖腱膜中央部及内侧部，负重时因被动牵扯跖腱膜，可加重症状。X 线片不是确诊的重要依据，X 线可用于判断足弓情况及跟骨骨刺存在情况，但跟痛症和跟骨骨刺之间尚无确切对应关系，有很多患者没有跟骨骨刺但是足跟痛症状很重，也有不少患者长有跟骨骨刺但是没有足跟痛症状或是症状很轻。此位患者是较典型的跟痛症患者，双侧都长有跟骨骨刺。

跟骨骨刺不能切，因为针刀不是将跟骨骨刺剔除，所以在短时间内拍片复查，跟骨骨刺仍然存在，但是症状已基本消失，然而在一年以后的拍片复查中发现，跟骨骨刺有明显的变钝。这让我们对跟痛症的病因病理及骨质增生的形成机制有了重新的认识。骨质增生是人体对力平衡失调的自我修复和自我调节的结果，它本身不是引起疼痛的主要原因，跖腱膜的粘连瘢痕、起点处的应力集中才是引起疼痛的根本原因，故针刀松解跖腱膜的粘连和挛缩后，疼痛即可消失，骨质增生会逐渐变钝，不再影响患者的功能。

目前足跟痛的治疗方法有保守疗法和手术治疗方法。保守疗法包括口服非甾体抗炎药、局部理疗、局部封闭等，保守治疗有一定的效果，但是对跖腱膜的松解不彻底，复发率高，而开放性手术虽然可以较彻底的松解粘连，但手术瘢痕又会引起二次粘连，导致疾病复发。针刀治疗跟痛症是以闭合性手术的方式，对挛缩的跖腱膜进行整体松解，以恢复足跟部的力学平衡。因针刀治疗是闭合性微创手术，既能对跖腱膜进行有效的松解，又不会出现手术瘢痕引的二次粘连，是临床上治疗跟痛症最有效的方法。

此位患者除了行针灸、理疗、封闭等治疗外，也在当地做过一次针刀松解，但是其针刀治疗方法只是针对压痛点进行治疗，而且针刀治疗的部位较浅，没有对跖腱膜进行有效的松解，虽有一定的效果，但很快复发。针刀整体松解术治疗方法是对跖腱膜起点的应力集中部位（中央部及内侧部）同时进行整体松解，并且针刀需要到达骨面再进行针刀操作。与单纯压痛点治疗相比，其疗效显著、不易复发。

六、腰肌劳损

患者：郭某某，男，38 岁，司机，于 2013 年 8 月 9 日来我院就诊。

主诉：腰部酸痛 1 年，加重 2 个月。

现病史：患者长期驾车，诉 1 年前无明显诱因出现腰部酸胀不适，休息后症状可稍缓解，近 2 个月因长时间驾车，腰部酸胀症状加重明显，严重时彻夜难眠，在当地医院行针灸、推拿、拔罐等治疗，症状无明显改善，在当地私人门诊行一次针刀治疗，症状稍有缓解，1 周后腰部酸痛症状恢复原状。为求进一步治疗，故来我院就诊。

既往史：患者既往体健，无外伤及其他特殊病史。

查体：腰背部压痛范围较广泛，腰部肌肉紧张痉挛，双侧第三腰椎横突、第 4 腰椎棘突旁及髂嵴后缘压痛明显，腰椎活动度未见明显异常。

辅助检查：2013-08-09 于湖北中医药大学黄家湖医院拍腰椎正侧位 X 线片示："腰椎生理曲度变直，腰椎退行性变"。门诊行心电图、血常规、胸部 X 线、血糖、凝血四项、肝肾功能，均无明显异常。

诊断：腰肌劳损

治疗：2013 年 8 月 9 日第一次针刀治疗：患者俯卧位，腹部垫软枕。在第 3 腰椎至第 2 骶椎棘突顶点、腰 3~4 横突、双髂后上棘定点，常规消毒、铺巾，1% 利多卡因局麻，用Ⅰ型 4 号针刀对第 3 腰椎至第 2 骶椎棘突、双髂后上棘进行松解，用Ⅰ型 3 号针刀对腰 3~4 横突进行松解，术后拔出所有针刀，创可贴覆盖针刀口，用腰椎斜扳法对患者腰部进行手法治疗（图 3-6）。

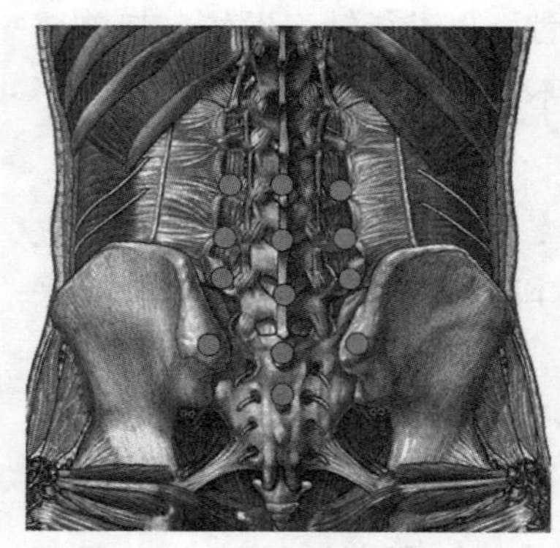

图 3-6 腰肌劳损第一次针刀松解点示意图

2013 年 8 月 16 日第二次针刀治疗：患者俯卧位，腹部垫软枕。在双侧髂嵴后份、腰 3~腰 5 关节突关节（棘突顶点旁开 2cm），常规消毒、铺巾，1% 利多卡因局麻，用Ⅰ型 4 号针刀对双侧髂嵴后份、腰 3~腰 5 关节突关节进行松解，术后拔出所有针刀，创可贴覆盖针刀口（图 3-7）。

2013 年 8 月 23 日第三次针刀治疗：患者俯卧位，腹部垫软枕。在 T_1~L_2 棘突、关节突关节，常规消毒、铺巾，1% 利多卡因局麻，用Ⅰ型 4 号针刀对 T_1~L_2 棘突、关节突关节进行松解，术后拔出所有针刀，创可贴覆盖针刀口（图 3-8）。

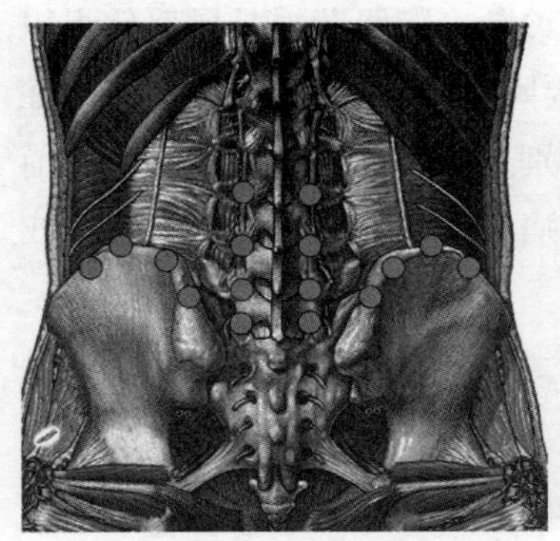

图 3-7 腰肌劳损第二次针刀治疗点示意图

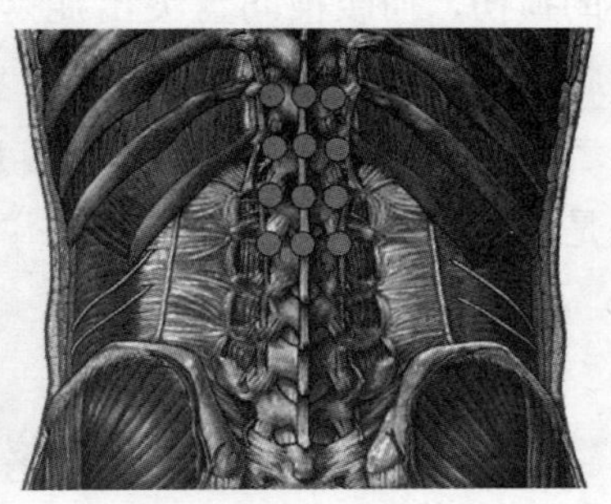

图 3-8 腰肌劳损第三次针刀治疗点示意图

2013 年 9 月 23 日随访：患者现在已经开始正常上班，其腰部酸胀症状已基本消失，偶尔还会有轻微的反复，嘱其注意休息，适当加强腰部康复操锻炼。

讨论：过去腰肌劳损只考虑肌肉的问题，多认为是腹外斜肌止点部位的劳损，而忽略韧带、筋膜、关节囊的问题。虽然肌肉是完成正常生理功能的能量来源，但是韧带、筋膜、关节囊是静态弓弦力学解剖系统的重要组成部分，其作用是人体正常的生理结构的稳定性，只要在结构稳定的基础上才能很好地完成动态的生理功能，所以，二者是相互依存，缺一不可的，即“动中有静，静中有动，动静结合”，故腰肌劳损需要整体松解治疗。与传统的针刀压痛点治疗相比，针刀整体松解术治疗腰肌劳损的优势在于，将“以痛为输”的治疗理念提升到“破坏疾病整体病理构架”的理论高度上来。降低了对疾病的诊断要求，同时也取得了更高的治愈率。在运用针刀整体松解术治疗疾病时虽降低了对疾病的诊断要求，但是如果是患者是腰椎间盘突出症的话，针刀治疗的术式是不同的，因此将此病与腰椎间盘突出症相鉴别，明确诊断。腰肌劳损是局部软组织的损伤，而腰椎间盘突出症是腰间盘突出压迫神经导致的症状，知道这一点就可以理解，鉴别这两个病，最简单的就是前者疼痛局限在腰部，后者会有疼痛放射到臀部、大腿、小腿或是脚的症状。

七、腰椎间盘突出症

患者：高某某，女，49岁，务农，于2013年12月3日来我院就诊。

主诉：腰痛伴左下肢麻木疼痛2年余，加重2个月。

现病史：患者诉2年前无明显诱因出现腰部酸胀疼痛不适，后症状逐渐加重，出现左下肢疼痛及麻木感，久行及劳作后症状加重，休息后可缓解，期间未行特殊治疗，近两月左下肢疼痛及麻木症状加重，严重影响生活，故来我院就诊，门诊以“腰椎间盘突出症”收入我科。

既往史：患者既往体健，无外伤及其他特殊病史。

查体：腰椎生理曲度变直，腰3~4、4~5棘间及椎旁压痛及叩击痛明显，左下肢肌力4级、肌张力正常，右下肢肌力、肌张力正常。左足背外侧皮肤感觉较对侧减弱，右下肢较左下肢短1.5cm，直腿抬高试验：左侧（30°），右侧（70°），加强试验阳性，屈髋屈膝试验（+），4字试验：左侧（+），右侧（-）。双下肢膝腱反射、跟腱反射正常，双侧巴宾斯基征阴性。

辅助检查：外院腰椎MRI示：“腰2~3、腰3~4、腰4~5、腰5~骶1椎间盘不同程度突入椎管内，硬膜囊受压明显。”；我院颈腰椎X线片示：“颈椎棘突序列不规则，生理弧度存在，椎体边缘见骨质增生，椎间隙存在。腰椎棘突序列不规则，向右侧弯，生理弧度变平直，椎体前缘见骨质增生，椎间隙存在。”

诊断：腰椎间盘突出症

治疗：

2013 年 12 月 3 日第一次针刀治疗：局麻下行“回”字形针刀整体松解术治疗，患者俯卧位，腹部置软枕，用Ⅰ型 3、4 号针刀，松解 L_3、L_4、L_5 棘突及棘间，L_3、L_4、L_5 横突，骶正中嵴及骶骨后面及 L_4 ~ L_5、L_5 ~ S_1 黄韧带（图 3-9）。针刀术毕，依次做以下 3 种手法：①腰部拔伸牵引法；②腰部斜扳法；③直腿抬高加压法。术后为预防感染及脑积液漏，嘱患者绝对平卧 7 天，多饮水，多做深呼吸，针刀科术后常规护理，严密注意伤口情况，口服阿莫西林、云南白药粉，3 次/日。给予克林霉素 1.2g、生理盐水 250ml 静脉滴注，40 滴/分，1 次/日；甘露醇 125ml，静脉滴注，快滴，1 次/12 小时；地塞米松 3mg、生理盐水 100ml 静脉滴注，40 滴/分，1 次/日。

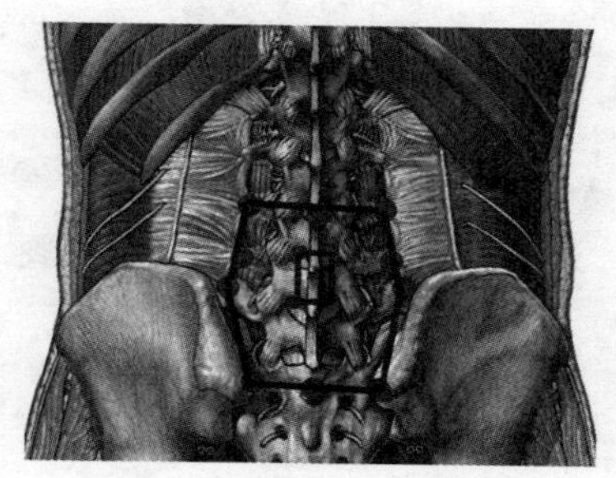

图 3-9 “回”字形针刀整体松解术各松解部位

2013 年 12 月 6 日第二次针刀治疗：针刀松解胸腰筋膜。

2013 年 12 月 10 日第三次针刀治疗：针刀松解坐骨神经行经路线。

2013 年 12 月 13 日第四次针刀治疗：针刀松解胸腰结合部。

2013 年 12 月 17 日第五次针刀治疗：针刀松解腰椎关节

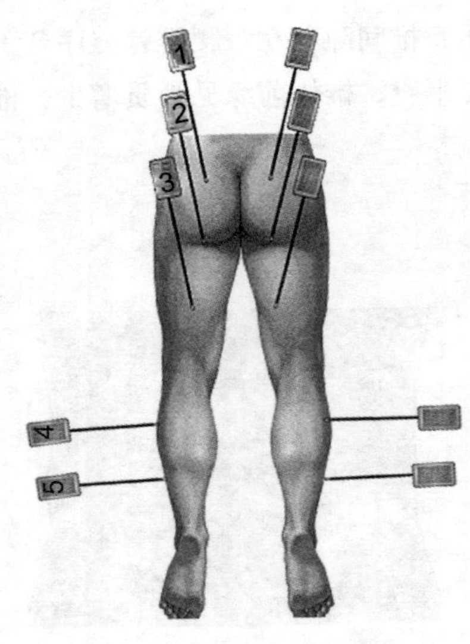

图 3-10　针刀松解坐骨神经行经路线

突关节韧带。

2013 年 12 月 26 日出院：患者述伤口疼痛，伤口稍有肿胀、无渗出，腰部疼痛及下肢麻木症状明显改善，给予办理出院。

2014 年 2 月 15 日随访：患者诉左下肢麻、疼痛完全基本消失，偶尔会有反复。查体：左腿直腿抬高试验 90°。

2014 年 6 月 20 日随访：患者诉一切正常，腰椎 X 线片显示：腰椎右侧突变直，腰椎曲度恢复正常，椎体前后缘骨质增生无改变；腰椎 MRI：腰 2~3、腰 3~4、腰 4~5、腰 5~骶 1 椎间盘突出程度变小。

讨论：根据腰部的弓弦力学解剖系统和腰椎间盘突出形成的立体网络状的病理构架设计的“回”字形针刀整体松解术（图 3-9），对腰部软组织的关键病变点进行整体治疗，辅以手法进一步松解病变关键点的软组织。既对椎管内神经根周围的粘连和瘢痕进行松解，也对引起腰部力学平衡失调的软组织进行松解。故可取得一次“回”字形针刀整体松解，临床症状即可解除大半。后又经过 4 次针刀松解竖脊肌起点、胸腰筋膜、胸腰结合部及坐骨神经通路。进一步调整腰部的力学平衡，术后辅以牵引、中药、康复操锻炼帮助人体自我修复，加快排除炎性产物，促进伤口愈合。针刀没有切椎间盘的原因是：①因为它不能切，因为切除后会破坏腰椎正常的解剖结构及力学传导；②它是结果不是原因，腰部力平衡失调才是根本原因。

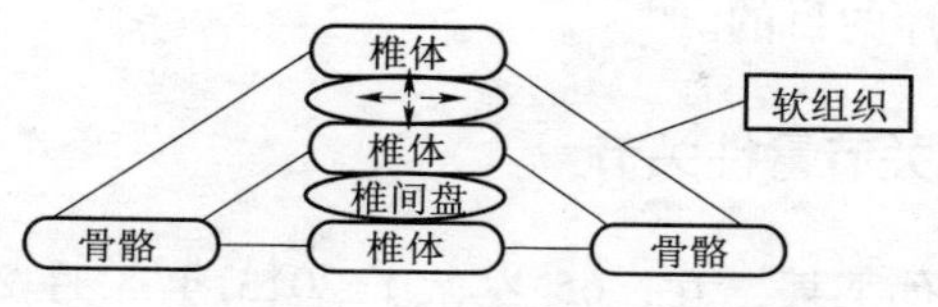

图 3-11　正常腰椎力学示意图

腰椎间盘突出症是腰部的软组织损伤后所致的一种人体自身代偿性疾病，引起腰椎错位和椎间盘突出的根本原因都是软组织损伤，即腰椎的力学异常（图 3-12），故只针对椎间盘本身的治疗，如手术摘除椎间盘、药物融盘、椎间盘切吸等治疗方法，都是治标之法。整体松解腰部的软组织的粘连、瘢痕及挛缩和堵塞，让椎间盘承受的压力在人体自身调节范围以内，这才是治本之策。过去针刀治疗多以压痛点治疗，短时间有效，但复发率高。对该患者的治疗我们用“回”字形针刀整体松解，不但近期效果好，中远期效果更好。同时，经过半年的随访，虽然腰椎 MRI：腰 2~3、腰 3~4、腰 4~5、腰 5~骶 1 椎间盘突出程度变小。但没有完全恢复正常位置，骨质增生也没有消失，而腰椎 X 线片显示：腰椎右侧突消失，腰椎曲度恢复正常，由此可见，腰椎间盘突出并不是引起临床表现的主要原因，腰部的受力异常，引起腰部弓弦力学系统的粘连、瘢

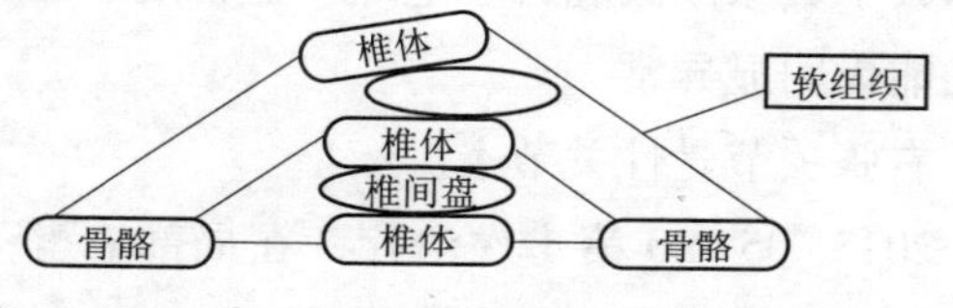

图 3-12　腰椎间盘突出症力学示意图

痕，才是本病的根本原因所在。只针对局部的压痛点进行针刀松解只能缓解症状，不能治愈疾病，“回”字型针刀松解术是对本病的病理构架进行整体松解，从而破坏了疾病的病理构架，达到治疗的目的。

八、膝关节骨性关节

患者：孙某某，女，65 岁，于 2013 年 5 月 20 日来我院就诊。

主诉：右膝关节疼痛 30 年，加剧伴右膝关节屈伸受限 1 月。

现病史：患者 30 年前因在工厂上夜班受凉引起右膝关节疼痛，曾至当地医院施针灸、红外、推拿康复治疗，疼痛稍有缓解。1 个月前参加社区活动时扭伤右膝关节，即感右膝疼痛且屈伸受限，自行贴膏药、热敷等治疗，症状未见明显好转，为求诊治，遂来我院，门诊以“右膝关节骨性关节炎”收入院，入院症见：右膝关节疼痛伴屈伸活动受限。

既往史：患者既往体健，无外伤及其他特殊病史。

查体：双膝髌周压痛（+），右膝关节肿胀，膝研磨试验（+），内侧副韧带分离试验（+），浮髌试验（+），右膝关节屈 60°，伸 0°。

辅助检查：2013-05-20 于湖北中医药大学黄家湖医院拍双膝关节正侧位 X 线片及胸片示：①右膝内侧关节间隙变窄；②右膝关节骨质增生；③心肺未见明显异常。2013-05-20 于湖北中医药大学黄家湖医院行心电图、血常规、血糖、凝血四项、肝肾功能无明显异常。

诊断：右膝关节骨性关节炎。

治疗：2013-05-20 第 1 次治疗，在局部麻醉下行腰部针刀整体松解术，患者俯卧位，腹部垫软枕，在双侧 L_2、L_4 棘突旁开 3cm 处，S_2 棘突，双侧 S_2 棘突旁开 2cm 处，S_4 棘突，双侧 S_4 棘突旁开 1cm 处定点，常规消毒、铺巾，1% 利多卡因局麻，用Ⅰ型 4 号针刀对软组织进行松解，术后创可贴覆盖针刀口。

2013-05-23 第 2 次治疗：患者诉第 1 次针刀整体松解术后，右膝关节疼痛症状有所减轻，右膝关节活动受限情况未见明显好转。患者仰卧位，右膝关节屈曲 45°，在右膝关节髌上囊、髌下脂肪垫、髌骨内外侧支持带定点，常规消毒、铺巾，1% 利多卡因局麻，用Ⅱ型直型针刀、弧形针刀、斜刃针刀对膝关节周围软组织进行松解，术毕，碘伏纱布覆盖针刀口，无菌绷带包扎固定。术后患者右膝关节活动度：右膝关节屈 90°，伸 0°（图 3-13）。

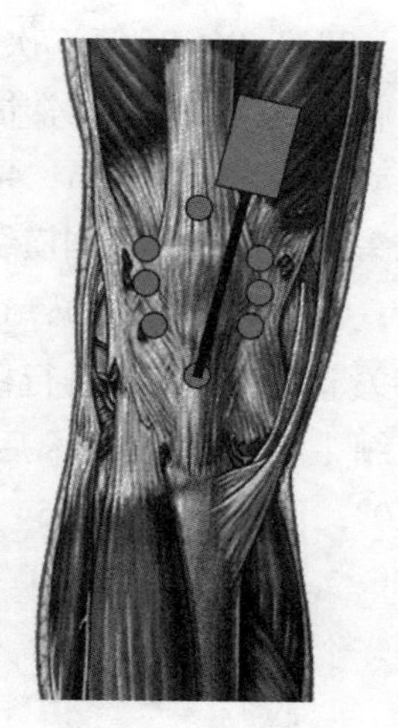

图 3-13　右膝关节第一次针刀治疗点

2013-05-26 第 3 次治疗：患者诉右膝关节针刀伤口有轻微疼痛感，右膝关节屈伸活动度：屈 100°，伸 0°。第 3 次治疗松解左膝关节，针刀治疗方法同第二次治疗方法。

2013-05-30 第 4 次治疗：患者左膝关节针刀伤口有轻微疼痛，伤口局部无异常情况。患者仰卧位，右膝关节屈曲 45°，在右膝关节胫侧副韧带起止点、腓侧副韧带起止点、鹅足囊点定点，常规消毒、铺巾，1% 利多卡因局麻，用Ⅱ型直型针刀、弧形针刀、斜刃针刀对膝关节周围软组织进行松解，术毕，碘伏纱布覆盖针刀口，无菌绷带包扎固定。术后患者右膝关节活动度：右膝关节屈 110°，伸 0°（图 3-14）。

2013-06-03 第 5 次治疗：患者诉右膝关节针刀伤口有轻微疼痛感，右膝关节屈伸活动度：屈 110°，伸 0°，患者诉右膝关节髌骨下缘有一 3cm×3cm 大小的麻木区域，第 5 次治疗松解左膝关节，针刀治疗方法同第 4 次治疗方法。

2013-06-06 第 6 次治疗：患者左膝关节针刀伤口有轻微疼痛，伤口局部无异常情况。患者俯卧位，右腘窝中点腘动脉搏动处内侧旁开 2cm、4cm 各一个点，向上 2cm 各两个点，股二头肌肌腱内侧平腘横纹旁开 1.5cm，向上 2cm 各一个点处定点，常规消毒、铺巾，1% 利多卡因局麻，用Ⅱ型直型针刀对膝关节后侧软组织进行松解，术毕，碘伏纱布覆盖针刀口，无菌绷带包扎固定。术后患者右膝关节活动度：右膝关节屈 110°，伸 0°（图 3-15）。

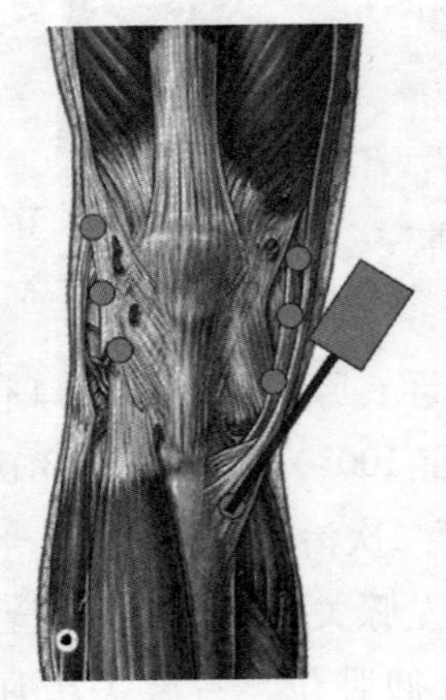

图 3-14　右膝关节第二次针刀治疗点

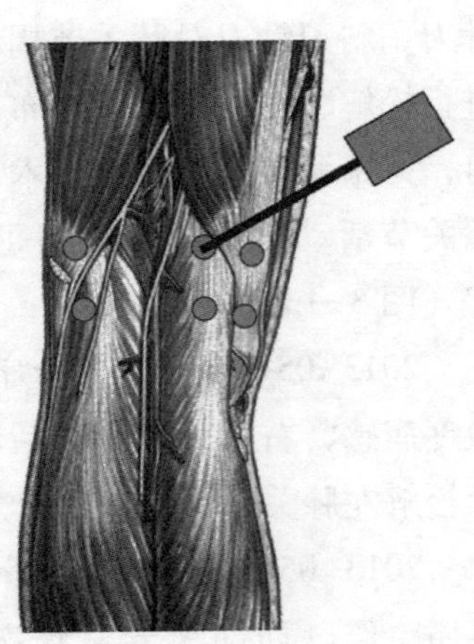

图 3-15　右膝关节第三次针刀治疗点

2013-06-09 第 7 次治疗：患者诉右膝关节针刀伤口有轻微疼痛感，右膝关节屈伸活动度：屈 110°，伸 0°，患者诉右膝关节髌骨下缘有一 3cm×3cm 大小的麻木未见明显好转，第

7 次治疗松解左膝关节后侧软组织的粘连、瘢痕及挛缩，针刀治疗方法同第 6 次治疗方法。

2013-06-11 查房：患者诉双膝关节针刀伤口有轻微疼痛感，伤口局部无异常情况，右膝关节髌骨下缘麻木有所减轻，右膝关节活动度：屈 110°，伸 0°。予以办理出院。

2014-06-20 电话随访，患者诉右膝关节疼痛明显好转，右膝关节屈伸不利明显改善，右膝关节髌骨下缘麻木感消失。

讨论：膝关节周围的软组织积累性损伤后，造成膝关节周围软组织应力集中，人体会通过粘连、瘢痕及挛缩等变化进行自我修复、自我代偿，当这种修复调节在人体代偿范围内时，膝关节软组织的异常应力会被有效分解，不产生临床症状，此患者出现了膝关节疼痛、活动受限是由于膝关节周围的软组织积累性损伤后，人体通过粘连、瘢痕及挛缩的自我修复、自我代偿超过了人体的代偿范围，造成人体的弓弦力学解剖系统力平衡失调引起的，针刀通过对膝关节粘连、瘢痕及挛缩的松解，为人体通过自我代偿、自我修复恢复膝关节弓弦力学解剖系统的力平衡创造了条件，从而达到治愈该疾病的目的。

在对膝关节骨性关节炎的治疗过程中需要对双膝关节进行松解，在本病例中，虽然患者主要表现出来的是右膝关节疼痛，活动受限，但右侧膝关节的病变产生后，人体必然减轻右膝关节的受力以保护右侧膝关节，此时左侧膝关节必然承受更大的力以保持人体的运动，左膝关节受力增大，则必然引起左膝周围软组织的损伤，在局部产生粘连、瘢痕及挛缩等病理变化，随着病情的发展，也必然会表现出症状，因此在治疗时应该双侧膝关节同时治疗。同时，在本病历中，第 5 次对右膝关节松解后在髌骨内侧下缘出现一 3cm×3cm 大小的麻木区域是由于针刀膝关节周围软组织松解后特别是对鹅足松解后，局部出现充血、水肿，造成隐神经的髌下支受到卡压所致，在膝关节周围软组织充血、水肿吸收后，麻木症状则会消失。

九、强直性脊柱炎

患者：陈某某，男，17岁，学生，于2014年1月28日来我院就诊。

主诉：腰背部疼痛3年余伴髋关节疼痛活动受限1年。

现病史：患者于3年前因受凉出现颈部腰部及后背疼痛，以后逐渐加重。活动受限，弯腰及蹲起困难，躺起不便，躺时间长后腰背疼痛加重，起床活动后疼痛略减轻。病后于2012年1月在首都儿科研究所附属儿童医院确诊为“幼年强直性脊柱炎”，在该院先后行6次“英夫利西单抗体针”冲击治疗（具体诊治经过不详），出院后长期口服白芍总苷胶囊、正清风痛宁缓释片、柳氮磺吡啶、来氟米特药物。1年前出现双髋部疼痛，屈伸、旋转、内收和外展活动受限，站立、步行或持重时疼痛加重，髋部呈屈曲挛缩状态，臀部、大腿或小腿肌肉萎缩。经人介绍而来我院求治，门诊以“强直性脊柱炎”收入我科。

既往史：患者既往体健，无外伤及其他特殊病史。

查体：颈椎生理曲度存在，胸段脊柱向右侧突畸形，腰曲增大，骶尾部向后凸起明显，脊柱活动度无明显异常、无压痛及叩击痛，左侧髂前上棘比右侧高约4cm，双髋关节压痛（右侧较重），托马斯征阳性（右侧阳性，左侧阴性），双髋关节外展（左侧20°，右侧45°），双下肢“4”字试验阳性，右下肢比左下肢长约3cm，双下肢肌力、肌张力及感觉未见明显异常，双膝膝跳反射、双足跟腱反射未见明显异常。

辅助检查：2012-01-11 于首都儿科研究所附属儿童医院拍髋关节 CT 示：双侧骶髂关节炎性改变，右侧髋臼关节面毛糙，左侧股骨颈外上缘轻度隆起。2012-01-11 于首都儿科研究所附属儿童医院拍双侧髋关节 MRI 示：双侧骶髂关节炎，双侧关节骨髓水肿、关节间隙略窄、右髋关节少量积液，考虑强直性脊柱炎可能性大。2012-01-09 于北京积水潭医院查 C-反应蛋白：16.60mg/L，查抗链“O”：303mm/h，HLA-B27 阳性（+）。

诊断：强直性脊柱炎。

治疗：2014 年 1 月 28 日~2 月 3 日第一至三次针刀治疗：松解腰骶段脊柱软组织的粘连、瘢痕及挛缩。

2014 年 1 月 6 日~2 月 13 日第四至六次针刀治疗：松解胸段脊柱软组织的粘连、瘢痕及挛缩。

2014 年 2 月 17 日~2 月 24 日第七至九次针刀治疗：松解颈段脊柱软组织的粘连、瘢痕及挛缩。

2014 年 2 月 27 日第十次针刀治疗：在硬膜外麻醉下应用Ⅰ型和Ⅱ型针刀及特型弧形针刀分别松解双侧缝匠肌起点、股直肌起点、髂股韧带及髋关节前侧关节囊，部分内收肌起点。术后做“?”和“$”手法，手法弧度不能过大，要循序渐进，逐渐加大髋关节活动度。抗生素常规预防感染 3 天。针刀闭合性手术后第 48~72 小时，在医生指导下进行髋关节被动伸屈、内收、外展等功能锻炼。术后 2~7 日，每日 1 次，术后 1~2 周，每日 3 次，并在医生指导下，逐渐开始髋关节主动屈伸功能锻炼。治疗开始即服用活络Ⅰ号胶囊及风湿Ⅰ号胶囊，每次 3 粒，每日 3 次（图 3-16）。

2014 年 3 月 6 日第十一次针刀治疗：1% 利多卡因局麻下行使用Ⅱ型针刀，分别松解右侧臀中肌起点、股方肌起点、髋关节外后侧关节囊。术后处理方法同第一次针刀治疗（图 3–17）。

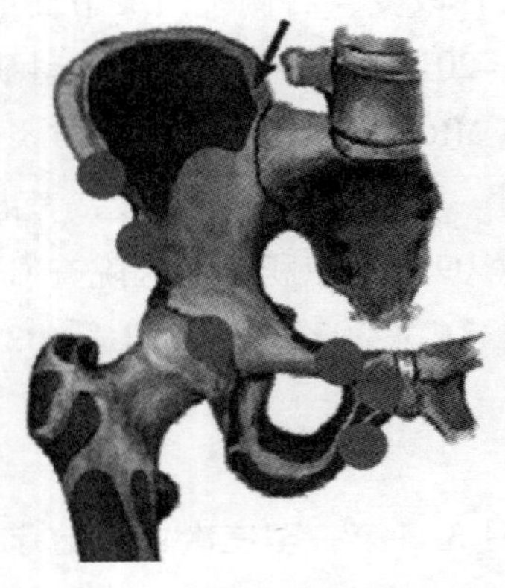

图 3–16　强直性脊柱炎第十次针刀松解点示意图

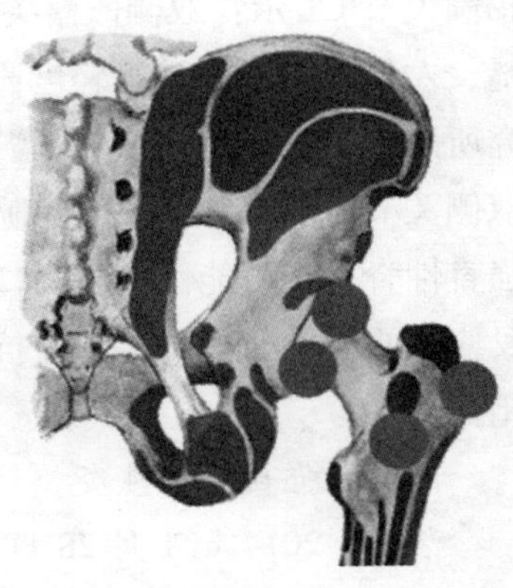

图 3–17　强直性脊柱炎第十三次针刀松解点示意图

2014 年 3 月 10 日第十二次针刀治疗：1% 利多卡因局麻下行使用Ⅱ型针刀，分别松解左侧臀中肌起点、股方肌起点、髋关节外后侧关节囊。方法同右侧。

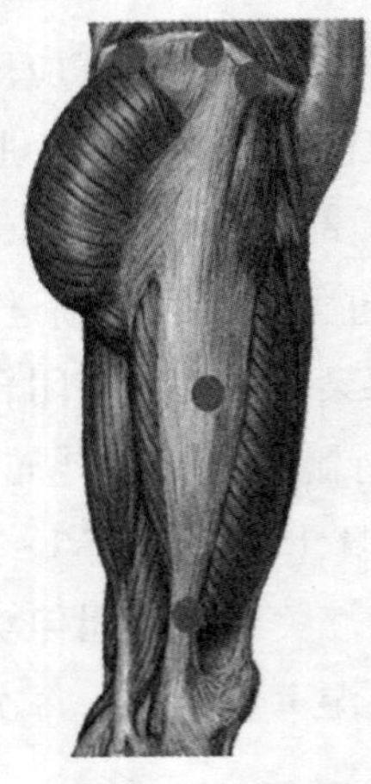

图 3–18　强直性脊柱炎第十三次针刀松解点示意图

2014 年 3 月 13 日第十三次针刀治疗：1% 利多卡因局麻下行使用Ⅰ型和Ⅱ针刀松解双侧髂胫束起止点及缝匠肌止点（图 3–18）。

术后处理同第一次针刀治疗。经过以上四次针刀整体松解术治疗，患者髋关节活动度明显改善屈 120°、伸 10°、外旋 45°、内旋 35°、内收 18° 和外展 25°，仍有疼痛，髋关节周围肌肉力量还比较弱，只能拄双拐行走。嘱依髋关节强直康复操加大锻炼量。

2014年3月17日~3月24日第十四至十六次针刀治疗：松解右膝关节软组织的粘连、瘢痕及挛缩。

2014年3月27日~4月3日第十七至十九次针刀治疗：松解左膝关节软组织的粘连、瘢痕及挛缩。

2014年6月12日随访：患者足跟部疼症状消失，可以正常步行。

2014年12月13日随访：患者髋关节的活动度基本正常，已无疼痛感，能正常生活学习。

讨论：目前强直性脊柱炎病因虽有多种学说，如感染学说，自身免疫学说，遗传学说等，但迄今仍不十分清楚。依据针刀医学关于人体弓弦力学解剖系统及疾病病理构架的网眼理论，强直性脊柱炎是由于多种原因引起脊柱弓弦力学系统的力平衡失调，进而引起脊-肢弓弦力学解剖系统向脊柱弓弦力学引起系统的力传导障碍，最终导致四肢弓弦力学系统力平衡失调（图3-19），通过针刀整体松解受损关节周围软组织的粘连

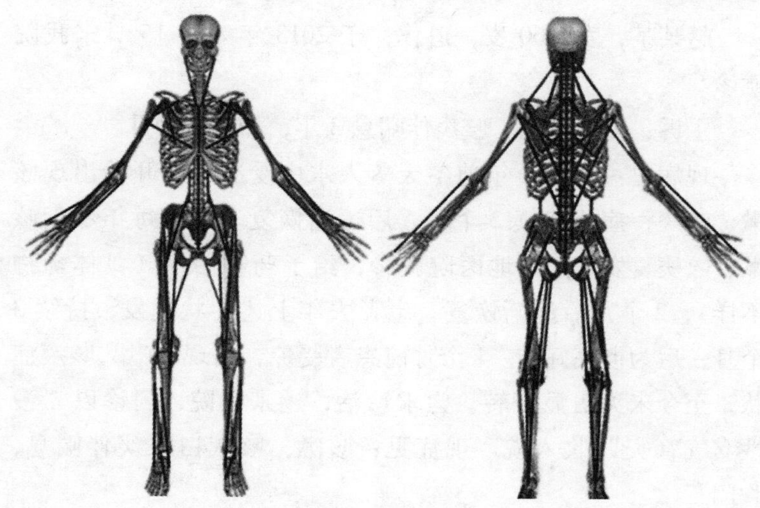

图3-19　四肢及脊-肢弓弦力学解剖系统示意图

瘢痕，有效矫正关节畸形，部分或者完全恢复各弓弦力学解剖系统的应力平衡。

针刀术后给予手法和中药，可以起到通经活络、行气止痛之功效，并能对周围软组织起到一定松解作用，从而能缩短疗程，减轻患者痛苦，使髋关节尽快恢复力学平衡。

该患者在多种致病因素的作用下，使髋关节弓弦结合部周围的肌肉、肌腱、韧带、筋膜、关节囊等软组织出现广泛粘连、挛缩、瘢痕，使关节内产生高应力而导致关节内力学平衡失调，关节软骨破坏及在弓力的刺激下纤维组织变性，最终产生髋关节的骨性病变。根据慢性软组织损伤病理构架的网眼理论，以上三次针刀松解术以及术后手法、康复锻炼从根本上破坏了强直性脊柱炎髋关节病变的病理构架，从而恢复了髋关节的力学平衡状态，故能最终消除疼痛，使髋关节活动自如。

十、慢性支气管炎

赵某某，女，60 岁，退休，于 2013 年 8 月 15 日来我院就诊。

主诉：反复咳嗽、咳痰伴喘息 3 年，加重 1 个月。

现病史：患者 3 年前冬天落入水中受凉后，开始出现咳嗽、咳痰，症状持续 2 个月，后逐渐恢复。以后每年冬天咳嗽、咳痰复发，至当地医院就诊，给予药物治疗（具体药物不详），2 个月后逐渐恢复。患者去年上述症状复发，持续 3 个月，后为彻底好转。1 个月前患者受凉，出现咳嗽、咳痰症状，至今未见明显好转，为求诊治，遂来我院，门诊以“慢性支气管炎”收入院。现症见：咳嗽，咳灰白浓痰伴喘息，胸闷。

既往史：患者既往体健，无外伤及其他特殊病史。

查体：胸椎生理曲度变大，$T_1 \sim T_5$ 棘上、棘间及椎旁压痛（+），叩击痛（+），肺底部可听到湿性啰音，偶伴有哮鸣音。

辅助检查：2013-8-15 于湖北中医药大学黄家湖医院拍胸椎正侧位 X 线片及胸片示：①胸椎生理曲度变大；②双肺下部纹理增粗。2013-8-15 于湖北中医药大学黄家湖医院查心电图、凝血四项、肝肾功能未见明显异常。查血常规示：白细胞总数：$11.2\times10^9/L$，中性粒细胞总数：$9.0\times10^9/L$。

诊断：慢性支气管炎。

治疗：2013 年 8 月 15 日行针刀松解术第 1 次手术。患者俯卧位，胸前部垫软枕，在 $T_2 \sim T_3$、$T_3 \sim T_4$ 棘突及周围定点，碘伏棉球于施术部位消毒，1% 利多卡因局部浸润麻醉，术者在上述定点处进针刀，施针刀整体松解术，术毕，拔出全部针刀，局部按压止血 5min，创可贴覆盖针刀孔。

2013 年 8 月 18 日第二次针刀治疗，诉第一次针刀整体松解术后，咳嗽、咳喘，胸闷感较术前有所减轻。今日行针刀整体松解术第二次手术。患者俯卧位，胸前部垫软枕，在 $C_7 \sim T_1$、$T_1 \sim T_2$ 棘突及周围定点，碘伏棉球于施术部位消毒，1% 利多卡因局部浸润麻醉，术者在上述定点处进针刀，施针刀整体松解术，术毕，拔出全部针刀，局部按压止血 5min，创可贴覆盖针刀孔。

2013 年 8 月 21 日第三次针刀治疗，诉二次针刀松解后，咳嗽、咳喘，胸闷感症状进一步好转，今日行针刀整体松解术第三次手术。患者俯卧位，胸前部垫软枕，在 $T_4 \sim T_5$、$T_5 \sim T_6$ 棘突及周围定点，碘伏棉球于施术部位消毒，1% 利多卡因局部浸润麻醉，术者在上述定点处进针刀，施针刀整体松解术，术毕，拔出全部针刀，局部按压止血 5min，创可贴覆盖针刀孔。

2013 年 8 月 22 日查房：患者诉胸闷感基本消失，咳嗽、咳痰症状明显缓解，予以患者办理出院。

2014 年 8 月 11 电话随访：患者诉去年冬天胸闷感及咳嗽、咳痰症状未见复发。

讨论：现代医学对慢性支气管炎的认识为其是由于支气管发生感染或非感染性炎症引起的，所以在治疗上主要是采取抗感染、解痉挛等药物进行对症治疗，疗效不够理想。针刀医学通过对慢性支气管炎的病因、病理学研究发现，慢性支气管炎是由于肺部弓弦力学解剖系统力平衡失调引起的。肺部弓弦力学解剖系统以胸廓为弓，以连接肺腑和胸廓的软组织（肌肉、韧带、筋膜、关节囊）为弦构成的。它的功能是保持肺脏正常位置，并完成肺脏的生理功能。胸背部软组织慢性损伤（如棘上韧带损伤、斜方肌损伤、胸大肌损伤等），引起这些软组织及周围软组织（弦）的应力异常，最终导致脊柱或者胸廓（弓）的变形，弓的变形就会引起膈肌的拉力异常，胸腔变形，驼背，影响肺的呼吸功能。因此在此病例中可见患者胸段脊柱生理曲度变大，从而引起患者胸廓的变化，最终引起肺脏位置的改变，最终影响肺的功能而出现相应的临床表现。针刀通过对下颈段及胸段脊柱周围软组织粘连、瘢痕及挛缩的松解，为人体通过自我代偿、自我修复恢复肺部弓弦力学解剖系统力平衡创造条件，最终达到治愈疾病的目的。